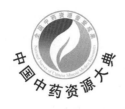

广西中药资源发展报告（2021—2022）

主 编

缪剑华　谷筱玉　张占江

余丽莹　杨　光　柯　芳

上海科学技术出版社

内 容 提 要

广西生物资源丰富，自古便是传统道地药材产区和我国中药材主要产地，驰名中外的"西土药材"即指广西产药材。近年来广西中药材产业发展良好，特别是中药材产量在全国具有举足轻重的地位。本书以第四次全国中药资源普查工作为基础，内容涵盖广西中药资源保护、利用、质量、研发、国际贸易、"桂十味"中药材、玉林香料市场、京族药发展现状与趋势等诸多方面。全书将宏观数据与微观案例相结合，对广西中药资源产业进行了全面梳理，力图向读者真实、全面地反映广西中药产业的发展现状、存在问题及未来趋势。本书突出广西中药资源地方特色，可为中药资源行业从业者及相关行政管理工作者提供有力的理论和数据支撑。

图书在版编目（ＣＩＰ）数据

广西中药资源发展报告. 2021-2022 / 缪剑华等主编. -- 上海 ： 上海科学技术出版社，2022.12
ISBN 978-7-5478-6048-9

Ⅰ：①广… Ⅱ．①缪… Ⅲ．①中药资源－研究报告－广西－2021-2022 Ⅳ．①R282

中国版本图书馆CIP数据核字（2022）第243610号

_____

广西中药资源发展报告(2021—2022)

主 编　缪剑华　谷筱玉　张占江　余丽莹　杨　光　柯　芳

上海世纪出版(集团)有限公司
上海科学技术出版社　出版、发行
(上海市闵行区号景路 159 弄 A 座 9F - 10F)
邮政编码 201101　　www.sstp.cn
常熟市华顺印刷有限公司印刷
开本 787×1092　1/16　印张 14.5
字数：250 千字
2022 年 12 月第 1 版　2022 年 12 月第 1 次印刷
ISBN 978 - 7 - 5478 - 6048 - 9/R · 2689
定价：128.00 元

_____

编写委员会

前　言

　　广西药用植物资源丰富,是我国四大药材产区之一,享有"天然药库""生物资源基因库"和"中药材之乡"等美誉。现已查明,广西有中药资源7 512种,其中植物药6 397种、动物药1 066种、矿物药49种。全国400多种常用中药材中有70多种来自广西,其中10余种占全国总产量的50%～80%,罗汉果、鸡血藤、广豆根、蛤蚧的产量占比更是高达90%以上。

　　广西现有中药材种植面积680余万亩,当前正深入实施"桂十味"和31个区域特色药材品牌培育工程,形成了五大传统道地中药园区,并开展"定制药园"建设工作,以推动广西中药材规范化、规模化和品牌化建设。2021年7月1日,广西正式实施《广西壮族自治区中医药条例》,旨在促进广西中药材保护和产业发展,促进壮医药、瑶医药等民族医药传承、创新与发展。

　　为促进广西中药产业绿色、可持续发展,总结广西中药产业发展现状、科技成果及热点问题,编写组成员在实地调研和文献调研的基础上,访谈广西壮族自治区药用植物园、广西中医药大学等科研单位和院校的专家、学者,将调研、访谈结果整理并编写成本报告。

　　本报告分为主体报告和专题报告两大部分内容。第一部分主体报告围绕广西中药资源保护、利用和开发三个维度,从广西中药资源普查工作进展、种质资源保护体系建设和药用植物保育研究进展3个方面介绍2021—2022年度广西中药资源保护现状及发展趋势,从广西中药资源产量、价格、质量、国际贸易等方面介绍2021—2022年度广西中药资源利用现状、趋势及存在问题,从广西中药资源的研发、科技创新、综合利用、"桂十味"道地药材品牌建设等方面阐述2021—2022年度广西在中药资源开发的现状、趋势和研发领域取得的成果。为突出广西的区域优势和民族特色,选择"广西玉林香料市场"和"京族药发展现状与趋势"作为第二部分的专题报告。从广西玉林香料市场发展现状、存在的问题、香料产业发展的经验与启示、发展对策建议等4个方面系统介绍玉林香料市场,为读者了解玉林香料市场和玉林香料产业提供参考;从京族药的发展历史、资源概况、应用现状、存在问题、可持续利用对策等维度介绍京族医药的发展现状,让读者对京族医药有初步了解,体现民族传统医药特色。

　　本报告在编写和出版过程中,感谢各位编者严谨的科学态度和认真的工作精神。书中引用了较多专著、杂志、报道等文献的相关内容，在此谨向各文献作者致以深切谢意。

由于我们业务水平有限，调查研究和资料收集、整理工作尚欠系统深入，书中难免存在缺点和误差，敬请同行和广大读者指正。

编　者

2022 年 10 月

目　录

第一章 导论

广西中药资源分布于由热带向亚热带过渡的植物群落中,药用植物资源丰富,被称为中国的"天然药库"和"中药材之乡"。随着第四次全国中药资源普查工作的实施,目前已陆续查明广西中药资源有 7 512 种,其中植物药 6 397 种、动物药 1 066 种、矿物药 49 种,壮药 2 210 种、瑶药 958 种,随着普查内业整理和总结工作的推进,广西丰富的中药资源及其本底物种将可能有新的发现和增加。

2021 年,广西壮族自治区为加强中药前沿技术、新工艺和新产品的研发,攻克制约"桂十味"等药材全产业链发展的关键核心技术,重点推进中药、民族新药开发,以提升广西中药材品牌竞争力。同时正式实施《广西壮族自治区中医药条例》,旨在促进广西中药材保护和产业发展,促进壮医药、瑶医药等民族医药传承、创新与发展。

一、初步建立了中药资源保护体系

1. 建立了中药材种质资源保护体系 截至 2017 年,广西共有自然保护区 78 个,自然保护区面积共计 1.35 万平方千米,占辖区面积的 5.5%,超过 75% 的药用植物得到了有效的保护。对社会需求量较大的广西特色品种如八角、肉桂、罗汉果、田七、鸡骨草、金花茶等,在原产地采取封山育林、就地繁育等方法建立生产基地,使资源得到有效保护。广西为药用植物迁地保护专门设立的研究机构广西药用植物园已保存药用植物 1 万余种,其中活体植物约 6 300 种、腊叶标本约 25 万份,保存总量约占我国药用植物总量的 87%,占全世界药用植物的 36%,特别是珍稀濒危药用植物约占我国珍稀濒危药用植物总量的 70%。除广西药用植物园外,桂林的广西植物研究所植物园、南宁市树木园、广西林业科学研究院树木园,以及部分大中专院校的药圃、苗圃等对广西的药用植物也都起到了迁地保护的作用。

2. 中药资源普查进入整理收尾阶段 2021 年是自治区第四次全国中药资源普查的收官之年,也是"十四五"规划的开局之年,2021 年自治区的普查工作主要是总结验收和成果整理汇交。按工作部署,2021 年 6 月完成了 2018 年启动的 19 个县域及 2019 年启动的 1 个县域共 20 个县域的省级验收工作,2021 年 9 月完成了自治区最后 15 个县域的省级验收工作,至此,广西 108 个试点县域的省级验收工作全面完成。通过第四次全国中药资源普查工作,基本摸清了全区中药资源种类本底及分布情况、重要物种的野生资源储量、目标物种的生产及流通状况,推进了中药资源保护、开发、研究,促进了中药资源产业发展,为地方政府提供技术与数据支持,在广西产业增效、农民增收和产业扶贫等方面取得了显著成效。

二、产量持续增长,药材质量稳步提升

1. 广西中药材种植颇具规模,道地药材产量持续增长　2021 年,广西全区中药材种植面积达 680 万亩,其中林木药材约 478 万亩,其他药材约为 200 万亩。为深入实施"桂十味"道地药材品牌培育工程,引导大宗优质中药材集聚发展,形成了以桂北高山药材道地产区、桂西喀斯特药材道地产区、桂南近海药材道地产区、桂东南药材道地产区、桂中民族药材道地产区为重点的五大传统道地中药园区。"桂十味"道地药材产量在全国中药资源供应中占有重要地位,如广西罗汉果、八角药材产量占全国 90% 以上,桂莪术和桂郁金产量占全国 80% 以上,广西肉桂面积占全国 60% 以上。2021 年广西龙眼果园面积达到 148 万亩,鸡血藤种植面积超过 15 万亩,山豆根全区种植面积 1.5 万亩,通过野生抚育和发展规模化人工种植,有效保护了鸡血藤和山豆根野生资源。此外,鸡骨草、两面针、地龙等在纳入"桂十味"道地药材品种后,种植养殖规模不断增加,有效带动了当地农民增收和地方经济发展。

2. 中药材质量稳步提升　为加强对中药材质量管理,确保中药材质量,促进中医药事业和产业的发展,保障人民用药安全有效,根据《中华人民共和国药品管理法》、原卫生部《地区性民间习用药材管理办法(试行)》和《新药审批办法》的有关规定,自 20 世纪 90 年代初以来,广西壮族自治区卫生厅组织有关单位和技术人员,开展广西中药材质量标准研究制定工作,形成了包括《广西中药材质量标准》《广西壮族自治区壮药质量标准》《广西壮族自治区瑶药材质量标准》《广西壮族自治区中药饮片炮制规范》《广西中药材自治区中药配方颗粒质量标准》的中药材质量标准体系。为加强广西民族及地方习用药材的管理,广西也开展了广西民族及地方习用药材质量标准研究质量工作。这些质量标准的制定可为药品检验部门检验、中成药及壮瑶药制剂研发生产、商业流通和医疗机构应用,以及进口药材检验提供法定依据。

三、提升科技创新活力,凸显地方特色

2021 年广西重大科技成果转化项目共 1 501 项,其中中医药类相关项目共 27 项,占比 1.7%,包括各类中药有效成分的提取方法、中药复方制剂的研究开发和用于中药材生产开发的机械装置等。随着研发投入的增加,广西各代表性中成药企

业、科研机构等的专利申请数量也在持续增加,2021年度广西获得中医药相关省级奖项包括科学技术进步奖和自然科学奖共3项。广西已开发的创新药物多达上百种,其中三金片、湿毒清胶囊、西瓜霜系列、金嗓子喉宝等品种在产品质量、市场占有率和资源利用等多方面占有优势。广西自行开发的中成药(试剂)有复方扶芳藤合剂、鸡骨草胶囊、湿毒清胶囊、三金片、西瓜霜润喉片、骨通贴膏、花红系列产品、金鸡系列产品等110多个品种,多是在壮医验方秘方或其他民间单方秘方的基础上研制提高而成,具有地方和民族特色。

四、地域优势促进边境贸易发展

1. 贸易总量同比增长　2021年广西出口的中药类产品数量同比增长2.03%,其中中药材及饮片出口数量同比增长0.12%,提取物出口数量同比增长16.26%,中成药出口数量同比增长3.77%;2021年广西出口的中药类产品出口金额同比增长7.31%,其中中药材及饮片出口额同比增长11.76%,提取物出口额同比减少2.65%,中成药出口额同比增长5.07%。2021年广西进口的中药类产品数量同比增长37.88%,其中中药材及饮片进口量同比增长40.68%,提取物进口量同比增长55.67%,中成药进口量同比下降13.04%;2021年广西进口的中药类产品进口额同比下降69.53%,其中中药材及饮片进口额同比下降60.57%,提取物进口额同比下降33.33%,中成药进口额同比下降4.85%。

2. 地域优势促进边境贸易发展　广西是与东盟国家海、陆、空口岸连接齐全的前沿地带,共有8个边境县(市、区)与越南接壤,共有7个国家一类口岸、5个二类口岸和26个边民互市点,边境地区开放开发潜力巨大。自改革开放以来,通过边境贸易进口中药材是广西口岸众多入境货物中的特色产品,且进出口量不断增加。从广西各口岸入境的中药材品种多达上百种,其中贸易量平稳且大宗的品种有二三十种,如胖大海、草果、砂仁、百部、豆蔻类、鸡血藤、三叉苦、千年健、鸡蛋花、土茯苓等。2021年,广西以边境小额贸易的形式出口中药类产品2993.43吨,出口额16952.71万美元,其中出口中药材及饮片2990.47吨,出口额16947.71万美元;出口提取物0.88吨,出口额0.32万美元;出口中成药2.08吨,出口额4.69万美元。

五、依托香料资源优势,创新发展香料产业

广西有香料植物270余种,其中广西特有种65种,比较知名的有肉桂、八角、沉香和茉莉花等,其中肉桂、八角是"桂十味"道地药材。广西肉桂种植面积110余万亩,占全球50%以上;八角种植500余万亩,占全球80%以上;沉香种植约20万亩;

茉莉花种植面积超过 12 万亩。广西玉林是全国香料原材料最多、最齐全的产地和集散地,是全国香料"定价"和交易中心,国内 80％、世界 2/3 以上的香料在玉林集散。依托得天独厚的资源优势和区位优势,广西香料产业规模不断扩大,已发展成为面向东盟为主的海外各地香料汇聚地,对全国乃至全球香料产业发展均具有广泛影响力。

六、发挥京药优势,传承发展民族医药

京族主要分布在广西壮族自治区防城港市,聚居于东兴市江平镇的万尾、山心、巫头 3 个海岛上,其药用植物也有鲜明的地域特色,如巴戟天、益智仁、毛冬青、老鼠簕、海芒果等,这些植物的药用价值以清热解毒、祛风湿等见长。最新研究表明,生长在海岸环境中的药用植物具有抗肿瘤、抗菌、抗病毒、调节免疫等药理活性,在临床上有巨大的开发潜力。

京族人民有传统的药物利用经验,采用当地中药材解决常见病、多发病及疑难杂症的历史由来已久,尤其擅长运用中药材内服、外洗、外敷治疗皮肤病、痈疮肿毒、蛇伤、痢疾等疾病,并在肿瘤、病毒性疾病及慢性疾病的防治上积累了丰富的经验。随着经济的发展,采用京药治疗的疾病,现在大都改为采用西药或中成药,民间积累的丰富宝贵的药物应用经验逐步被遗忘。因此加强民族医药保护传承,补齐民族医药产业链条具有十分重要的意义。

第二章　广西中药资源的保护

广西中药资源丰富多样,第三次全国中药资源普查显示广西中药资源种类位列全国前三。第四次全国中药资源普查也接近尾声,广西利用 10 年时间基本完成了全区所有地级市 108 个县的中药资源普查任务。截至 2021 年,广西已基本摸清了区内丰富的中药资源家底及其相关传统知识,构建了完善的动态监测网络,培养了一批中药资源调查与保护研究人才。同时,广西构建有完善的中药材种质资源保护体系,完成了种子种苗繁育基地及种质资源圃等种质资源保护工程的建设,从源头保障、产业发展、科学研究、社会服务等方面支撑着广西中医药的可持续发展。以广西药用植物园为代表的药用植物保育研究团队几十年如一日,开展了多种药用植物保育的研究与实践,取得了显著进展。基于相关实践经验和研究基础还创建了"药用植物保育"学科,极大地促进了广西中药资源物种多样性、遗传多样性、生态系统多样性、药效多样性的保护和可持续利用。

▌ 第一节　广西中药资源普查工作进展 ▌

2021 年自治区的中药资源普查工作进入尾声阶段,自治区普查工作由 2012 年首批县域启动,至今已经开展了 10 年工作。在区政府有关单位的组织统筹下,组建了管理架构,普查实现了全区 14 个地级市 108 个县域的全覆盖。工作中较好地完成了资源调查、动态监测体系建设、种子种苗繁育基地与种质资源圃建设、传统知识调查等重点工作,摸清了全区中药资源家底,团结了全区中医药领域的人员队伍,带动了全区中药生产种植、科学研究、产业经济等各方面的进一步提升,并发挥全区中药资源和区位优势,辐射带动全区及周边社会经济发展。

一、年度主要工作

2021 年是自治区第四次全国中药资源普查的收官之年,也是"十四五"规划的开局之年,2021 年自治区的普查工作主要是总结验收、成果整理汇交。为了更好地完成广西中药资源普查工作,自治区中医药管理局通过中央补助广西医疗服务与保障能力提升资金项目等,投入 260 余万元,支持区中药资源动态监测和中药、壮药、瑶药道地资源传承挖掘展示工作。按工作部署,前五批启动的普查县域已经完成验收,2021年6月完成了2018年启动的19个县域及2019年启动的1个县域共20个县域的省级验收工作,2021年9月完成了自治区最后15个县域的省级验收工作,至此,广西108个试点县域的省级验收工作全面完成。

二、成果凝练与转化

通过2021—2022年中药资源普查工作,促进了广西资源新分类群的发现,新增发表新科1个,新种6个;新增发表广西新记录属3个、新记录种3个(附录一)。为方便数据管理,研发广西中药资源数据管理系统和广西中药资源标本管理系统,并获得计算机软件著作权。

广西是我国喀斯特地貌的重要分布区,其濒危裸子植物群落研究较少,自治区普查队通过对木论喀斯特山顶区域典型濒危裸子植物群落的调查和研究,发表《喀斯特山顶区域濒危裸子植物群落特征及其地形关联》一文,对喀斯特濒危裸子植物资源保护起到一定指导意义。

中药资源普查工作的开展,培养了一批中药资源技术骨干和青年学者。2021年,培养本科毕业生、研究生毕业生6人,普查队员中晋升高级职称2人,广西药用植物园普查队队员韦坤华获中国药学会2021年最美科技工作者称号。

2021—2022年,自治区普查队持续助力各地产业发展,为促进地方立法和政策落地做出贡献。依据普查结果和成果整理,为防城港市编研《防城港市十万大山区域药用植物本底调查报告》和《防城港市十万大山区域药用植物资源保护与利用发展规划(2021—2030)》,该区域分布有药用植物资源223科945属2037种。分析了防城港市十万大山区域药用植物资源保护利用的总体现状、发展优势、制约因素、发展机遇和主要挑战,提出了发展目标、区划布局、主要任务、重点任务、重大项目及可持续发展的保障措施,为进一步做大做强防城港市十万大山区域中药民族药优势资源提供资料支撑。普查队积极为自治区政策制定建言献策,为《广西壮族自治区中医药条例》编研、"桂十味"道地药材及区域特色药材品种等工作提供多项政策建议。

专栏2-1 新认识——南丹金线莲

南丹金线莲(*Anoectochilus nandanensis*)在发表之前一直作为"金线莲"药材收购流通,已有10年左右的收购流通历史,最高的年收购量约为1500 kg,常销往江浙一带,价格昂贵。该品种为药食两用,因此市场常年供不应求,野生资源过度采挖十分突出。全草用于虚烦失眠、虚热消渴、肺热咳嗽、头痛、毒蛇咬伤、跌打损伤等,民间多认为可用于头痛、关节痛、补血、补气。

　　第四次全国中药资源普查南丹县普查队在开展南丹县市场调查时偶然于草药摊发现其开花植株,虽然营养器官与"金线莲"药材的基原金线兰($A.\ roxburghii$)极为相似,但花的形态特征截然不同。跟踪调查后于海拔600~800 m的石灰岩山腰以上、山坡背风面的常绿阔叶林林下的腐殖土中发现野外群落和开花植株,并确定其分布范围为广西南丹县里湖乡、八圩乡、芒场镇及城关镇四个乡镇。南丹金线莲与花叶开唇兰、峨眉金线莲外观性状较为接近,但在叶片大小、花萼形状大小、花瓣颜色及大小等有明显区别。南丹金线莲在分布地被广为使用,长期与金线兰混用。南丹金线莲新种发表为临床用药及其后的深入研究提供了新的认识和基础资料。同时由于连年采挖,野生资源剧减,2015年发表新种后,迅速按照极小种群物种调查的模式完成资源调查,2021年《国家重点保护野生植物名录》《广西重点保护野生植物名录(草案)》列为重点保护物种,为今后可持续利用提供了立法保障。

三、普查成果回顾

　　广西中药资源普查由广西壮族自治区药用植物园组织牵头实施,历时10年,分批完成了108个县域的中药资源普查工作,基本摸清了全区中药资源种类本底及分布情况、重要物种的野生资源储量、目标物种的生产及流通状况,至今为止是广西涉及面最广、耗时最长、投入最大的一次全区性中药资源普查工作。在区委、区政府领导下,建立三级联动机制,保障普查工作的决策和技术指导执行到位,完成了资源普查4项重点任务建设,发现了新种、新记录等新资源,培养凝聚了资源普查队伍,广西普查工作在组织管理、技术创新以及新资源发现和学科建设等方面的成果,在全国处于较为领先水平。通过中药资源普查工作,推进中药资源保护、开发、研究,促进中药资源产业发展,为地方政府提供技术与数据支持,在广西产业增效、农民增收和产业扶贫等方面取得了显著成效。

(一)中药资源调查

　　2012—2021年,广西分批完成了108个县域的中药资源普查工作。2012年启动首批36个县的普查试点工作;2014年启动第二批次12个普查试点县,达到百色市、崇左市全覆盖;2017年启动第三批次19个普查试点县,达到河池市、贺州市全覆盖;2018年3月启动第四批次3个县域普查,达到来宾市全覆盖;2018年8月启动第五批次33个县域普查,达到南宁市、柳州市、贵港市、玉林市、防城港市、钦州市、梧州市全覆盖;2019年启动第六批次5个城区普查,达到桂林市、北海市全覆盖。全区 14 个地级市 108 个县域全面铺开普查。

自 2012 年 9 月启动第四次全国中药资源普查工作以来,先后组织自治区 7 家科研院所、高等院校以及全区的基层卫生机构共同开展全区 108 个县域的中药资源普查工作,实现了广西全覆盖,并先后召开了 9 次广西普查工作省级验收会。至 2021 年,共查清广西中药资源 7 512 种,其中植物类 6 397 种、动物类(包括海洋动物)1 066 种、矿物类 49 种。中药资源总数比第三次普查结果增加了 2 883 种,极大地丰富了广西的中药资源数量。广西普查相关成果硕果累累,发表植物新科 1 个,新种 50 种(含老挝新种 1 种),发现中国新记录 2 属 10 种、广西新记录 16 属 77 种,其他新记录 3 种,新分类群发表数量在全国排名前列。在全区各支普查队伍的共同努力下,自治区普查实现了"具有凭证标本的物种数量全国第一""新分类群整理发表数量全国第一""中药资源物种超千种的县域数量全国第一""上缴国家的凭证腊叶标本数量全国第一"4 项全国第一,体现了广西普查工作的技术力量及综合实力。搭建的"广西中药资源管理信息平台"已导入全区 108 个县域普查数据,实现第四次普查数据的信息管理和空间展示以及与第三次普查药用植物物种的对比功能。

专栏 2-2　纠正前人错误——恭城马兜铃

广西瑶族常用的"五虎""九牛""十八钻""七十二风"共 104 种药材,俗称老班药,其中的"天钻"药材在瑶族地区使用历史久远,《广西壮族自治区瑶药材质量标准》(第一卷,2014 年版)及广西瑶医药仅有的几本书籍均收录其来源为广西马兜铃 Aristolochia kwangsiensis 的块根,但瑶族聚居地区一直未发现广西马兜铃的分布。由于广西马兜铃的叶片和块根的形态特征确实与发表的恭城马兜铃新种具有高度的相似性,导致"天钻"药材的基原一直被误订,并长期流通于当地药材市场。项目组在开展恭城端午民族药市调查时,采集了"天钻"新鲜药材样品,经与马兜铃属植物进行对比,发现其与广西马兜铃的外观存在一定区别。项目组引种栽培其活体材料并跟进物候观察后,植株于 2012 年首次开花,于 2013 年在原产地跟踪到野生开花植株,同年成功采集到果实凭证标本,经对马兜铃属多种植物的形态进行对比分析,确定为新种并于 2015 年正式发表为恭城马兜铃(A. gongchengensis)。此外,2013—2019 年间,项目组基于对马兜铃属植物的专题调查,在环江、隆林等少数民族聚居地区陆续发表了其他 3 种马兜铃属新种。经进一步调查取证,确定恭城马兜铃的物种分布地和广西瑶族地区"天钻"的基原物种,恭城马兜铃的发表纠正了广西瑶族老班药"天钻"药材基原长期收录错误的问题,厘清了广西马兜铃长期被误定为"天钻"基原问题。

(二)中药原料质量动态监测体系

广西中药原料质量动态监测体系建设包括广西省级中心及玉林站、靖西站、环江站、恭城站4个动态监测站。广西中药原料质量监测技术服务中心(简称广西省级中心)成立于2014年底,依托建设单位为广西药用植物园,配备工作人员12人,聘请13名广西区内著名的中药资源领域专家组成广西基本药物中药原料资源动态监测和信息服务体系技术专家委员会。2015—2021年,累计报送21 656条广西主特产药材市场价格及流通信息,其中包括玉林监测站报送9 738条、环江监测站报送4 089条、恭城监测站报送3 657条、靖西监测站报送3 271条;制作两面针、八角、肉桂、砂仁等39种广西主特产药材生产适宜技术DVD培训教材,结合科技特派员和监测站的生产推广,共向农户提供中药材栽培生产、种苗繁育等技术培训超2 000人次。

(三)稀缺中药材种苗基地与药用植物重点保存圃

广西稀缺中药材种苗基地采用科研单位＋公司模式建成,从源头上保证中药材质量,促进广西珍稀、濒危、道地药材的种苗繁育生产工作发展的同时提升了野生种质资源保护力度。种苗基地建设约2 800亩,有生物技术中心(组培车间)、炼苗育苗地、扩繁地和种植示范地,重点对野生资源稀少或自然繁殖能力弱或市场种苗缺乏的广西主特产药材,通过种子繁殖、扦插繁殖、组织培养等快速繁殖试验研究,提供种苗适宜繁育技术,解决中药材种子种苗短缺和生产技术瓶颈问题。结合中药材产业扶贫工作推进,种苗基地积极参与科技特派员和产业扶贫工作,总结实际工作经验和成果,制订中药材种子种苗繁育技术规程、质量要求、种苗繁育、种植等技术的相关规程地方标准20项、发明专利10项、发表科研论文8篇。据统计,科技特派员和产业扶贫工作中服务中药材种植指导的科技人员超过200人次,培训人员达13 800人次,涉及县(乡镇/村屯)56个、中药材品种有30个。种苗基地除了物种保存、扩繁、种苗生产之外,还具备科研、开发、科普等多重功能。以南药种苗生产中心为例,以南药生产为核心,开发并经营"南药＋研学""南药＋园林园艺""南药＋文旅"等项目,主动进行产业融合,发展中药材产业。

广西的药用植物重点物种保存圃由广西药用植物园负责组织实施建设,保存圃建设用地达360亩,保存广西道地、特产、珍稀、新分类群等重点物种超过600种,保存物种涉及道地药材12种、特有物种92种、普查新发表物种2种等。

(四)广西传统知识调查

为掌握广西有关中药、民族药、民间用药等传统知识情况,了解特色医药资源状况,为中药申请非物质文化遗产提供依据,广西各支普查队实地走访民间医生或传统知识持有人,收集了传统知识信息 584 项,分别来源于汉族、壮族、瑶族、苗族、侗族、仫佬族、布依族等各民族,涉及持有人 513 位、药用植物 509 种、药材种类 551 种。

(五)人才队伍与学科建设

2012—2021 年,广西各普查单位基于普查工作共培养了硕士研究生 18 名,普查小组组长或队员晋升高级职称 37 名,入选广西"十百千"人才工程 3 名,获"全国少数民族医药工作表现突出工作者"2 名,获全国五一劳动奖章 1 名。广西药用植物园普查队获得自治区卫健委"广西中药资源普查与整理研究"重点实验室、自治区中医药局"中药资源学"重点学科建设项目,广西中医药研究院普查队和广西中医药大学普查队获得自治区中医药管理局中药鉴定学重点学科、重点实验室和学科平台建设项目,推进广西中药资源工作创新发展。基于普查成果发表普查相关论文 117 篇(其中 SCI 48 篇),出版著作 17 部。《桂本草》《中国壮药图鉴》《壮药学》《壮药选编》《鸡血藤生产加工适宜技术》等著作的出版,促进广西主产道地药材及壮药等资源的生产、保护、开发与应用。即将出版的《广西中药资源大典——县卷》将是新中国成立以来,广西第一部以县域为单位出版的、全面系统展示各区域中药资源家底、利用和保护状况,并作为可持续发展规划建设依据的著作,对促进县域经济的发展乃至合理布局全区中医药大健康产业发展具有重要意义。

(六)资源保护与政策建议

广西普查队参与提出的政策建议被自治区政府或相关机关部门采纳者有 8 项,如《广西壮族自治区药用野生植物资源保护办法》(政府令第 106 号)2015 年 1 月 1 日起施行,《广西壮族自治区中医药条例》(十三届第 49 号)2021 年 7 月 1 日起施行,以及《广西壮族自治区人民政府办公厅关于印发促进全区中药材壮瑶药材产业高质量发展实施方案的通知》(桂政办发〔2020〕98 号)、《自治区中医药局等八部门关于公布"桂十味"道地药材及区域特色药材品种的通知》(桂中医药规划发〔2021〕1 号)、《广西生物多样性保护战略与行动计划》GXSAP—药用生物资源保护利用专题(2016 年)等。条例、办法、方案的实施和发布不仅促进了全区药用野生植物资源得到有效的保护,还对广西中药、民族药的管理和可持续发展起到了指导作用。

区普查技术依托单位积极参与地方中药产业规划编制,在摸清各普查县域中药资源本底的基础上,围绕广西道地、大宗、特色药用植物资源的保护和可持续利用,编制县域中药资源或中药产业发展规划,为地方中药材生产提供科学指导和技术服务。例如,广西药用植物园接受各市(县)地方政府或机构委托,编制地方的中药产业发展规划,主要有《靖西县壮药园规划编制》《环江毛南族自治县中药草产业发展规划(2015—2020)》《玉林市中药材种植产业化发展规划》《河池生物医药产业发规划》《平南县中药材生产基地规划》《柳州市中药材种植发展规划》《安徽省六安市中药材种源保护基地建设规划(2019—2025)》《防城港市十万大山区域药用植物资源调查报告》《防城港市十万大山区域药用植物资源保护利用发展规划》,切实为地方中药产业助力。

(七)科技服务和产业带动

为提升贫困户的中药材种养水平,增强中药材产业的科技含量,广西建立了多层次的中药材产业科技服务团队。根据《关于选聘"十三五"脱贫攻坚贫困村科技特派员和产业科技服务团队的通知》(桂科农字〔2016〕126号)要求,广西的中药材产业科技服务团队于2017年组建,由广西药用植物园牵头,广西大学、广西中医药大学、广西农业科学研究院、广西植物研究所等多家高校、科研院所单位组成。根据各特派员的工作单位和区域,还将贫困村科技特派员分成多个小组,形成团队、小组、个人的多层级服务模式,既开展专家组的集中服务,贫困村科技特派员还根据自身专业优势进行贫困村的定点帮扶。

通过中药资源普查,提高了全区农民等的中药材种植积极性,促进了规模化发展。据统计,2020年底广西中药材种植面积增加到169.50万亩,同比增长9.18%,各种药材种植(养殖)场2.8万个,其中规模较大的生产基地从2016年的379个增加到2020年的418个,同比增长10.3%;基地产值从2016年的50.45亿元增加到2019年的57.30亿元,同比增长22.1%。32个基地列入自治区现代农业主导产业示范区,其中广西现代特色农业(核心)示范区6个,广西现代特色农业示范区8个,广西现代特色农业示范园18个,规模化、规范化、标准化道地药材种植基地面积超过50万亩。自治区中医药管理局自2019年开始在全区推进中药材种植示范基地和定制药园建设,进一步将区中药资源优势转化为产业优势、经济优势。

▌ 第二节 广西中药材种质资源保护体系建设 ▌

广西地处低纬度,气温高,雨量丰,水源多,地形复杂,是典型的岩溶地貌,孕育了丰富的药用植物资源,被称为中国的"天然药库"和"中药材之乡",丰富的中药材资源,为广西发展中医药产业提供了有利条件。基于就地保护和迁地保护模式,广西已建立了自然保护区、生产性保护、药用植物园、种质资源库相结合的系统的中药材种质资源保护体系。广西的各级政府对广西药用植物资源保护及可持续开发利用十分重视,对促进中药及民族医药的传承、创新和发展起到巨大的推动作用。

一、种质资源保护体系建设情况

在第四次全国中药资源普查中,广西拥有中药资源物种总数为 7 512 种,在总数上处于全国前列,丰富的中药材资源为广西发展中医药产业提供了有利条件。

药用植物种质资源是国家重要的生物战略资源,是中医药可持续发展的基础。我国的药用植物资源在长期过度开发利用下,一些药用植物资源已经受到不同程度的破坏,药用植物资源可持续利用正面临前所未有的严峻形势[1]。据初步估计,广西约有 5% 的药用植物野生资源面临逐渐枯竭的危险,影响了正常的生产和用药。加强药用植物多样性保护研究,努力实现植物资源的可持续利用亟待加强,刻不容缓。目前广西对药用植物资源的保护主要采用就地保护和迁地保护两种方式,药用植物园作为药用植物资源"迁地保护"方式的主体实施单位,与各种类型的自然保护区所构成的"就地保护"形成相互补充,共同保护我国药用植物生物多样性。

(一)就地保护

就地保护就是在植物原生长地建立自然保护区对植物进行保护[2]。广西目前尚没有专门的中药资源保护区,根据国家林业草原局统计数据,截至 2017 年,广西共有保护区 78 个,自然保护区面积共计 1.35 万平方千米,占辖区面积的 5.5%。这些自然保护区对广西药用植物的保护起到了非常重要的作用,估计超过 75% 的药用植物得到了有效的保护[3]。

此外,对于社会需求量较大的广西特色品种如八角、肉桂、罗汉果、田七、鸡骨草、金花茶等,可在原产地采取封山育林、就地繁育等方法建立生产基地,使中药资源既得到了有效的保护,又实现了合理开发的目的,是有效的生产性保护手段。目前,八角有林面积已达 0.22 万平方千米,肉桂有林面积达 0.15 万平方千米,罗汉果种植面积超过 6.5 平方千米,金花茶有广西防城的金花茶自然保护区[3]。

(二)迁地保护

迁地保护就是把植物从其原生长地迁移到另一个地方集中保护,即建立植物园,是对药用植物资源就地保护的一种补充。对产地已被破坏或无法受到保护的种类,就首先实施迁地保护,将物种移栽至人工环境或其他生态环境,以保护物种生存

[1] 李标,魏建和,王文全,等. 推进国家药用植物园体系建设的思考[J]. 中国现代中药,2013,15(9):721-724.

[2] 蒲瑞翎,白隆华. 广西药用植物资源保护及可持续开发利用的研究[C]. 全国天然药物资源学术研讨会. 2002:69-72.

[3] 余丽莹,缪剑华. 广西药用植物资源保护概况[C]. 中医药现代化国际科技大会. 2007:30-32.

繁衍、保障中药资源的可持续利用。中药资源迁地保护场所,主要是植物园和药用植物园。迁地保护也可用来增加濒危种群总数,并给已经绝迹的物种以补充,还可以进行优良品种的改良和选育[1]。种质资源圃也是迁地保护的一种形式,是以植株、块根、块茎、鳞茎等为保存载体,是无性繁殖、多年生、顽拗性种子等中药种质资源的野外田间保存设施,属于长期保存。

广西设立的广西药用植物园是进行物种迁地保护的专门药用植物保护研究机构,主要进行科研、科普等工作[1]。其创建于 1959 年,位于南宁市,占地 2.2 平方千米,植物园面积 2.03 平方千米,园内集南药、北药、本区特产药物和区外、国外药物于一园,药物有灌木、乔木、藤木、草木。广西药用植物园一直致力于药用资源的保护和研究,建有活体库、种子库、离体库、馏分库、基因库和标本馆等药用资源保存体系,已保存药用植物 1 万余种,其中,活体植物约 6 300 种,腊叶标本约 25 万份,保存总量约占我国药用植物总量的 87%,占全世界药用植物的 36%,珍稀濒危药用植物约占我国珍稀濒危药用植物总量 70%。广西药用植物园是目前全国保存药用植物品种最多的专业性植物园,2011 年被英国吉尼斯总部以药用植物物种保存数量和面积认证为世界"最大的药用植物园"[2]。

广西药用植物园在保证资源安全的前提下,充分有效地利用药用植物园收集保护的药用植物资源,研究资源可持续利用的途径、方法,推出新产品,推动药用植物资源可持续利用[1]。

除广西药用植物园外,桂林的广西植物研究所植物园、南宁市树木园、广西林业科学研究院树木园,以及各城市的公园和部分大中专院校的药圃、苗圃,如南宁市的金花茶公园、南宁市青秀山公园和人民公园的药用植物区、广西中医药大学药圃等对广西的药用植物也都起到了迁地保护的作用。

(三)离体保护

离体保护是指利用现代技术,尤其是低温技术,将生物体的一部分进行长期储存,以保存物种的种质资源。如建立精子库、种子库、低温种质库、试管苗库、超低温库和 DNA 库,利用生物技术对濒危物种的基因进行保护等[1]。低温种质库是专门保存产生正常性种子的中药材及其近缘野生植物种质资源的保存设施,简称种质库。低温种质库又分为长期库、中期库和复份库。长期库保存资源一般不动用,主要供给中期库作为资源繁种的种源和国家紧急征用的用种等,种质保存寿命一般在

---

[1] 刘庆.对广西药用植物园可持续发展的思考[J].中国商界,2009(182):172.
[2] 余丽莹,缪剑华.广西药用植物资源保护概况[C].中医药现代化国际科技大会.2007:30-32.

20年以上。中期库保存资源主要用于鉴定评价和分发利用,保存寿命一般在10年以上。复份库主要承担长期库资源的备份保存,以防止因水灾、火灾、地震等不可抗力原因造成资源的完全丧失,保存条件一般同长期库。试管苗库是以试管苗/培养物为保存载体,是薯类、香蕉、草莓等无性繁殖作物种质资源的保存设施。超低温库是以茎尖、休眠芽、花粉、胚等为保存载体,是无性繁殖等作物种质资源的保存设施。试管苗库和超低温库统称为离体种质库。离体种质试管苗保存属于中期保存,离体种质超低温库保存属于长期保存。DNA库是以DNA为保存载体,是珍稀、特异、濒危和野生等资源DNA的保存设施[1]。

广西中药材种质资源离体保护的方法正处于发展中阶段。青天葵、齿瓣石斛、罗汉果、石斛、茯苓、广豆根、铁皮石斛、红大戟、钩状石斛、金线兰、两面针、一点红、扶芳藤和千年健等近20个广西常用道地药材基本达到了离体保护的目标,已经可以通过组培的方式进行繁殖,可以达到实验室恒温保存的程度,并在一些地区建立了生产基地[2]。

二、种质资源保护体系对广西中医药发展的支撑作用

丰富的中药种质资源是广西地区中医药产业发展的一大战略优势,但广西中医药产业发展相对滞后,差距明显。大力发展原料药资源保护和种植业,在种质资源保护体系支撑下开展中药产业创新和合理布局,依托种质资源保护体系和广西药用植物园、西南濒危药材资源开发国家工程实验室等相关科研院所,提升全区的中药产业研发能力,可解决保护与利用的矛盾,有效利用资源优势,实现有效布局和整合,有利于发挥广西区位优势和资源优势,抓住"一带一路"发展的契机,推动医药产业结构的优化升级,有利于增强中药材产业竞争优势,促进广西中医药产业的可持续发展。目前广西已将"大力发展中医药、壮瑶医药"作为《广西壮族自治区国民经济和社会发展"十四五"计划纲要》的主要任务。

(一)原料药材

种质资源保护体系通过栽植药材和培育药苗,将药用植物野生变家种;建立中药材生产基地,使药用植物资源得到更新再生而可持续利用。近年来,广西各级政府及有关部门对此十分重视并为之做出巨大努力,加大中医药发展的政策扶持力度,制定了中医药千亿产业发展目标,把中药材产业列入"10+3+N"现代特色农业

[1] 卢新雄,辛霞,尹广鹍,等.作物种质资源库,保护体系与种业振兴[J].中国种业,2021(11):5.
[2] 余丽莹,缪剑华.广西药用植物资源保护概况[C].中医药现代化国际科技大会.2007:30-32.

产业体系重点发展,加强道地药材生产基地建设和中药材"三品一标"建设,推动中药材高质量发展[1]。

广西明确了"桂十味"和31个广西区域特色药材作为重点发展品种,给予重点支持。实施"一县一品"和"一品一产"战略,划定品种重点发展区域,优先扶持发展。确定广西药用植物园、广西农科院等6家第一批自治区级中药材种质资源保护单位。建立中药材良种繁育推广体系,为市场提供"纯、健、壮"的优质种子种苗。

据不完全统计,广西现有各种药材种植基地2.8万个,中药材种植面积80多万亩;累计认证中药材"三品一标"产品180个;制定137项中药材种养广西地方标准;遴选25个自治区中药材示范基地,审定11个"定制药园";中药饮片加工和中药有效成分提取物的生产企业26家,产品达400多种,产品销量在全国名列前茅;中药制药企业172家,在全国排名居前。

(二)中药产业

广西一直注重以本地药材资源研制中成药。广西已开发利用的中草药物种1078种,其中广西各级药材部门收购经营的地产植物药材373种,植物基原470种,包括根与根茎类药材95种,藤茎木类药材28种,皮类药材20种,叶类药材15种,花类药材25种,果实与种子类药材120种,全草类药材50种,树脂类药材4种,加工类药材6种,其他类药材10种;不进入各级药材公司流通渠道的民间草药582种,包括植物基原510种。已开发利用的中草药物种占广西药用植物总资源不到30%,整体资源的开发利用率不高,绝大部分资源还有待开发和利用,潜力很大[2]。

广西各药企收购使用的植物药原料有200多种,其中已有156种收载进《广西中药材标准》(第一册,1992年)[3],有118种收载进《广西中药材标准》(第二册,1996年)[4],并由区卫生厅颁布实施。目前,广西有中药生产企业71家,中药产品有13个剂型410个品种,其中产值1亿元以上的4个(最高的达4.69亿元),5 000万元至1亿元的6个,1 000万元至5 000万元的22个。在这些品种中,国家新药18个、国家中药保护品种55个,如全国闻名的桂林西瓜霜、三金片、金嗓子喉宝、中华跌打丸、玉林正骨水,还有骨通贴膏、妇血康、花红冲剂、金鸡胶囊等。据广西统计局数据,2018年、2019年、2020年广西生物医药产业产值分别为245亿元、262亿元、269亿元。更重要的是,全区计划按照中药现代化的要求,在原有的生产基地和新

[1] 刘庆.对广西药用植物园可持续发展的思考[J].中国商界,2009(182):172.
[2] 余丽莹,缪剑华.广西药用植物资源保护概况[C].中医药现代化国际科技大会.2007:30-32.
[3] 广西卫生厅.广西中药材标准(第一册)[M].南宁:广西科学技术出版社,1992.
[4] 广西卫生厅.广西中药材标准(第二册)[M].南宁:广西科学技术出版社,1996.

建的药材生产基地实施中药材标准化规范种植，充分发挥广西的资源优势，以高质量的药材原料、半成品中成药占领国外医药市场，把中药产业发展成广西的支柱经济产业[1]。

（三）科学研究

广西从事植物药开发研究的区直属科研单位和教学单位有广西中医药研究院、广西民族医药研究所、广西药用植物园、广西药物研究所、广西植物研究所、广西中医药大学等单位。这些科研单位，除了协助政府从事药用植物资源普查、中药材生产基地建设以外，还积极从事药用植物的资源研究及开发利用科研工作，获得了不少的科研成果[2]。

几十年来，广西的科技人员先后对 30 多科、近百种植物药进行了化学成分研究，为这些植物药的开发利用提供了科学依据。例如，20 世纪 60 年代前后，原广西医药研究所（广西中医药研究院前身）研究员通过对广西萝芙木〔*Rauvolfia verticillata* (Lour.) Baill.〕化学成分研究，找到与印度出口降压药物"寿比南"相同的有效成分——利血平，打破了印度对中国的封锁，满足了全国临床用药需要，节约了大量外汇。广西植物研究所研究员从苦玄参（*Picria felterrae* Lour.）中分离鉴定出一系列新的四环三萜类化合物，研究成果转让中药厂后，生产出治疗咽喉肿痛的"炎见宁"中成药，取得了较好的经济效益和社会效益[3]。

（四）社会效益方面

在全球生物医药产业飞速发展，医药产品中植物药的比重日趋增大的形势下，以天然药物为药源的中医药对中华民族繁荣昌盛和保障人民健康起着巨大的作用。广西药用植物园作为中草药研究单位，一方面推广人工栽培，另一方面参与我国药材品种改良，培育优良品种，此外，还引进国外先进技术和人才，选取具有市场发展前景的药用植物共同研究开发，研制出新的有较好疗效的药物，促进中药产业发展[4]。同时，广西药用植物园通过迁地保护、科学研究、土地规划管理和环境污染的控制等措施来加强生物多样性的保护工作，使种质受到直接的保护和更有效的利用，在遗传多样性和生态多样性研究方面已经有所突破，促进全球的生物多样性

［1］ 周媛,段小群,邹准,等.广西生物医药产业创新发展策略与实施路径[J].广西经济,2021,39(Z3):1-7.

［2］ 蒲瑞翎,白隆华.广西药用植物资源保护及可持续开发利用的研究[C].全国天然药物资源学术研讨会,2002:69-72.

［3］ 刘庆.对广西药用植物园可持续发展的思考[J].中国商界,2009(182):172.

［4］ 黄天述,黄丹娜,缪剑华.广西药用资源保护与开发利用国际科技合作基地能力建设[R].中国医学科学院药用植物研究所广西分所,2013.

保护工作[1]。

广西药用植物园作为一个专业性药用植物园,利用种质资源的优势和科研成果,吸引着国内外从事药用植物研究开发的专家、对药用植物感兴趣的广大群众和青少年参观和交流,成为国内外合作与交流平台以及知识宣传普及窗口,将药用植物资源的保护、知识普及、研究开发等提高到一个新的水平,提升中医药文化影响力的同时也为发展经济和提高人民健康生活水平做出巨大贡献[2]。

第三节　广西药用植物保育研究进展

过去,人类经济社会的快速发展是以牺牲大量野生物种的生存空间和生存机会为代价的,引发了一系列资源的不可持续问题。20世纪60年代开始,科学界和政界开始逐渐认识并重视人类经济社会活动对环境的破坏以及由此导致的野生物种生存危机问题,通过多年的探索研究与学术交流,逐步形成了"保护生物学"学科。该学科主要目的就是为了防止物种灭绝,保护生物多样性。保护生物学在植物物种保护研究中也涉及大量野生药用植物,为野生药用植物保育提供了有效依据,但其未考虑野生药用植物药效稳定性的维持与稳定问题,即忽略了药用植物利用的特殊性。广西药用植物园药用植物保育研究团队在保护生物学的基础上基于药用植物的物种保护与药效利用问题开展了多年多种药用植物保育相关研究与实践,并总结开创了"药用植物保育学"学科,极大地推动了广西乃至全国药用植物的保育工作,为药用植物的保护和可持续利用奠定了基础,保障了中医药事业的传承与发展。

一、药用植物保育学科创建

广西药用植物迁地保育的主要实施主体是广西药用植物园。2002年开始,广西药用植物园缪剑华研究员带领团队针对药用植物保育实践过程中不能有效解决药效维持问题开展了广泛探索研究,在总结多年的大量药用植物引种、驯化与保护实践经验和技术研究的基础上逐步构建了药用植物保育理论和技术体系,创建了"药用植物保育学"新学科,出版了《药用植物保育学》中英文专著,专著还被列入国

---

[1] 余丽莹,缪剑华,吕惠珍.广西药用植物园生物多样性及其保护[C].中国生物多样性保护与研究进展Ⅵ—第六届全国生物多样性保护与持续利用研讨会论文集,2004.

[2] 蒲瑞翎,白隆华.广西药用植物资源保护及可持续开发利用的研究[C].全国天然药物资源学术研讨会,2002:69-72.

家卫生健康委员会"十三五"规划教材[1]。相比于传统的植物保育学,药用植物保育学在物种遗传多样性保护的基础上增加了药效的形成与保护工作,以期实现物种与药效维持的"双保护",并从遗传、生态、驯化技术等方面开展药用植物的保育理论研究与实践,在理论、技术、平台等方面实现突破,形成特色鲜明的药用植物保育理论体系,进而解决药用植物保育中药效保护和利用的问题。"药用植物保育学"的创建对药用植物的保护和利用有着巨大的帮助,有力地促进了药用植物的研究,推动了中医药文化的传播。近20年来,以广西药用植物园药用植物保育团队为代表的相关研究团队与时俱进,紧跟科技前沿,不断创新药用植物保育学研究的技术和方法,在广西药用植物保护和可持续利用方面做出了重大贡献。

二、广西药用植物保育研究进展

近20年来,通过全国尤其是广西中药资源领域相关专家、行业的共同努力,广西濒危药用植物保育研究取得了一定的进展。部分珍稀濒危药用植物保育研究与实践成果显著,广西境内分布的国家重点保护药用植物名录也有了最新调整。

(一) 国家重点保护药用植物多样性及其保护现状

2021年以前,《国家重点保护野生植物名录(第一批)》(1999年)、《国家重点保护野生药材物种名录》(1987年)及《广西壮族自治区第一批重点保护野生植物名录》(2009年)是广西开展野生植物保护、规范无序开发利用的主要法定依据。但是随着今年我国野生植物多样性保护形势的变化,2021年9月,国家林业和草原局、农业农村部重新调整颁布了《国家重点保护野生植物名录》(2021年),由此也必然引起广西野生植物保护对象和目标的调整,也影响广西药用植物的保护和可持续利用。因此,有必要对广西境内分布的国家重点保护药用植物最新名录及其保护现状进行重新整理和评估。

1. 广西境内分布的国家重点保护药用植物多样性现状 2021年9月7日,国家林业和草原局、农业农村部发布了新版《国家重点保护野生植物名录》,包括真菌类、藻类、苔藓、石松类、蕨类、裸子和被子植物,共收录野生植物455种和40类,包括国家一级保护野生植物54种和4类,国家二级保护野生植物401种和36类。相比1999年发布的《国家重点保护野生植物名录(第一批)》,新版《国家重点保护野生植物名录》做了较大调整,新增268种和32类,删除35种,保留187种和8类。其

---

[1] 梁莹,秦双双,韦坤华,等. 药用植物保育学研究进展与展望[J]. 中国现代中药,2022,24(3):387-394.

中,广西有分布的国家重点保护野生植物物种共计 332 种(含亚种、变种、变型)(https://t.ynet.cn/baijia/31817621.html)。与 1999 年发布的《国家重点保护野生植物名录》相比,新版《国家重点保护野生植物名录》涉及广西有分布的物种新增的有 246 种,调整保护级别的有 11 种。其中,广西火桐 *Firmiana kwangsiensis*、广西青梅 *Vatica guangxiensis*、毛枝五针松 *Pinus wangii* 等 3 种原国家二级重点保护野生植物提升为国家一级重点保护野生植物;藤枣 *Eleutharrhena macrocarpa*、合柱金莲木 *Sauvagesia rhodoleuca*、掌叶木 *Handeliodendron bodinieri*、狭叶坡垒 *Hopea chinensis*、伯乐树 *Bretschneidera sinensis*、瑶山苣苔 *Dayaoshania cotinifolia*、报春苣苔 *Primulina tabacum*、云南穗花杉 *Amentotaxus yunnanensis* 等 8 种原国家一级重点保护野生植物降为国家二级重点保护野生植物。

通过查阅相关药用古籍和文献资料,共梳理得到广西有分布的国家重点保护野生植物物种中有 207 种(隶属于 58 科 101 属)具有药用功效记载(见附录二),药用比例达 62.3%。其中,焕镛木 *Woonyoungia septentrionalis*、西藏红豆杉 *Taxus wallichiana*、小叶红豆 *Ormosia microphylla*、银杏 *Ginkgo biloba* 等 16 种(隶属于 8 科 11 属)属于国家一级重点保护野生植物;地枫皮 *Illicium difengpi*、小花金花茶 *Camellia micrantha*、凹脉金花茶 *Camellia impressinervis*、淡黄金花茶 *Camellia flavida*、靖西十大功劳 *Mahonia subimbricata*、小叶十大功劳 *Mahonia microphylla* 等 191 种(隶属于 56 科 94 属)属于国家二级重点保护野生植物。地枫皮、靖西十大功劳、小叶十大功劳、小花金花茶、凹脉金花茶、淡黄金花茶等 6 种野生植物属于广西特有物种。合柱金莲木、伯乐树、云南穗花杉等 3 种药用植物则是从 1999 年版《国家重点保护野生植物名录》的一级降为了 2021 年版《国家重点保护野生植物名录》的二级。

进一步根据《中华人民共和国药典》(《中国药典》)(2020 版)和《中国法定药用植物》,共梳理得到广西有分布的、具有历史法定入药标准的、属于国家重点保护野生植物的物种有 124 种(隶属于 36 科 49 属)。其中,《中国药典》(2020 版)收载有 35 种(隶属于 20 科 28 属),包含国家一级重点保护野生植物银杏 *Ginkgo biloba* 和霍山石斛 *Dendrobium huoshanense* 两种,因此这两种植物对应药材的市场供应完全依赖于人工种植。其他人工种植技术不成熟仍需要依赖于野生资源,且被纳入国家二级重点保护野生植物名录的物种则需经过严格审批,同时应加强人工引种驯化和繁育研究,以促进中药资源的保护和可持续发展。

2. 广西境内分布的国家重点保护药用植物多样性保护现状　截至 2016 年底,广西境内设有不同级别保护区 78 个,其中国家级 23 个、省级 45 个、市级 3 个、县级

7个。对基于可获取的中国自然保护区标本资源共享平台(http://www.papc.cn/)记载的广西九万山等16个(占总数的20.5%)国家级及省级自然保护区的植物名录数据分析显示,有138种(隶属于46科58属)国家重点保护药用植物的野生资源在保护区内有分布,占广西境内分布的国家重点保护药用植物物种总数(207种)的66.7%。保护区内有分布的国家一级重点保护药用植物共9种,占比总数的56.3%;国家二级重点保护药用植物共129种,占比总数的67.5%(附录二)。总体来说,20.5%数量的保护区保护了66.7%的国家重点保护药用植物,就地保护比例较高。推测若能获取所有保护区分布的植物名录,广西自然保护区对国家重点保护药用植物保护比例可能超过75%。

基于可获取的广西药用植物园和广西药用植物研究所植物园迁地栽培植物名录统计,有93种(隶属于42科49属)国家重点保护药用植物在两个园区内有栽培记载,占比总数的44.9%。其中,有迁地栽培记录的国家一级重点保护药用植物共8种,占比总数的50%,国家二级重点保护药用植物共85种,占比总数的44.5%。总体迁地栽培比例较低,这可能与迁地保护是就地保护的补充以及迁地栽培技术尚未突破有关。

综合已有的可获取的就地和迁地保护数据,发现国家一级重点保护药用植物中,银杏 *Ginkgo biloba*、同色兜兰 *Paphiopedilum concolor*、苏铁 *Cycas revoluta*、水杉 *Metasequoia glyptostroboides* 四种药用植物同时具有就地和迁地保护记录。南方红豆杉 *Taxus wallichiana* var. *mairei*、红豆杉 *Taxus wallichiana* var. *chinensis*、小叶红豆 *Ormosia microphylla*、焕镛木 *Woonyoungia septentrionalis*、小叶兜兰 *Paphiopedilum barbigerum* 仅有就地保护记录,水松 *Glyptostrobus pensilis*、篦齿苏铁 *Cycas pectinata*、绒毛皂荚 *Gleditsia japonica* var. *velutina*、长瓣兜兰 *Paphiopedilum dianthum* 仅有迁地保护记录。

(二) 特色药用植物物种保育进展

近20年来,国内相关药用植物研究团队开展了大量药用植物引种、驯化与保护实践研究工作,其中在广西有分布的药用植物包括广西仙草 *Mesona chiensis*[1]、越南槐 *Sophora tonkinensis*[2]、金花茶 *Camellia petelotii*[3]、铁皮石斛 *Dendrobium*

---

[1] 汤丹峰,韦范,谢锦祥,等.广西仙草保育关键技术及问题分析[J].中国现代中药,2022,24(3):407-411.

[2] 缪剑华,肖培根,黄璐琦.药用植物保育学[M].北京:科学出版社,2017.

[3] 韦霄,郭辰,李吉涛,等.金花茶的濒危机制及保育对策[J].广西科学院学报,2016,32(1):1-5.

officinale[1]、八角莲 *Dysosmav versipellis*[2]、密花豆 *Spatholobus suberectus*[3]、萝芙木 *Rauvolfia* sp.[4]、红芽大戟 *Knoxia corymbosa*[5]、白及 *Bletilla striata*[6]等。以下介绍越南槐、金花茶等4种广西重点保护的特色药用植物的保育进展情况。

1. **越南槐** 越南槐 *Sophora tonkinensis* 为豆科苦参属植物，以其干燥根及根茎入药，药材名为山豆根。越南槐主要分布在广西，云南和贵州亦有分布，但药材产量较小。山豆根药材在历版《中国药典》均有收载，其味苦、寒，有毒，具有清热解毒、消肿止痛等功效，可以治疗喉痛、牙龈肿痛、喘满热咳、肝炎等。2021年1月29日，山豆根药材入选为"桂十味"道地药材。

近年来，由于人类长期的乱砍滥伐、无计划大量采收，加之山豆根分布区域较窄，生境被严重破坏，山豆根野生资源几近枯竭。2021年9月7日，越南槐野生资源被国家林业和草原局、农业农村部发布的新版《国家重点保护野生植物名录》收录为国家二级重点保护资源。为了缓解山豆根的资源压力，广西药用植物园药用植物保育研究团队长期致力于山豆根保育技术研究，针对山豆根的生长发育特性、生长影响因子、繁育生物学特性、保存技术、繁育技术、复育技术，以及复育有效性评价等方面开展了系列探索研究，最终构建了山豆根保育技术策略，为山豆根资源的可持续利用奠定了基础[7]。2015年1月—2018年12月，广西药用植物园药用植物保育研究团队在国家自然科学基金项目支持下开展了"广西道地药材山豆根种质资源迁地保育有效性评价机制研究"。该研究既探讨了普通植物的迁地保育评价指标——适应性与遗传特征的差异性，也对药用植物的特殊性——化学成分差异性与药用有效性进行了评价，建立了系统的药用植物迁地保育的有效性评价方法，进一步补充完善了药用植物保育技术体系[8]。2017年，广西药用植物园药用植物保育研究团

[1] 陈立钻，孙继军.珍稀濒危物种铁皮石斛的保育与开发利用[J].中国林业，2003(22)：35.

[2] 陈东亮，钟楚，简少芬，等.濒危药用植物八角莲保育研究[J].中国现代中药，2022，24(3)：395-402.

[3] 朱艳霞，林杨，黄燕芬.密花豆的保育学研究进展[J].中国现代中药，2021，23(9)：1644-1648.

[4] 陈晓英，雷明，蓝祖栽，等.萝芙木的保育研究[J].生物资源，2021，43(4)：321-327.

[5] 刘寒，缪剑华，李林轩，等.红芽大戟的保育研究[J].中国现代中药，2022，24(3)：403-406.

[6] 韦坤华，梁莹，林杨，等.白及的保育研究[J].中国现代中药，2019，21(5)：689-693.

[7] 韦坤华.广西道地药材山豆根的保育研究[C]//2016第十四届国际新药发明科技年会——2016首届国际现代中医药大会、2016第三届国际高科技针灸与中西医结合大会、2016第九届国际癌症免疫治疗研讨会、2016第十届国际再生医学与干细胞大会、2016第六届世界微生物大会会刊.2016：326.

[8] 缪剑华.广西道地药材山豆根种质资源迁地保育有效性评价机制研究.广西壮族自治区，中国医学科学院药用植物研究所广西分所，2019-04-25.

队总结研究成果和实践经验,将山豆根的相关研究成果作为药用植物保育研究和实践的典型成功案例编入《药用植物保育学》一书,该书由缪剑华研究员、肖培根院士、黄璐琦院士共同主编,科学出版社出版。之后,围绕物种与药效双保护模式构建这一目标,缪剑华研究团队仍在继续不断深入开展山豆根的保育研究。2019年,研究团队发现采用山豆根无菌播种规模化快速成苗生产技术可使山豆根丛生芽增殖7倍/30日[1];2020年,研究团队发现在栽培山豆根时,施加适量外源钙可以促进山豆根苦参碱和氧化苦参碱含量的积累[2]。

2. 金花茶 金花茶一般是金花茶组植物的统称,金花茶组是山茶科山茶属极具观赏价值的珍稀植物资源,享有"植物界大熊猫"及"茶族皇后"的美誉。金花茶组植物在我国共有10种和8变种,主要分布于广西、云南和贵州,其中广西是金花茶组植物的地理分布中心。作为传统的民间医药,金花茶的叶与花皆可入药,在广西民间常用于清热解毒、利尿祛湿,治痢疾、止痛止血、预防肿瘤等。由于地理分布的原因,其传统应用主要记载于广西相关医药典籍或流传于广西民间。2021年1月29日,金花茶被选为"广西区域特色中药材品种"之一;2021年9月7日,金花茶组野生资源被国家林业和草原局、农业农村部发布的新版《国家重点保护野生植物名录》收录为国家二级重点保护资源。

目前,金花茶资源是以野生为主,据估计野生资源占70%以上。广西防城港和南宁两地的野生金花茶资源占全球的95%以上,是金花茶的主要产地,也是金花茶组植物的地理分布中心,其中以金花茶和东兴金花茶 *Camellia tunghinensis* 两个物种数量居多[3]。此外,云贵地区也分布有少量金花茶组植物野生资源。其中,云南地区的金花茶野生资源主要分布在个旧、河口和马关,贵州地区的金花茶组植物主要分布在兴义、罗甸和册亨,且主要种为离蕊金花茶 *Camellia liberofilamenta*。由于金花茶特殊的价值属性,引发了掠夺式开发利用,加之环境破坏,以及金花茶生态生物学特性导致的分布区域狭窄,金花茶野生资源面临巨大风险[4]。为了保护金花茶野生资源及其生态环境,广西区政府于1986年在防城港市建立了自治区(省)

[1] 李林轩,梁莹,秦双双,等.广豆根无菌播种产业化繁育技术研究[J].中国现代中药,2019,21(10):1392-1396.

[2] Liang Ying, Li Lin Xuan, Cai Jin Yuan, et al. Effect of exogenous Ca²⁺ on growth and accumulation of major components in tissue culture seedlings of *Sophora tonkinensis* gagnep [J]. Pharmacognosy Magazine, 2020,16(69):386-392.

[3] 刘青,李月,杨润梅,等.金花茶组植物资源现状与现代研究进展[J].中国现代中药,2021,23(4):727-733.

[4] 韦霄,郭辰,李吉涛,等.金花茶的濒危机制及保育对策[J].广西科学院学报,2016,32(1):1-5.

级自然保护区，1994年该保护区经国务院批准列为国家级自然保护区。广西防城金花茶国家级自然保护区的建立保护了金花茶大部分种群，但仍有较多保护区外的自然种群未能得到很好的保护。如南宁富庶乡、隆安县和扶绥县三地的交界地区是金花茶的重要分布区域，但是未被保护区覆盖。有学者曾建议在这一区域建设金花茶保护站[1]，尽可能保护更多的金花茶种群，从而更好地保护其遗传资源。

随着市场对金花茶关注度和需求量的不断提高，加之金花茶作为国家二级重点保护植物，人工种植成为解决其资源问题的必然途径。早在20世纪七八十年代，国内就开始了金花茶引种栽培，目前国内已有10个省区引种和栽培金花茶。但受种质资源、环境等多种因素限制，异地引种栽培暂未实现大规模推广，规模化的种植集中在广西和云南等少数金花茶组植物的原生态地区。如在云南省红河哈尼族彝族自治州选育的红河1号品种目前的年产量已达30万株[2]；广西则主要在南宁、桂林、合浦等地建有大规模的金花茶种植园。南宁市金花茶公园、广西植物研究所和广西防城金花茶国家级自然保护区还联合建立了金花茶基因库，广西林业科学研究院建立了金花茶组织培养基因库[1]。品种繁育、人工种植技术的提高和完善、药理活性及产品开发研究将会是未来金花茶研究攻关重点，金花茶产业具有广阔的发展前景。

3. 八角莲　八角莲 *Dysosmav versipellis* 为小檗科鬼臼属多年生草本植物。八角莲以根茎入药，能够清热解毒、祛瘀消肿、化痰散结，治疗痈肿、跌打损伤、咽喉肿痛等。现代药理研究表明，其根状茎中鬼臼毒素含量极高，具有较好的抗肿瘤、抗病毒及抗菌等生物活性。随着人类对自然的不断索取，八角莲的适生环境正在缩小，资源急剧减少。目前，八角莲已被列为国家二级重点保护野生植物，也是广西重点保护野生植物。

陈东亮等[3]系统总结分析了八角莲资源现状、濒危成因、就地保护和迁地保护现状，并根据其生长发育规律、野生原种适生环境及濒危原因提出了八角莲回归保育策略。已有研究发现自交不亲和障碍、遗传多样性低、自然繁殖率低等内部因子和野生资源的过度采挖、生长环境遭破坏等外部因子是八角莲致危的主要因子。通过人工授粉方式可以有效提高野生八角莲的结实率，通过人工补种方式可以有效增加八角莲的种群数量及种群内个体数，从而提高八角莲野生资源就地保护成效。另

［1］韦霄,郭辰,李吉涛,等.金花茶的濒危机制及保育对策[J].广西科学院学报,2016,32(1):1-5.
［2］刘青,李月,杨润梅,等.金花茶组植物资源现状与现代研究进展[J].中国现代中药,2021,23(4):727-733.
［3］陈东亮,钟楚,简少芬.濒危药用植物八角莲保育研究[J].中国现代中药,2022,24(3):395-402.

外,八角莲在引种驯化和种苗繁育等迁地保育方面也已取得重要突破。在人工栽培技术方面,原国家林业局已发布了《八角莲栽培技术规程》(LY/T2952—2018)[1],该标准的实施有效规范了中药材八角莲的生产过程,在一定程度上保证了药材质量。在引种材料方面,已实现了利用DNA条形码准确鉴别八角莲药材的基原植物及其混伪品,为八角莲物种鉴定及药材真伪鉴别提供依据[2]。在八角莲的生态适应性方面,已研究发现八角莲是一种能够很好地适应光照变化的耐阴植物,30%自然光光照强度下,八角莲表现出最佳的营养生长和光合作用能力,鬼臼毒素积累量较高[3]。在种苗繁育方面,通过研究已实现种子繁殖、根茎繁殖和组织培养繁殖3种繁殖方式都可以获得八角莲实生苗。但由于八角莲存在自交不亲和障碍,自然状态下结实率低下,且种子存在休眠期,繁殖多代后会发生种性退化和种质变异现象,不能完全保证其野生原种的生物学特性及其药效特性;根茎繁殖对母体植株有一定损伤性,也难以满足生产大量种苗的要求;离体组织培养方法则具备外植体用量少、短时间内可繁殖大量种苗且对母体植株无损伤等优点,弥补了种子繁殖和根茎繁殖的缺点,对八角莲迁地保育意义更为深远。中国医学科学院药用植物研究所广西分所科研人员还制定了适用于广西境内八角莲种苗规范化生产的八角莲组培苗生产技术规程[4]。

在后期的回归保育策略上,陈东亮等建议选择增强回归和重建回归相结合方法;回归区域优先选在八角莲适生区域内传粉昆虫活动频繁地带或者必要时人工放养增加适生区域内的传粉昆虫,且建议最好是在保护区、国有林场区域内;种苗繁育优先选择离体组织培养方式,同时注意按《八角莲组培苗生产技术规程》(DB45/T1031—2014)[4]的要求生产;移栽按《八角莲栽培技术规程》(LY/T2952—2018)[1]的要求进行,同时加强后期管护与监测。

同时,仍需关注八角莲保育有效性评价研究,结合种质、产量、品质、功效等特征进行综合评价和反馈。

---

[1] 中华人民共和国国家林业局.八角莲栽培技术规程:LY/T 2952—2018[S].北京:中国标准出版社,2018.

[2] 鹿江南,成航,樊佳佳,等.基于ITS2序列的5种鬼臼类中药材DNA条形码鉴定研究[J].中草药,2018,49(16):3907-3911.

[3] Palaniyandi K, Jun W. Low temperature enhanced the podophyllotoxin accumulation vis-a-vis its biosynthetic pathway gene(s) expression in *Dysosma versipellis* (Hance) M. Cheng — A pharmaceutically important medicinal plant [J]. Process Biochemistry, 2020(95):197-203.

[4] 广西壮族自治区质量技术监督局.八角莲组培苗生产技术规程:DB45/T 1031—2014[S].北京:中国标准出版社,2014:8.

4. **铁皮石斛**　铁皮石斛 *Dendrobium officinale* 为兰科石斛属多年生草本药用植物。其干燥茎入药,名为铁皮石斛,是我国传统名贵中药材,位列"中华九大仙草"之首,具有益胃生津,滋阴清热功效;用于热病津伤,口干烦渴,胃阴不足,食少干呕,病后虚热不退,阴虚火旺,骨蒸劳热,目暗不明,筋骨痿软。铁皮石斛野生资源分布于安徽大别山区,浙江东部的鄞州、天台、仙居,福建西部的宁化,广西西北部的天峨,云南东南部的石屏、文山等。李运容[1]研究验证《本草图经》记载石斛"以广南者为佳"中的"广南"即为今广东、广西一带,广东"石斛出始兴""天柱峰者为最良",广西产"都峤山""白石山"石上者为良,且所指石斛即为铁皮石斛。2021 年 1 月 29日,铁皮石斛被选为"广西区域特色中药材品种"之一;2021 年 9 月 7 日,铁皮石斛野生资源被国家林业和草原局、农业农村部发布的新版《国家重点保护野生植物名录》收录为国家二级重点保护资源。

由于铁皮石斛具有很高的药用价值和观赏价值,市场需求很高,价格不断上涨,但受限于其生长条件的特殊性和分布的局限性,其野生资源一度处于濒危状况,所以铁皮石斛的人工栽培研究也开始得较早。国家也高度重视铁皮石斛的人工栽培研究,被列入了 1992 年、1994 年、1996 年国家"星火计划",在 1998 年又被列入国家"火炬计划"[2]。目前已因地制宜地创造出包括设施仿生栽培、活树附生原生态栽培、林下原生态栽培、盆栽、贴石栽培等系列栽培模式[3],选育出"桂植 5""桂植 16"和"桂植 ZQ"等多个新品种[4]。截至 2021 年底,在中国知网上,以"铁皮石斛种植"或"铁皮石斛栽培"为主题,查询共找到了 1 400 篇文献。这些文献涉及种苗繁育技术、不同种植模式的种植技术及其生产药材品质差异比较等。最早文献时间为 1998年,主要报道了药用石斛栽培的研究概况。随着人类科学技术的不断进步,栽培生产的品质逐渐与野生铁皮石斛的品质相近,甚至更高[5]。目前,部分地区还尝试将铁皮石斛种质扩繁后回归到其原生境,以促进铁皮石斛多样性的保护,如周玉飞等[6]在黔西南州喀斯特地区开展了铁皮石斛野外回归试验。铁皮石斛的保育研究可以说是走在前沿,为铁皮石斛产业可持续发展奠定了基础。

［1］李运容.基于"以广南者为佳"的广西铁皮石斛之实证研究［D］.广州:广州中医药大学,2017.

［2］陈立钻,孙继军.珍稀濒危物种铁皮石斛的保育与开发利用［J］.中国林业,2003(22):35.

［3］斯金平,俞巧仙,宋仙水,等.铁皮石斛人工栽培模式［J］.中国中药杂志,2013,38(4):481－484.

［4］谢唐贵,广西铁皮石斛药效评价与良种选育研究.广西壮族自治区中医药研究院,2018－12－27.

［5］袁颖丹.铁皮石斛仿生栽培技术与经济效益研究［D］.南昌:江西农业大学,2016.

［6］周玉飞,罗晓青,王晓敏,等.喀斯特地区珍稀濒危铁皮石斛野外回归试验［J］.江苏农业学报,2022,38(3):798－805.

三、广西药用植物保育研究展望

目前,药用植物保育已经取得了显著性进展,但是仍有大量野生药用植物面临物种与药效丧失风险,相关机制研究还有待进一步加强。另外,随着以高通量组学检测技术为代表的生物技术的发展,生物医学研究领域开始进入大数据时代,药用植物保育学研究也迎来了前所未有的时机和挑战。药用植物保育研究需紧跟科技前沿,着重阐明药材品质形成的遗传机制、生态机制以及驯化机制等,探索构建药用植物精准栽培技术体系,以现代栽培学为基础,融合大数据、人工智能、自动化、物联网、机器人等技术,实现药用植物栽培的智能化、定量化与规范化生产,保证中药材产量和品质的稳定或提升,促进药用植物资源的开发利用[1]。

[1] 梁莹,秦双双,韦坤华,等.药用植物保育学研究进展与展望[J].中国现代中药,2022,24(3):387-394.

第三章 广西中药资源的利用

▌ 第一节 广西中药资源产量 ▌

广西中药资源丰富,据第四次全国中药资源普查结果显示,广西中药资源物种总数为7512种,位居全国前列。广西壮族自治区政府高度重视中药及壮瑶药产业发展,先后出台《中医药发展战略规划纲要(2016—2030年)广西实施方案》《关于促进中医药壮瑶医药传承创新发展的实施意见》《促进全区中药材壮瑶药材产业高质量发展实施方案》等政策措施,全区全面推进中医药健康产业和壮瑶医药改革发展。目前广西全区中药材种植面积约680万亩,深入实施"桂十味"和31个区域特色药材品牌培育工程,大宗优质中药材集聚发展,形成5大传统道地中药园区,培育以中药材为主的现代特色农业示范园区,开展"定制药园"建设工作,已认定两批共19家"定制药园",在推动广西中药材规范化、规模化和品牌化建设方面起到积极推动作用。

一、广西中药资源产量现状

广西气候宜人,由于处在低纬地区,降水丰盈,日照合适,具有温带和热带的气候特征,温、光、热、水资源配合配比好。广西背靠西南,毗邻粤港澳,面向东南亚,土地集中连片,是全国少有的宜农、宜林、宜牧、宜渔综合发展地区和四季宜耕地区,十分利于现代特色农业生产开发。广西独一无二的自然地理环境、地质构造以及优越的自然环境条件,孕育了丰富的中药材资源。根据第四次全国中药资源普查结果显示[1],广西拥有中药资源物种总数为7512种,比第三次普查增加2883种,中药资源本底数量位居全国前列;广西中药资源普查队发表植物新科1种,新种50种(含老挝新种1种),发现中国新记录2属10种、广西新记录18属74种,新物种数量和新分类群总数排名全国第一。此外广西是一个少数民族集中居住的地区,民族药资源也非常丰富,广西的民族药用资源有3000余种,中药壮瑶药产业发展潜力

---

[1] 吕欣,覃艺淋.广西中药资源普查拿下三个"全国第一"[N].广西日报,2021-11-10(004).

巨大。

广西人工种植药材颇具规模,全国400多种常用中药原料药材中有70多种来自广西,其中10多种占全国总产量的50%~80%,罗汉果、鸡血藤、广豆根、蛤蚧更是高达90%以上。全区中药材种植面积约680万亩[1],其中林木药材(八角、玉桂、杜仲、厚朴、黄柏)约478万亩(仅计种植面积1000亩以上品种);其他药材约200万亩(其中林下药材约110万亩,农林品种有交叉)。据广西农业部门统计,54个贫困县中药材种植面积约223万亩,约占全区种植面积的32.78%[2]。

广西现有各种中药材种植场近3万个,其中中药材种植专业合作社拥有实体种植基地约407个[3];全区现有规模以上医药生产企业159家,其中中医药企业110家。2018年,广西医药工业产值313亿元,分行业看,中成药约占53%,中药饮片约占8.6%,化学原料药约占9.6%,化学药制剂约占8%,卫生和医疗器械约占13%,生物技术药约占4%。2020年中药工业主营业务收入约150亿元,约占全区医药工业65%,中药工业成为广西医药工业支柱力量。

广西已打造了一批以中药材为主的现代特色农业示范园区,深入实施"桂十味"道地药材品牌培育工程,引导大宗优质中药材集聚发展,形成以桂北高山药材道地产区、桂西喀斯特药材道地产区、桂南近海药材道地产区、桂东南药材道地产区、桂中民族药材道地产区为重点的5大传统道地中药园区。全区各地利用中药资源,通过产品深加工,延长产业链,打造出桂林罗汉果、桂林银杏、贺州淮山、梧州葛根、崇左苦丁茶、防城港牛大力、防城港八角肉桂、钦州莪术、贵港穿心莲、玉林天冬、百色山豆根等区域优势品种。

根据2021年区政府办公厅印发《促进全区中药材壮瑶药材产业高质量发展实施方案》[4],到2025年,全区中药材壮瑶药材产业规模稳定在600万亩左右,种养及初加工产值达到500亿元以上;规模化、专业化、标准化生产占比达到60%以上,培育新型经营主体1000家以上;基本建立生产技术、产地加工、产品规格等级、质量安全等多指标综合标准体系;中药材及壮瑶药材产业创新能力、产品质量及品牌效

[1] 中商产业研究院.广西药材资源十分丰富 2020年广西医药产业地图及现状分析[EB/OL]. 2020-06-22[2022-6-16]. https://www.askci.com/news/chanye/20200622/1553461162337_2.shtml.

[2] 广西中医药管理局.广西:激发中医药活力助力脱贫攻坚[EB/OL]. (2020-01-17)[2022-11-09]. http://www.satcm.gov.cn/guicaisi/zyyfp/zyyfpgdfp/2020-05-28/15482.html.

[3] 舒贝.广西中药材种植专业合作社现状及发展对策研究[D].南宁:广西大学,2019.

[4] 广西壮族自治区人民政府办公厅.广西壮族自治区人民政府办公厅关于印发促进全区中药材壮瑶药材产业高质量发展实施方案的通知[EB/OL]. (2021-01-08)[2022-06-16]. http://zyyj.gxzf.gov.cn/XXGK/GKNR/GKWJ/ZZQZCWJ/t11158513.shtml.

应显著提升,培育形成一批"桂"字号品牌,产品市场竞争力明显增强。

二、重点品种产量

(一)"桂十味"道地药材产量

为贯彻中央和广西关于中医药传承创新系列政策,广西中医药局联合卫生健康委、发展改革委等8个部门共同开展了"桂十味"道地药材和区域特色药材遴选工作,并于2021年1月正式发布[1]。"桂十味"道地药材包括肉桂(含桂枝)、罗汉果、八角、广西莪术(含桂郁金)、龙眼肉(桂圆)、山豆根、鸡血藤、鸡骨草、两面针、广地龙。通过分析"桂十味"药材的资源分布、种植养殖现状发现,"桂十味"道地药材产量在全国中药资源供应中占有重要地位,如广西罗汉果、八角药材产量占全国90%以上,广西产桂莪术和桂郁金产量占全国80%以上,广西肉桂面积占全国60%以上;广西是我国龙眼肉主要产地和集散地之一,2021年广西龙眼果园面积达到148万亩;鸡血藤种植面积超过15万亩、山豆根全区种植面积约1.5万亩,通过野生抚育和发展规模化人工种植,有效保护了鸡血藤和山豆根野生资源;广西"永福罗汉果"荣获"地理标志产品"保护,灵山县鸡骨草中药材种植示范基地被授予"广西第一批中药材示范基地"称号,此外,鸡骨草、两面针、地龙在纳入"桂十味"道地药材品种后,种植养殖规模不断增加,有效带动了当地农民增收和地方经济发展。药材产量情况见表3-1。

表3-1　"桂十味"药材产量

序号	药材名	基　原	产量情况
1	肉桂(含桂枝)	樟科植物肉桂 *Cinnamomum cassia* Presl 的干燥树皮/嫩枝	肉桂原产中国,以广西为最,我国广东、福建、云南、台湾等地和越南、老挝、印尼、印度等国也有栽培,虽适宜热带及亚热带地区种植,但在全球十分有限。目前,广西肉桂总面积超过200万亩[2],占全国60%以上,桂油产量约占全国90%,八桂依然是全球名不虚传的"桂"产地。广西肉桂分为东兴桂和西江桂两大类,东兴桂产于十万大山南麓,西江桂主产于浔江流域

[1] 广西壮族自治区中医药管理局.自治区中医药局等八部门关于公布"桂十味"道地药材及区域特色药材品种的通知[EB/OL].(2021-01-29)[2022-06-16].http://zyyj.gxzf.gov.cn/xwdt/gxgg/t8119841.shtml.

[2] 袁琳,覃聪颖.肉桂好产业前景无限量[EB/OL].(2018-12-28)[2022-06-16].http://www.gxzf.gov.cn/mlgxi/gxjj/bbwjjq/t1004454.shtml.

(续表)

序号	药材名	基原	产量情况
2	罗汉果	葫芦科植物罗汉果 *Siraitia grosuenorii* (Swingle) C. Jeffreyex A. M. Lu et Z. Y. Zhang 的干燥果实	广西中北部是罗汉果的主产区和道地产区,栽培面积和产量占全国的 90%以上,域内永福、临桂、龙胜和融安县的产量最大,永福县龙江乡被国家农业部授予"中国罗汉果之乡"称号,"永福罗汉果"荣获"地理标志产品"保护。2020 年,桂林罗汉果种植产量达到 20.38 万吨[1],种植业、加工、"三产"实现总产值 99.94 亿元,比 2019 年 81.61 亿元增长 22%
3	八角	木兰科植物八角茴香 *Illicium verum* Hook. f. 的干燥成熟果实	八角是食用香料和香料工业、药用工业的重要原料,广西八角干果年产量约占全国的 90%,是广西广为种植的传统经济林树种。八角在广西崇左、百色等地分布较广,主要集中在海拔 1 000 m 以下的丘陵地带。近年来,广西八角林面积还在逐步扩大,根据广西统计局数据,2015 年广西八角年产量为 13.5 万吨,2018 年为 14.8 万吨,到 2020 年广西八角产量增长至 17.7 万吨,发展潜力巨大[2]
4	广西莪术(含桂郁金)	姜科植物广西莪术 *Curcuma kuuangsiensis* S. G. Leeet C. F. Liang 干燥根茎/块根	广西莪术是我国传统中药莪术和郁金的主要基原植物,其栽培资源是两大药材的主要来源。广西莪术有悠久的栽培历史,目前广西所产桂莪术和桂郁金药材产量约占中国的 80%。主要集中在桂南、桂中地区,如广西钦州、灵山、贵港、平南、横县、上思、浦北、武鸣、南宁等,其中钦州是全国最大的莪术、郁金产品生产加工地,出产的郁金产量占广西 65%以上。据统计 2021 年钦州市种植面积超过 3.5 万亩[3],莪术、郁金产品产量 1 万吨以上,带动农户产生 2.5 亿元以上收益
5	龙眼肉(桂圆)	无患子科植物龙眼 *Dimocarpus longan* Lour. 的假种皮	我国是全世界最主要的龙眼生产国,广西、福建、广东和四川是我国主产区,海南、云南、贵州等地也有栽培,浙江仅零星分布。广西是我国龙眼肉主要产地和集散地之一,2021 年,广西龙眼果园面积约为 148 万亩,预计产量 50 万吨,属于丰产年。其中博白县 2020 年桂圆种植面积 15 万亩[4],产量 4.29 万吨,鲜果产值 4.29 亿元,主要品种有石硖、广眼等

[1] 谭熙. 被誉为"东方神果"的桂林罗汉果,种植产量占据全球 90%[EB/OL]. (2021 - 08 - 20)[2022 - 06 - 16]. https://www. sohu. com/a/484542798_120979226.

[2] 广西壮族自治区统计局, 国家统计局广西调查总队. 广西统计年鉴 2021[EB/OL]. 2021[2022 - 06 - 16]. http://tjj. gxzf. gov. cn/tjsj/tjnj/material/tjnj20200415/2021/zk/indexch. htm.

[3] 刘华才, 黄妮靖. 莪术郁金大丰收 农民致富助振兴[EB/OL]. (2022 - 01 - 07)[2022 - 06 - 16]. http://nynct. gxzf. gov. cn/xwdt/gxlb/qz/t11117416. shtml.

[4] 张坤. 产值 4.29 亿元! 博白县桂圆种植面积 15 万亩[EB/OL]. (2022 - 05 - 16)[2022 - 06 - 16]. https://new. qq. com/omn/20220516/20220516A0CU1A00. html.

（续表）

序号	药材名	基原	产量情况
6	山豆根	豆科植物越南槐 Sophora tonkinensis Gagnep. 的干燥根	山豆根主产广西、云南、贵州、越南也有分布，但是产量不及广西产区。历史上其资源主要是以野生为主，但是2000年以后，随着资源量的不断下降以及行情的持续攀升，产区逐渐开展了家种的规模尝试。据不完全统计，至2015年底，广西药用植物园通过与靖西县、河池市、环江县政府合作，指导建立山豆根种植基地1万余亩，那坡县、隆林县、凌云县、隆安县等地也有种植2000余亩，其他地区分散种植2000余亩，全广西种植规模已达1.5万亩[1]。同时，金城江区已建立了100余亩的山豆根种苗生产基地，山豆根栽培产业开始初具规模。通过推广野生抚育技术，全国山豆根的总蕴藏量已从148吨野生资源，增加到1.5万亩1020吨，年允采量340吨，但还是远远低于市场需求量1000吨/年
7	鸡血藤	豆科植物密花豆 Spatholobus suberectus Dunn 的干燥藤茎	鸡血藤在广西境内主要分布于贺州、玉林、梧州、防城港等南部地区的山地林中；广西境内野生种群多生长于不易到达的深山林中，资源已濒临枯竭。目前我国安国、亳州、荷花池、玉林四大药材市场上的鸡血藤药材主要从越南、缅甸、柬埔寨等东盟国家进口，市场年需求量1万～2万吨[2]。广西鸡血藤种植面积超过15万亩。依托广西重点研发项目，广西药用植物园联合建立鸡血藤种质资源圃、种苗繁育基地，繁育种苗20万株，建立林下生态种植基地600亩
8	鸡骨草	豆科植物广州相思子 Abrus cantoniensis Hance 的干燥全株	鸡骨草主要分布于广东、广西等地，为我国特有种，因其最先发现于广州白云山，故又称广州相思子。广西境内主要分布于桂东及桂南。广西钦南区自20世纪八九十年代开始种植鸡骨草，至今已有30多年的历史，2011年该区鸡骨草年种植面积达到4平方千米以上，2021年，灵山县鸡骨草中药材种植示范基地被授予"广西第一批中药材示范基地"称号，鸡骨草产业已成为当地农民增加收入的一个重要来源[3]
9	两面针	芸香科植物两面针 Zanthoxylum nitidum (Roxb.) DC. 的干燥根	两面针主产于广东和广西。广西主要分布于南宁、钦州、贵港、玉林、梧州、贺州等地。据不完全统计，目前市场销售的以两面针为原料的中成药主要有三九胃泰、金鸡胶囊等，年需求量高达3000吨[4]。2018年对广西大新县等27个县市调查发现，其两面针蕴藏量

［1］　缪剑华，肖培根，黄璐琦.药用植物保育学[M].北京:科学出版社,2017.

［2］　朱艳霞,林杨,黄燕芬,等.密花豆的保育学研究进展[J].中国现代中药,2021,23(9):1644-1648.

［3］　搜狐网.祝贺!钦州市这两家基地喜提"广西第一批中药材示范基地"称号[EB/OL].(2021-02-03)[2022-11-09]. https://www.sohu.com/a/448520710_100196391.

［4］　彭招华,吴孟华,谢志坚,等.两面针野生资源现状调查[J].今日药学,2018,28(7):500.

(续表)

序号	药材名	基原	产量情况
9	两面针		10 460 吨,年产量约为 2 439 吨。两面针于 2020 年纳入"桂十味"道地药材品种,其示范基地建设面积分别达到 1 000 亩
10	广地龙	为钜蚓科动物参环毛蚓 Pheretima aspergillum (E. Perrier)的干燥体	广西是广地龙的优质产区之一,产品具有个体大、品质优、药效好、繁殖快的特点。根据天地云图中药产业大数据,2020 年全国地龙产量 860 吨左右。2020 年,广西河池市屏南乡政府通过对当地广地龙养殖项目进行考察学习,利用山区有利条件,将养殖广地龙作为带动村民致富与增加村集体收益的双赢发展项目,建设养殖基地 30 亩[1]。广西浦北县泉水镇旧州村通过"光伏+养殖"的策略,建有广地龙基地 70 亩,年产广地龙 175 吨,年收益达 80 万元。这种良性的循环经济串起农村生态循环产业链,带动了当地经济的发展[2]

(二) 广西 31 个区域特色药材产量

广西区域特色药材包括穿心莲、肿节风(草珊瑚)、青蒿、粉葛、五指毛桃、山银花、砂仁、槐米、广金钱草、田七、天冬、钩藤、合浦珍珠、橘红、厚朴、灵芝、何首乌、铁皮石斛、金花茶、绞股蓝、杜仲、扶芳藤、金樱子(根)、功劳木、百部、滑石粉、广山药、茉莉花、姜黄、益智仁、蛤蚧共 31 种。在广西区政府对中药、民族药的支持和培育下,广西区域药材特色优势突出,药材产量增加趋势明显。具体产量情况见表 3-2。

表 3-2 广西 31 个区域特色药材产量

序号	药材名	基原	产量情况
1	穿心莲	爵床科植物穿心莲 Andrographis paniculata (Burm. f.) Nees 的干燥地上部分	目前广西以贵港、玉林、南宁、桂林为穿心莲主产区,其中贵港为穿心莲种植面积最大的产区。贵港市常年种植面积为 3 万～4 万亩,最多可达 10 万亩[3],常年干品产量 2 万吨左右,占全国产量 70% 以上,是全国最大的穿心莲原料集散地

[1] 杨叶成,韦菲.屏南乡引进广地龙养殖治贫[EB/OL]. (2020-06-13)[2022-11-09]. https://baijiahao. baidu. com/s? id=1669347852336241192&wfr=spider&for=pc.

[2] 广西新闻网.浦北:小蚯蚓"拱"出扶贫新路子[EB/OL]. (2020-12-18)[2022-11-09]. https://baijiahao. baidu. com/s? id=1686420736477876111&wfr=spider&for=pc.

[3] 陆鹏程.创新模式发展中药材产业,贵港已成为全国最大穿心莲产区及原料集散地[EB/OL]. (2021-09-24)[2022-06-16]. https://www. sohu. com/a/491874265_121123684.

（续表）

序号	药材名	基 原	产量情况
2	肿节风（草珊瑚）	金粟兰科植物草珊瑚 Sarcandra glabra（Thunb.）Nakai 的干燥全草	广西是草珊瑚药材主产区之一，全区大部分市县均有草珊瑚野生分布，年需求量在 3 000 吨以上。目前贺州市富川种植草珊瑚总面积已超过 3 000 亩[1]，种植基地位于富阳镇涝溪山村、麦岭镇月塘村和石家乡六丈村；恭城西岭镇东面村草珊瑚仿野生 5 000 亩种植示范基地入选广西第一批中药材示范基地
3	青蒿	菊科植物黄花蒿 Artemisia annua L. 的干燥地上部分	青蒿主要产自我国云南、贵州、四川、广东、广西等地，而广西是青蒿主产区之一。广西青蒿种植面积达 3 万亩[2]，分布于融安县、大化县、罗城县等地。因为气候和土壤适宜，融安县从2006 年开始以"公司＋农户"的形式种植青蒿，目前种植面积超过 1 万亩
4	粉葛	豆科植物甘葛藤 Pueraria thomsonii Benth. 的干燥根	梧州市建成全国最大的粉葛种植生产基地，面积约 3.5 万亩，年产粉葛约 7 万吨[3]；梧州市藤县粉葛因具有个大、皮薄、质嫩、粉多、无渣、味甘等优点闻名遐迩，梧州市藤县被誉为"中国粉葛之乡"，是全国最大的粉葛种植生产基地
5	五指毛桃	桑科植物粗叶榕 Ficus hirta Vahl 的根	五指毛桃具有健脾补肺、行气利湿、舒筋活络、止咳化痰等功效，俗称五指牛奶、五爪龙、土黄芪等，素有"汤料之王""广东人参"之称。五指毛桃特色种植在钦州市得以推广，2019 年钦州市春晖农业有限公司已带动钦州市钦南区种植五指毛桃 3 000 多亩[4]，五指毛桃产业基地已经被遴选为"广西第一批中药材示范基地"，五指毛桃产品已经被国务院扶贫办认定为扶贫产品
6	山银花	忍冬科植物灰毡毛忍冬 Lonicera macranthoides Hand.-Mazz.、红腺忍冬 Lonicera hypoglauca Miq.、华南忍冬 Lonicera confusa DC. 或黄褐毛忍冬 Lonicera fulvotomentosa	广西山银花商品药材 90%以上来源于栽培，栽培区域主要分布在马山、忻城、资源、隆林、乐业、田阳和都安等县。其中以马山县的加芳、古寨、金钗、古零、里当、百龙滩、白山以及忻城县的北更、红渡、遂意、城关、新圩、果遂、古蓬等乡镇的栽培面积最大，上述乡镇大多位于两县交

［1］ 李成华. 草珊瑚种植落户瑶乡助农脱贫致富[EB/OL].（2018－06－11）[2022－06－16]. https://www.sohu.com/a/235223530_692445.

［2］ 周驰. 中国抗疟疾"神药"青蒿成广西山民"致富草"[EB/OL].（2017－07－21）[2022－06－16]. https://www.chinanews.com.cn/sh/2017/07-21/8284360.shtml.

［3］ 广西壮族自治区人民政府门户网站. 广西决战决胜脱贫攻坚梧州专场新闻发布会召开[EB/OL].（2020－05－28）[2022－06－16]. http://www.gxzf.gov.cn/xwfb/t5637916.shtml.

［4］ 春晖农业：专注于五指毛桃[J]. 农产品市场,2020(22):46－47.

（续表）

序号	药材名	基　原	产量情况
6	山银花	Hsu et S. C. Cheng 的干燥花蕾或带初开的花	界,基本连成一片,栽培面积约 15 万亩,采花面积约 9 万亩,年产干花 1300 吨左右[1]
7	砂仁	姜科植物阳春砂 Amomum villosum Lour. 的干燥成熟果实	广西砂仁主要分布在宁明县、隆安县、防城港市、百色市、藤县、榕县等地。宁明县种植砂仁 1.48 万亩,总产量约 360 吨,产值约 1300 万元。隆安县种植面积已经发展到 2.3 万亩,砂仁成了隆安县上孟等 8 个贫困村带动群众人数最多、增收效果最好的脱贫产业。田林县砂仁种植面积达 3 317 亩,投产 1 200 亩[2],产值达 324 万元
8	槐米	豆科植物槐 Sophora japonica L. 的干燥花蕾	广西桂林市全州县是金槐的原产地,人工栽培金槐历史已有 300 多年。2013 年全州县金槐种植面积达 10.6 万亩[3],占经济林总面积的 22％,年产槐米 3 700 多吨,产值达 3.5 亿元。2021 年全州县金槐种植面积达 27 万亩[4],金槐总产量达 1.6 万吨,年产值 9.6 亿元,为当地乡村振兴注入了强劲动力
9	广金钱草	豆科植物广金钱草 Desmodium styracifolium (Osb.) Merr. 的干燥地上部分	广金钱草主产区分布在广西桂林市的临桂以及周边灌阳、全州、资源等地区,又以临桂的五通、中庸等镇产量最大。广西的广金钱草产量占全国产量的 90％左右[5],其余产地均为零星产出。桂林市临桂年产量达 2 000 吨[6],为目前产量最大的广金钱草种植基地
10	田七	五加科植物三七 Panax notoginseng (Burk.) F. H. Chen 的干燥根	广西的田七主要分布在百色的靖西、田东、田阳、德保等地,特别是靖西因自然条件适宜、田七的产量高,质量好而被誉为“田七之乡”。20 世纪 70 年代,百色市靖西田七种植规模就超万亩,80 年代达到鼎盛时期,20 世纪 90 年代初,百色市田七种植面积迅速下滑。2013 年起,百色

［1］吴庆华,韦荣昌,林伟.广西山银花生产现状、问题与对策[J].农业研究与应用,2012(5):53-56.

［2］张雄森,李海慧.广西田林:林下阳春砂仁变成“金疙瘩”[EB/OL].(2020-12-11)[2022-06-16].http://gx.cri.cn/n/20201211/44d8a88c-8cbf-3be7-ea1f-2930ca941f82.html.

［3］油茶办.全州县获“中国金槐之乡”[EB/OL].(2014-01-13)[2022-06-16].http://lyj.gxzf.gov.cn/xwzx/xxkb/t2234361.shtml.

［4］王艳群,邓琳.全州金槐种植达 27 万亩[EB/OL].(2021-08-20)[2022-06-17].https://baijiahao.baidu.com/s?id=1708566799471028283&.wfr=spider&for=pc.

［5］伍一.广金钱草价格周期明显,能否继续上涨?[EB/OL].(2021-12-09)[2022-06-16].https://zhuanlan.zhihu.com/p/443030608.

［6］何博.广金钱草种质资源评价与遗传多样性分析[D].武汉:湖北中医药大学,2016.

（续表）

序号	药材名	基原	产量情况
10	田七		大力实施"田七回家"工程,田七种植面积开始逐渐壮大,到2016年百色市田七种植面积为1.8万亩。但2017年百色市田七种植面积减少至0.35万亩;2018年进一步萎缩,约为860亩[1]
11	天冬	百合科植物天冬 *Asparaguscochinchinensis* （Lour.） Merr. 的干燥块根	广西是我国天门冬药材的重要产地之一,广西天冬药材栽培主要集中在玉林、贵港、南宁、百色等地,年交易量达1000吨。玉林市玉州区种植天冬2500多亩,玉林市福绵区樟木镇旺老村全村种植面积0.65万亩,亩产3.5吨,每亩盈利约1.2万元,已成为全国有名的天冬种植基地[2]
12	钩藤	茜草科植物钩藤 *Uncaria rhynchophylla* （Miq.）Miq. ex Havil.、大叶钩藤 *Uncaria macrophylla* Wall.、毛钩藤 *Uncaria hirsuta* Havil.、华钩藤 *Uncaria sinensis* （Oliv.） Havil. 或无柄果钩藤 *Uncaria sessilifrudus* Roxb. 的干燥带钩茎枝	钩藤在广西桂林市、融水苗族县等地区均有分布。2016—2018年三江县共扶持298.6万元用于发展钩藤中药材产业,种植面积达5206亩,惠及1816贫困户,截至2020年,三江县钩藤种植面积达1.7万亩[3],建设有钩藤加工厂一家。钩藤成为了三江县西部乡镇脱贫致富的主导产业之一。广西三江侗族自治县富禄苗族乡建成钩藤种植示范基地2个,全乡种植面积达4000多亩[4]
13	合浦珍珠	珍珠贝科动物马氏珍珠贝 *Pteria martensii* （Dunker） 受刺激形成的珍珠	合浦珠母贝主产于广西合浦。2004年,合浦南珠获得国家地理标志产品认证,被国家列入原产地域保护的合浦南珠,规定的出产地为北海市沿海15个小海区,面积约7.8万亩[5]。北海市以南珠为原料,已开发出首饰、医药、保健、化妆美容等系列产品
14	橘红	芸香科植物橘 *Citrus reticulata* Blanco 及其栽培变种的干燥外层果皮	橘红在陆川的种植历史已有数百年,当地产的橘红曾是朝廷贡品。如今,橘红依然是陆川的道地中药材,且"陆川橘红"已于2016年成为

［1］周彦伶.百色市中药材种植业产业化发展研究［D］.南宁:广西大学,2019.

［2］庞飞勇,廖向广.樟木镇发展天冬产业成"金牌"［EB/OL］.（2019-12-18）［2022-11-09］.http://nynct.gxzf.gov.cn/xwdt/gxlb/yl/t1873435.shtml.

［3］俞晚霞.三江县:发展特色中药材种植 助力乡村振兴［EB/OL］.（2021-07-22）［2022-06-16］.http://wsjkw.gxzf.gov.cn/xwdt_49370/gx/t9568710.shtml.

［4］三江县人民政府.富禄乡:产业振兴结硕果,收割钩藤促增收［EB/OL］.（2021-12-21）［2022-06-17］.https://baijiahao.baidu.com/s?id=1719762870206824640&wfr=spider&for=pc.

［5］合浦县.合浦南珠——海水珍珠中的"皇后"［EB/OL］.（2019-09-01）［2022-06-16］.http://swt.gxzf.gov.cn/zt/gxtc/mpytc/t805387.shtml.

（续表）

序号	药材名	基原	产量情况
14	橘红		国家地理标志产品。绿丰橘红产业示范区是橘红全产业链示范区,从橘红育苗、橘红种植到橘红加工销售的产业链已基本形成。2017年,绿丰橘红产业示范区被评为自治区现代特色农业(核心)示范区(四星级)。2018年陆川县橘红种植总面积超过6万亩,成为我国橘红的主产地之一
15	厚朴	木兰科植物厚朴 *Magnolia officinalis* Rehd. et Wils. 或凹叶厚朴 *Magnolia officinalis* Rehd. et Wils. var. biloba Rehd. et Wils. 的干燥干皮、根皮及枝皮	广西厚朴主要集中在龙胜县、资源县、全州县、灌阳县等。2012年广西厚朴产量为8377吨,之后厚朴产量逐年下降,到2015年广西厚朴产量降至3493吨;2016年以后,在广西政府对中药、民族药的支持下,厚朴林面积再次增加,2016年广西厚朴产量为3959吨,2018年厚朴产量已发展至5693吨[1]
16	灵芝	多孔菌科真菌赤芝 *Ganoderma lucidum*(Leyss. ex Fr.)Karst. 或紫芝 *Ganoderma sinense* Zhao, Xu et Zhang 的干燥子实体	广西野生灵芝全区均有分布,集中分布在桂西十万大山、桂东南大容山、桂东蒙山岑溪、桂北猫儿山、桂中融安融水、桂西河池、百色岑王老山一带。野生灵芝资源数量有限,广西灵芝大部分是人工栽培,主要有袋料栽培和段木栽培两种。2020年,广西柳州市的融水灵芝获得国家农产品地理标志认证,融水灵芝主要产于融水苗族自治县的怀宝镇,该镇每年灵芝干品产量50吨[2],在广西享有“灵芝小镇”的美誉
17	何首乌	蓼科植物何首乌 *Polygonum multiflorum* Thunb. 的干燥块根	何首乌主要产自陕西南部、甘肃南部、华东、华中、华南、四川、云南及贵州,2020年广西何首乌种植面积占全国种植面积的8%左右,2022年6月,家种统片的市场价在16元/kg,其中玉林市场价为16元/kg,与安国、亳州的市场价格相同,2021年7月—2022年6月,玉林市场的家种统片稳定在16元/kg,目前,何首乌供需平稳,市场价格稳定,短期内不会出现波动[3]

［1］ 胡士英,李小平,周洪岩,等.厚朴的药用价值及产业现状分析[J].林业调查规划,2020,45(5):175-179+184.

［2］ 广西日报.快看! 柳州这4种农产品获国家地理标志认证[EB/OL].(2020-06-19)[2022-11-09]. https://www.sohu.com/a/402988765_262231.

［3］ 中药材天地网.何首乌[EB/OL].[2022-06-25]. https://www.zyctd.com/jh234.html.

(续表)

序号	药材名	基　原	产量情况
18	铁皮石斛	兰科植物铁皮石斛 *Dendrobium officinale* Kimura et Migo 的干燥茎	广西石斛种类多,规模化种植种类以铁皮石斛为主,主要分布在南宁、百色、玉林、贵港、桂林、河池等地,栽培面积近 1.95 万亩[1],特色农业正成为南宁市农民增收"加速器",如江南区苏圩镇铁皮石斛基地带动当地农户脱贫致富,上半年累计铁皮石斛产值达到 3 000 多万元,增长 94.8%[2]。2020 年广西南宁市江南区富硒农产品的开发顺利推进,建成弄峰山铁皮石斛 500 亩富硒农产品示范基地,已获得了广西富硒协会认证[3]
19	金花茶	山茶科金花茶 *Camellia nitidissima* Chi 或显脉金花茶 *Camellia euphlebia* Merr. ex Sealy *var. macrophylla* S. L. Moet S. Z. 的花	金花茶具有独特的营养价值,被誉为"植物界的大熊猫""茶族皇后"和"幻想中的黄色山茶"。防城港十万大山山脉一带拥有世界 90% 的野生金花茶。2019 年防城港市金花茶销售量已超过 200 万吨,2020 年防城港金花茶种植面积达到 6.5 万亩[4]。广西崇左市宁明县金花茶产业核心示范区 2020 年已完成种植 2 100 亩的各类金花茶苗木 23 万株[5],2021 年宁明县大力发展林下套种金花茶产业,连片种植 5 000 多亩共 60 多万株金花茶[6]
20	绞股蓝	葫芦科植物绞股蓝 *Gynostemma pentaphyllum* (Thunb.) Makino 的全草	广西绞股蓝为广西特有种,主要生长于海拔 300~3 200 m 的山谷密林、丘陵、山坡和石山地区的阴湿地带[7]。2019 年广西荔浦市东昌镇东阳村绞股蓝种植面积已发展到 700 亩,年产值超 1 000 万元[8]。随着市场的扩大,2020 年,东昌镇东阳村绞股蓝种植面积已发展到了

[1] 李朝锋. 广西铁皮石斛产业发展概况及对策研究[D]. 南宁:广西大学,2019.

[2] 南宁云—南宁晚报陈蕾欧雨微. 上半年南宁火龙果种植喜人产量增长 133.4%[EB/OL]. (2019-08-13)[2022-06-25]. http://ny. nanning. gov. cn/xxgk/zwdt/bddt/t2966288. html.

[3] 郭超前,王飞. 南宁市江南区优质品牌农业助力脱贫攻坚[EB/OL]. (2020-09-03)[2022-06-25]. http://ny. nanning. gov. cn/xxgk/zwdt/bddt/t4454194. html.

[4] 王凛. 防城港金花茶特色产业开发 SWOT 分析[J]. 福建茶叶,2021,43(7):41-42.

[5] 八桂小林通. 林下种植金花茶走出兴边富民致富路——记宁明县金花茶产业核心示范区[EB/OL]. (2020-05-12)[2022-06-25]. http://lyj. gxzf. gov. cn/ztlm/lykjtg/dxgf/t5587059. shtml.

[6] 崇左新闻网-左江日报. 宁明县大力发展林下套种金花茶产业[EB/OL]. (2021-05-28)[2021-06-25]. http://nynct. gxzf. gov. cn/xwdt/gxlb/cz/t9053144. shtml.

[7] 袁志鹰,谢梦洲,黄惠勇. 绞股蓝植物资源、化学成分及药理研究进展[J]. 亚太传统医药,2019,15(7):190-197.

[8] 荔浦市融媒体中心. 荔浦东昌镇东阳村:大力种植绞股蓝脱贫致富有奔头[EB/OL]. (2019-09-04)[2022-06-25]. http://nynct. gxzf. gov. cn/xwdt/gxlb/gl/t1857263. shtml.

(续表)

序号	药材名	基 原	产量情况
20	绞股蓝		1 000 亩左右[1]
21	杜仲	杜仲科植物杜仲 Eucommia ulmoides Oliv. 的干燥树皮	杜仲原为我国特有植物,目前我国杜仲种植面积仍占世界总种植面积的99%以上。截至2019年,我国杜仲种植面积约600万亩[2]。杜仲的应用已从单一的药用扩展到杜仲橡胶等多个重要领域,在生态保护、交通通讯、医疗保健、油料食品、绿色养殖等行业具有举足轻重的地位
22	扶芳藤	卫矛科植物扶芳藤 Euonymus fortunei(Turcz.)Hand. Mazz、冬青卫矛 Euonymus japonicus L. 或无柄卫矛 Euonymus subsessilis Sprague 干燥的地上部分	扶芳藤主要分布在我国南方各地,常生于深山沟边山谷边、村旁,也有栽种在庭院内。2022年6月扶芳藤统货的玉林市场价为18元/kg,销量不大,货源在平时走动较为零星,安国市场价格为12元/kg,货源多为零星走销,亳州市场价格为10~15元/kg,2021年7月—2022年6月,玉林市场的统货价格由12元/kg涨至18元/kg,目前扶芳藤供需平稳,市场价格呈现稳步增长趋势[3]。扶芳藤是广西壮药产品百年乐的主要原料药之一
23	金樱子(根)	蔷薇科植物金樱子 Rosa laevigata Michx. 的干燥成熟果实或根	产于陕西、安徽、江西、江苏、浙江、湖北、湖南、广东、广西、台湾、福建、四川、云南、贵州等地。喜生于向阳的山野、田边、溪畔灌木丛中,海拔200~1 600 m。2022年6月,玉林市场,厂家一般是直接从产地购货,市场平时交易量不大,由于货源充足,行情表现平平,现阴根统片价格在9元/kg左右,预计短期内价不会有大的调整[4]
24	功劳木	小檗科植物阔叶十大功劳 Mahonia bealei(Fort.)Carr. 或细叶十大功劳 Mahonia fortunei(Lindl.)Fedde 的干燥茎	主要分布于江苏、浙江、江西、福建、湖北、湖南、广东、广西、贵州等地,2021年,广西河池市凤山县利用丰富的自然资源发展道地药材,功劳木种植1万亩,凤山县功劳木种植示范基地于2019年获得广西第一批中药材示范基地[5],计划2022年新种植功劳木1 500亩[6]

[1] 荔浦市融媒体中心. 千名记者一线行:荔浦东昌镇东阳村种植绞股蓝致富有奔头[EB/OL]. (2020-07-13)[2022-06-25]. http://nynct. gxzf. gov. cn/xwdt/gxlb/gl/t5715734. shtml.

[2] 李耿,李振坤,李慧,等. 我国杜仲中药产业发展战略研究[J]. 中国现代中药,2021,23(4):567-586.

[3] 中药材天地网. 扶芳藤[EB/OL]. [2022-06-25]. https://www. zyctd. com/jh962. html.

[4] 中药材天地网. 金樱子[EB/OL]. [2022-06-25]. https://www. zyctd. com/jh311. html.

[5] 人民资讯. 着力发展中药材产业[EB/OL]. (2021-12-14)[2022-06-25]. https://baijiahao. baidu. com/s? id=1719081004022776115&wfr=spider&for=pc.

[6] 凤山县农业农村局. 凤山县农业农村局2021年度绩效成果展示材料[EB/OL]. (2021-12-31)[2022-06-25]. http://www. gxfsx. gov. cn/xwzx/bmdt/t11118181. shtml.

（续表）

序号	药材名	基　原	产量情况
25	百部	百部科植物对叶百部 *Stemona tuberosa* Lour. 的干燥块根	生长于海拔 300～400 m 的山坡草丛、路旁和林下。2020 年在广西防城港市防城区大菉镇由市供销社民族贸易公司领办的恒兴种植专业合作社在坡捻村种植百部 200 亩。该合作社下一步将扩大种植规模达到 1 500 亩,努力在防城港国际医学开放试验区建设和服务"三农"工作中作出积极贡献[1]
26	滑石粉	为硅酸盐类矿物滑石族滑石,主含含水硅酸镁 $[Mg_3(Si_4O_{10})(OH)_2]$,经精选净制、粉碎、干燥制成	据国家自然资源部《2020 年全国矿产资源储量统计表》,滑石全国资源 5 581.06 万吨,主要分布在江西、辽宁、山东、广西等地,其中广西有 599.92 万吨[2]。广西壮族自治区桂林市龙胜各族自治县拥有丰富的滑石资源,滑石品质全国第一,龙胜境内有滑石加工、销售企业 93 家,滑石行业年产量达 40 多万吨,年出口量达 20 多万吨,2020 年实现产值约 9.3 亿元[3]
27	广山药	薯蓣科植物褐苞薯蓣 *Dioscorea persimilis* Prain et Burk. 的干燥根茎	2020 年广西山药种植面积占全国种植面积的 8% 左右[4],2022 年 6 月山药的市场价格在 14.5～28 元/kg 之间,其中玉林市场的统片价格为 19 元/kg,低于荷花池市场光条价格 28 元/kg,但高于亳州市场统片价格 18 元/kg、安国市场毛条价格 14.5 元/kg;2022 年 6 月,山药的市场价格由 2021 年 7 月的 12.5 元/kg 涨至 19 元/kg,目前,山药市场价格上涨,市场行情也略有上升,但整体波动不大[5]
28	茉莉花	木樨科植物茉莉 *Jasminum sambac* (L.) Aiton 的干燥花	2021 年,广西茉莉花的综合品牌价值达 215.3 亿元,蝉联广西最具价值的农产品品牌,位于广西中南部的横州市,是世界上最大的茉莉花生产基地。广西横州的茉莉花和茉莉花茶产量占全国的 80% 以上、全世界的 60% 以上。横州市种植茉莉花 12 万亩,年产鲜花 9.5 万吨,茉莉花茶 8 万吨。"横县茉莉花茶"入选首批中欧地理标志协定保护名录,并完成了马德

[1] 防城港市新闻网. 十万大山种植的百部药性好[EB/OL]. (2019 - 11 - 08)[2022 - 06 - 26]. http://nynct. gxzf. gov. cn/xwdt/gxlb/fcg/t1868872. shtml.

[2] 矿产资源保护监督司. 2020 年全国矿产资源储量统计表[EB/OL]. (2021 - 11 - 22)[2022 - 06 - 25]. http://www. mnr. gov. cn/sj/sjfw/kc_19263/kzycltjb/202111/t20211122_2706327. html.

[3] 广西新闻网. 桂林龙胜:细滑石大产业[EB/OL]. (2021 - 04 - 01)[2022 - 06 - 25]. https://baijiahao. baidu. com/s? id=1695819259505053688&. wfr=spider&for=pc.

[4] 黄璐琦,张小波. 全国中药材生产统计报告(2020 年)[M]. 上海:上海科学技术出版社,2021.

[5] 中药材天地网. 山药[EB/OL]. [2022 - 06 - 25]. https://www. zyctd. com/jh208. html.

（续表）

序号	药材名	基　原	产量情况
28	茉莉花		里国际商标注册,横州已经成为名副其实的"中国茉莉之乡""世界茉莉花都"[1]
29	姜黄	姜科植物姜黄 *Curcuma Longa* L. 的干燥根茎	姜黄主要栽培在靖西市等地区。2016 年,靖西市已落实姜黄种植面积 0.65 万亩,其中,魁圩乡 2016 年种植姜黄 0.1 万余亩,是全市种植面积最多的乡镇,预计户均增收 5 610 元[2],人均增收 1 258.5 元[3]
30	益智仁	姜科植物益智 *Alpinia oxyphylla* Miq. 的干燥成熟果实	2020 年广西益智仁种植面积占全国种植面积的 8% 左右。容县六王镇龙头村速丰尝试林下种植益智喜人,全县林下益智中药种植面积已发展到 1.1 万亩,其中以山地入股的贫困户有 83 户,面积 562 亩。最先种植的 1000 多亩益智去年开始开花结果,每亩收入不少于 1 万元[4]。2021 年广西林场林下种植中药材益智仁 200 亩,预计 2023 年可产出 1 万千克,2026 年后达到丰产期,预计可产出 3 万千克[5]
31	蛤蚧	壁虎科动物蛤蚧 *Gekko gecko* Linnaeus 的干燥体	广西是蛤蚧的主产地,2020 年广西年产 7 万对左右,2022 年 6 月蛤蚧的市场价格在 60～85 元/对之间,其中玉林市场价为 85 元/对[6],高于亳州市场和安国市场的 60 元/对;2022 年 6 月,蛤蚧的市场价格由 2021 年 7 月的 80 元/kg 升至 85 元/kg,目前,蛤蚧市场运行平稳,市场价格稳定,短期内不会出现波动[7]

在品牌打造方面,梧州市藤县被誉为"中国粉葛之乡",是全国最大的粉葛种植生产基地;广西梧州市全州县获评"中国金槐之乡",人工栽培金槐历史已有

[1] 广西壮族自治区林业局. 广西茉莉花综合品牌价值达 215.3 亿元[EB/OL]. (2021 - 09 - 17)[2022 - 06 - 25]. http://lyj. gxzf. gov. cn/xwzx/xxkb/t10148971. shtml.

[2] 陈丽婕. 靖西:姜黄种植起高潮[EB/OL]. (2016 - 03 - 31)[2022 - 11 - 09]. http://news. gxnews. com. cn/staticpages/20160331/newgx56fc5241-14671705. shtml? pcview=1.

[3] 梁明清. 靖西魁圩乡 200 多贫困户户均种姜黄 1.7 亩[EB/OL]. (2016 - 09 - 22)[2022 - 11 - 09]. http://gx. people. com. cn/n2/2016/0922/c373918-29046039. html.

[4] 广西新闻网-广西日报. 容县林下套种中药振兴乡村[EB/OL]. (2020 - 05 - 09)[2022 - 06 - 25]. http://www. gxnews. com. cn/staticpages/20200509/newgx5eb5e17f-19516345. shtml.

[5] 林下办. 广西南方中药材种植集团有限公司到博白林场考察交流林下中药材种植[EB/OL]. (2022 - 04 - 22)[2022 - 06 - 25]. http://gxbblc. com. cn/page87? article_id=2861.

[6] 黄璐琦, 张小波. 全国中药材生产统计报告(2020 年)[M]. 上海:上海科学技术出版社,2021.

[7] 中药材天地网. 蛤蚧[EB/OL]. [2022 - 06 - 25]. https://www. zyctd. com/jh186. html.

300 多年;"合浦南珠""陆川橘红""融水灵芝"获得国家地理标志产品认证;"横县茉莉花茶"入选首批中欧地理标志协定保护名录并完成了马德里国际商标注册,横州已经成为名副其实的中国茉莉之乡、世界茉莉花都,区域特色药材知名度进一步提高。

在资源蕴藏量方面,广西贵港市发展为全国最大的穿心莲原料集散地;广金钱草产量占到全国产量的 90％ 左右;防城港十万大山山脉一带拥有世界 90％ 的野生金花茶;广西横州的茉莉花和茉莉花茶产量占全国的 80％ 以上、全世界的 60％ 以上;广西青蒿种植面积达 3 万亩;广西山银花栽培面积约 15 万亩,区域特色药材产量供应能力进一步提高。

在示范基地建设和扶贫增收方面,恭城西岭镇东面村草珊瑚仿野生种植示范基地、五指毛桃产业基地、凤山县功劳木种植示范基地分别入选广西第一批中药材示范基地;广西砂仁、天冬、钩藤、何首乌、铁皮石斛、金花茶、绞股蓝、益智仁等均成为当地乡镇脱贫致富的主导产业。

三、"定制药园"建设

为深入贯彻落实自治区党委、自治区政府《关于促进中医药壮瑶医药传承创新发展的实施意见》和《全国道地药材生产基地建设规划(2018—2025 年)》(农发〔2018〕4 号)《关于巩固拓展中医药扶贫成果同乡村振兴有效衔接的实施意见》(国中医药规财函〔2021〕106 号)等文件精神,大力推进广西中药材种植(养殖)规范化、规模化和品牌化建设,发展现代中药产业,巩固拓展中医药扶贫成果同乡村振兴有效衔接;广西壮族自治区中医药局、农业农村厅、工业和信息化厅、乡村振兴局、林业局、药监局等 7 部门共同开展"定制药园"建设工作。

"定制药园"项目是由政府引导、基地种植、企业加工流通、医院采购、农户参与生产,从而形成完整、可持续的中药材产业体系,旨在让农户通过参与中药材种植增收,助力我区巩固拓展中医药扶贫成果同乡村振兴有效衔接。广西鼓励全区中医医院、医药企业、示范基地参与"定制药园"建设,原则上二级以上公立医院应优先采购以"定制药园"中药材为主要原料的药品(饮片)。

2020 年 6 月,广西认定了"广西金陵中华仙草园健康产业基地"等 8 家第一批"定制药园",见表 3－3、3－4[1],2021 年 10 月广西公布了第二批"广西金陵中华仙

---

[1] 广西壮族自治区中医药管理局. 自治区中医药局等 7 部门关于公布广西第一批"定制药园"名单的通知[EB/OL]. (2020－07－13)[2022－06－16]. http://zyyj.gxzf.gov.cn/xwdt/gxgg/t7781678.shtml.

草园健康产业基地"等11家"定制药园"名单[1]。通过聚焦"三个一批"示范基地和"定制药园"建设,强化技术支撑、搭建金融服务平台,打造了中医药扶贫新样板,广西全区中药材示范基地和"定制药园"产值超过600万元的有黄精、黄芪、佛手、莪术、草珊瑚等品种,涉及资源县、桂平县、陆川县等11个贫困县,带动农户15 434户,带动贫困人口9 136户,带动贫困户增收7 343.3万元[2]。

表3-3　广西第一批"定制药园"名单

序号	所属市	申报主体	合作医院/科研机构/医药企业	基地名称	申报品种
1	南宁市	广西增年农林发展有限公司	广西中医药大学第一附属医院/广西药用植物园/广西仙茱中药科技有限公司	广西金陵中华仙草园健康产业基地	鸡血藤
2	柳州市	柳州市中医医院	广西仙茱中药科技有限公司	亦元生广西道地中药材示范基地	百部
3	桂林市	广西一方天江制药有限公司	桂林市中医医院	广西桂林市全州县中药材标准化示范种植基地	郁金
4	梧州市	广西中恒中药材产业发展有限公司	梧州市中医医院	广西中恒中药材种植产业扶贫创新示范基地	百部
5	防城港市	广西庚源香料有限责任公司	防城港市中医医院	东兴市肉桂产业中药材示范基地	肉桂
6	贺州市	广西锦沐仁和中草药材种植有限公司	富川瑶族自治县民族医医院/华润三九医药股份有限公司	富川华润三九中药材种植示范基地	两面针
7	贺州市	广西华泰药业有限公司	昭平县中医医院	广西昭平县黄姚下白中药材种植基地	天冬
8	河池市	广西东胜农牧科技有限公司	河池市中医院/河池市宜州区中医院/广西药用植物园/广西万通制药有限公司	河池市道地药材广豆根(山豆根)种植基地	广豆根(山豆根)

---

[1] 广西壮族自治区中医药管理局. 自治区中医药局关于广西第二批"定制药园"名单的公示[EB/OL]. (2021-10-25)[2022-06-16]. http://zyyj.gxzf.gov.cn/xwdt/gxgg/t10585290.shtml.

[2] 自治区中医药管理局. 国家中医药管理局直属机关纪委书记朱桂仁一行赴广西开展中药材产业扶贫工作调研[EB/OL]. (2020-12-12)[2022-06-16]. http://zyyj.gxzf.gov.cn/xwdt/GZDT/ZZQ/t7801152.shtml.

表 3-4 广西第二批"定制药园"名单

序号	所属市	主申报单位	联合申报单位	示范基地名称	申报品种
1	南宁市	隆安桂杰农业科技有限公司	广西药用植物园制药厂、隆安县中医医院	广西隆安县砂仁生态种植示范基地	砂仁
2	南宁市	培力(南宁)药业有限公司	广西中医药大学附属瑞康医院、全州县君美原生药材种植专业合作社	全州县紫苏石菖蒲莪术种植示范基地	紫苏
3	柳州市	鹿寨县中医医院	广西仙茱中药科技有限公司、融水悦创农业有限公司	融水林下种植草珊瑚示范基地	肿节风(草珊瑚)
4	桂林市	广西临山殿中草药种植有限公司	广西柳州百草堂中药饮片厂有限责任公司、全州县中医医院	桂林市全州县焦江乡天冬种植示范基地	天冬
5	桂林市	桂林欧润药业有限公司	桂林聚晖生态农林开发有限公司、兴安县中医医院	资源县黄精种植示范基地	黄精
6	桂林市	桂林市中西医结合医院	桂林鼎康中药饮片有限公司、桂林大野领御生物科技有限公司	灵川县灵田镇大野灵芝种植中药材示范基地	灵芝
7	贵港市	广西桂平悦达香料有限公司	广西仙茱中药科技有限公司、桂平市中医医院	广西桂平市肉桂种植示范基地	肉桂
8	贵港市	广西贵港市贵硒红药材科技发展有限公司	广西贵港市神农药业有限公司、桂平市中医医院	广西贵港市富硒橘红中药材种植示范基地	橘红
9	玉林市	广西壮族自治区国有六万林场	广西一方天江制药有限公司、桂林市中医医院	福绵区六万大山八角中药材基地	八角
10	玉林市	北流市石窝良冲沉香种植专业合作社	广西仙茱中药科技有限公司、广西国际壮医医院	北流市石窝良冲沉香产业示范园	沉香
11	百色市	靖西市涛红康健药业有限公司	广西仙茱中药科技有限公司、靖西市中医医院	靖西市蕲艾全产业园	艾草

此外,为确保"定制药园"建设标准化、管理规范化、生产规模化,广西制定了《广西"三个一批"示范基地及"定制药园"建设管理办法(试行)》(征求意见稿)[1],对"定制药园"认定、建设及监管等分别进行了要求,为"定制药园"规范化运行提供了制度依据,积极推动将丰富的中药材资源优势转化为产业优势。

第二节　广西中药资源价格

广西中药材种植面积逐年增长,目前约占全国栽培面积的1/5,是全国四大药材产区之一。玉林市中药材专业市场,作为全国第三大中药材市场,每日进出药材达数千吨,促进了玉林市及广西地产药材的生产和发展。本节对广西中药资源的价格进行分析,从价格整体变化趋势和重点品种价格波动进行讨论。

一、中药资源价格现状与变化趋势

中药材价格指数能够更科学地反映市场价格变动,指导药农种植和药企安排生产,为政府调控价格提供依据。本节采用康美·中药材价格指数进行指数分析。从2013—2021年全国价格指数对比来看,广西价格指数与全国价格总指数运行趋势基本一致,整体上涨。2013年1月—2014年5月,广西价格指数低于全国价格指数运行;从2014年6月起,广西价格指数开始高于全国价格指数运行,到2021年12月,广西价格指数高于全国价格总指数。两指数在2020—2021年相差较大,最高相差193.99点,到2021年12月,广西价格指数达1 694.49,全国价格指数为1 706.43。见图3-1。

二、重点品种价格波动分析

广西地处中国地势第二阶梯中的云贵高原东南边缘,两广丘陵西部。总的地势是西北高、东南低,呈西北向东南倾斜状,主要分布有山地、丘陵、台地、平原等类型地貌,丘陵主要分布在桂东、桂南和桂西,低海拔平原主要分布在桂东、桂南、桂西等,中海拔平原较少,主要分布在桂西。广西的药用植物资源、药用动物资源、海洋资源超过7 000种,物种基原种数位居全国前列。全区人工种植药材面积180多万亩,约占全国栽培面积的1/5。广西是全国四大药材产区之一,是我国"天然药库"

---

[1]　自治区中医药管理局规划产业处.广西"三个一批"示范基地及"定制药园"建设管理办法(试行)(征求意见稿)[EB/OL].(2020-11-26)[2022-06-16].http://zyyj.gxzf.gov.cn/xwdt/gxgg/t7799871.shtml.

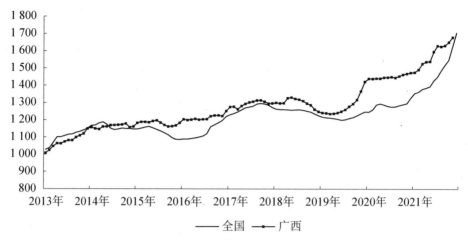

图 3-1 2013—2021 年广西中药资源价格指数

"生物资源基因库"和"中药材之乡"。结合外地总结的大宗道地药材与区域特色中草药的经验,广西壮族自治区中医药管理局增加了广西区域特色药材的遴选工作,最终确定了 10 种道地药材作为"桂十味"及 31 种区域特色中药材品种。

(一)"桂十味"价格波动分析

为发挥广西壮族自治区生态与中医药资源优势,打造道地药材广西品牌,2019年 6 月开始,自治区中医药局联合卫生健康委、工业和信息化厅、农业农村厅等 8 个部门共同开展了"桂十味"道地药材遴选工作。"桂十味"坚持道地标准,选准优选药材品种。以《中华中医药学会道地药材标准》为基准,以"三代本草,百年历史"为原则,坚持道地性与临床应用相结合,坚持独特性与先进性相结合,坚持绿色发展和富民惠民相结合,经过地方推荐、专家评审、部门审定、网络公示,2021 年 1 月底,自治区 8 个部门联合发文公布 10 味"品质佳、疗效好、知名度高、文化底蕴深厚"的广西道地药材品种,分别是肉桂(含桂枝)、罗汉果、八角、广西莪术(含桂郁金)、龙眼肉(桂圆)、山豆根、鸡血藤、鸡骨草、两面针、广地龙,这十味药材被称为"桂十味"。

1. 肉桂(桂枝) 肉桂(桂皮)与桂枝基原植物均为樟科植物肉桂 *Cinnamomum cassia* Presl。桂皮味辛、甘,大热。归肾、脾、心、肝经。具有补火助阳,引火归原,散寒止痛,温通经脉的功效,可用于阳痿宫冷,腰膝冷痛,肾虚作喘,虚阳上浮,眩晕目赤,心腹冷痛,虚寒吐泻,寒疝腹痛,痛经经闭。桂枝味辛、甘,性温,归心、肺、膀胱经。具有发汗解肌,温通经脉,助阳化气,平冲降气的功效,可用于风寒感冒,脘腹冷痛,血寒经闭,关节痹痛,痰饮,水肿,心悸,奔豚。

2017—2021 年,桂皮价格在 2020 年达到 21 元/kg 高位,与 2018 年 11.5 元/kg

相比,价格相差近1倍。2020年价格开始下跌并逐渐平稳,到2021年,桂枝价格基本维持在16元/kg上下。桂枝价格基本稳定在5元/kg左右。从整体走势来看,肉桂在广西种植面积大,产量和销量都较为稳定,价格出现大幅波动可能性不大,见图3-2。

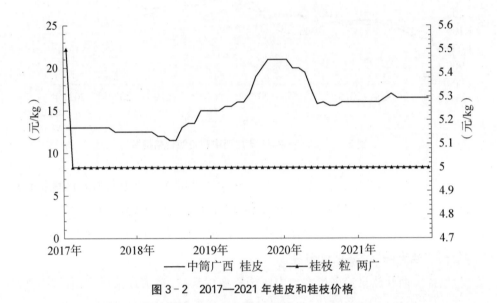

图3-2　2017—2021年桂皮和桂枝价格

2. 罗汉果　罗汉果为葫芦科植物罗汉果 *Siraitia grosuenorii*（Swingle）C. Jeffreyex A. M. Lu et Z. Y. Zhang 的干燥果实。秋季果实由嫩绿色变深绿色时采收,晾数日后,低温干燥。罗汉果味甘,凉,归肺、大肠经。具有清热润肺,利咽开音,滑肠通便的功效,可用于肺热燥咳,咽痛失音,肠燥便秘。

罗汉果主要种植地区在广西,分布在桂林的永福县、兴安县、融安县、临桂等地,产地相对集中。永福县是全国最大的罗汉果种植基地,永福县的龙江乡是罗汉果发源地,1995年该乡被农业部命名为“中国罗汉果之乡”,该乡镇种植的面积约有2万多亩,占全国总产量的60%。随着罗汉果在新的应用领域被不断开发,也刺激了其年需求用量的增长,在历经近5年的低迷价位后,罗汉果在2021年末从1元/个上涨至1.7元/个,目前罗汉果处于历史较高价位,预计价格有下行空间。见图3-3。

3. 八角　八角为木兰科植物八角茴香 *Illicium verum* Hook. f. 的干燥成熟果实。秋、冬二季果实由绿变黄时采摘,置沸水中略烫后干燥或直接干燥。八角味辛,温,归肝、肾、脾、胃经。具有温阳散寒,理气止痛的功效,可用于寒疝腹痛,肾虚腰

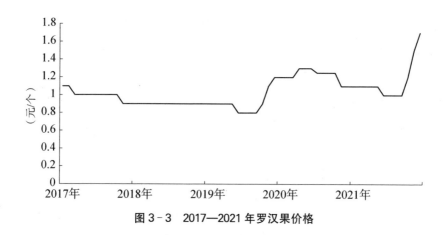

图 3-3　2017—2021 年罗汉果价格

痛,胃寒呕吐,脘腹冷痛。

八角茴香广泛分布云南、广西一带,树龄较长,人种天收。近年来每当春夏之季,雨水量大,正值八角花果期,落果较多。2018—2020 连续三年涨价,加上药食同源品种、香料不受药典限制,三年内八角价格上涨 5 倍,2021 年 4 月,八角价格达到 100 元/kg,而产新前期价格下跌近 60%,跌至 45 元/kg。见图 3-4。

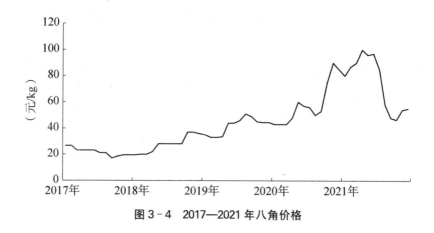

图 3-4　2017—2021 年八角价格

4. 广西莪术　广西莪术为姜科植物广西莪术 *Curcuma kuuangsiensis* S. G. Lee et C. F. Liang 的干燥根茎。冬季茎叶枯萎后采挖,洗净,蒸或煮至透心,晒干或低温干燥后除去须根和杂质。广西莪术味辛、苦,温,归肝、脾经。具有行气破血,消积止痛的功效,可用于癥瘕痞块,瘀血经闭,胸痹心痛,食积胀痛。

2017—2021 年,莪术价格呈 U 型波动。2017 年莪术产新后,价格从 15 元/kg 跌至 13 元/kg,到 2019 年 9 月价格跌至 7.5 元/kg,产新后价格再次上涨,2021 年再次达到 14 元/kg 左右的较高价位,之后价格再次下跌。整体来看,莪术的价格波动与产新有关。见图 3 - 5。

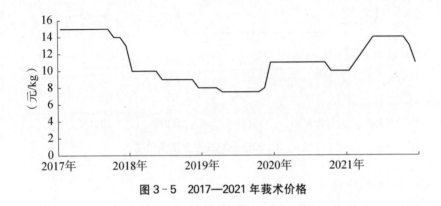

图 3 - 5   2017—2021 年莪术价格

5. 龙眼肉   龙眼肉为无患子科植物龙眼 *Dimocarpus longan* Lour. 的假种皮。夏、秋二季采收成熟果实,干燥,除去壳、核,晒至干爽不黏。龙眼肉味甘,温。归心、脾经。具有补益心脾,养血安神的,可用于气血不足,心悸怔忡,健忘失眠,血虚萎黄。

龙眼肉主要加工地在广西玉林、贵港、崇左,是药食两用的品种,特别是近年居家食用以及保健制品需求量大,日常消耗超过了药用需求。除此之外,作为地方特产,逢年过节还作为礼品赠送。最近几年龙眼肉的生产相对比较稳定,市场供需较为平衡,但 2020 年新冠疫情暴发以来,市场相对减少,尽管 2020 年广西产区龙眼产量相比往年正常时偏少,但前年库存仍在,价格不会有大的涨幅,预计后期价格仍以小幅波动为主。见图 3 - 6。

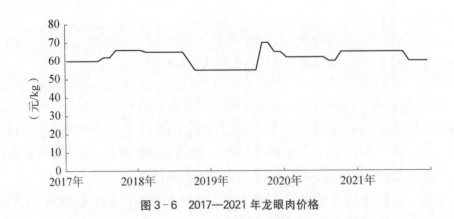

图 3 - 6   2017—2021 年龙眼肉价格

6. 山豆根　山豆根为豆科植物越南槐 *Sophora tonkinensis* Gagnep. 的干燥根和根茎。秋季采挖,除去杂质,洗净,干燥。山豆根味苦,寒,有毒,归肺、胃经。具有清热解毒,消肿利咽的功效,可用于火毒蕴结,乳蛾喉痹,咽喉肿痛,齿龈肿痛,口舌生疮。

山豆根主产广西,历史上其资源主要是以野生为主,随着野生资源量的不断下降以及山豆根价格的持续上涨,其主产区逐渐开始尝试栽培山豆根,但由于其对生长环境的要求比较特别,直到 2010 年野生变栽培都没有取得很大成效,价格一直稳定在 200 元/kg 左右的高价。尽管山豆根开展家种,但依然不足以支撑市场需求。一方面山豆根对生长环境要求苛刻,主要生长在石灰岩山地或岩石缝中,另一方面生长周期长且单产较低。再者,山豆根种子价高,即使有家种山豆根陆续上市,但短期内仍难以改变山豆根价高的现状。见图 3 - 7。

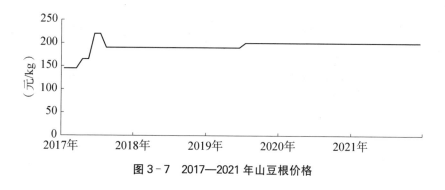

图 3 - 7　2017—2021 年山豆根价格

7. 鸡血藤　鸡血藤为豆科植物密花豆 *Spatholobus suberectus* Dunn 的干燥藤茎。秋、冬二季采收,除去枝叶,切片,晒干。鸡血藤味苦、甘,温,归肝、肾经。具有活血补血,调经止痛,舒筋活络的功效,可用于月经不调,痛经,经闭,风湿痹痛,麻木瘫痪,血虚萎黄。

鸡血藤主要分布在亚热带地区,国内以广西地区产量大、品种优为名,国外在越南、缅甸、老挝、柬埔寨等东南亚国家也有种植,且产量大。在疫情暴发前,鸡血藤多依赖东南亚进口。2020 年上半年疫情暴发以来,进口药材价格普遍上涨,鸡血藤价格也从 6 元/kg 左右上升至 10.5 元/kg。鸡血藤价格的上涨,一定程度上刺激了国内鸡血藤的种植,加上进口鸡血藤货源也陆续得到补充,鸡血藤供需逐渐趋于平衡,预计鸡血藤价格会继续稳定,且有下滑可能。见图 3 - 8。

8. 鸡骨草　鸡骨草为豆科植物广州相思子 *Abrus cantoniensis* Hance 的干燥全株。全年均可采挖,除去泥沙,干燥。鸡骨草味甘、微苦,凉,归肝、胃经。具有利

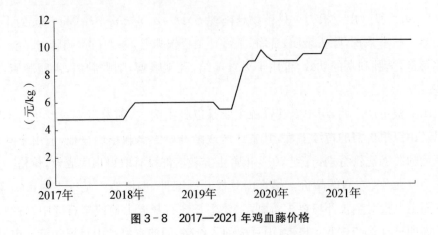

图 3-8　2017—2021 年鸡血藤价格

湿退黄,清热解毒,疏肝止痛的功效。可用于湿热黄疸,胁肋不舒,胃脘胀痛,乳痈肿痛。

鸡骨草在广西分布比较广,有野生也有家种,家种鸡骨草一般分布在梧州平南一带,玉林周边有少量种植。鸡骨草在两广主要是用来当做凉茶,每年销量比较稳定。2017—2021 年价格稳中略涨,从 8.5 元/kg 涨至 13 元/kg,目前鸡骨草价格已在历史较高价位。见图 3-9。

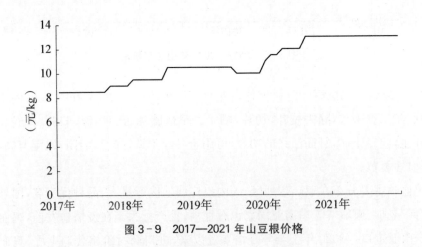

图 3-9　2017—2021 年山豆根价格

9. 两面针　两面针为芸香科植物两面针 *Zanthoxylumnitidum* (Roxb.) DC. 的干燥根。全年均可采挖,洗净,切片或段,晒干。两面针味苦,辛,平,有小毒,归肝、胃经。具有活血化瘀,行气止痛,祛风通络,解毒消肿的功效,可用于跌扑损伤、胃痛、牙痛、风湿痹痛、毒蛇咬伤、烧烫伤等。2017—2021 年两面针价格基本稳定在3.5 元/kg 左右,市场供需无明显变化。见图 3-10。

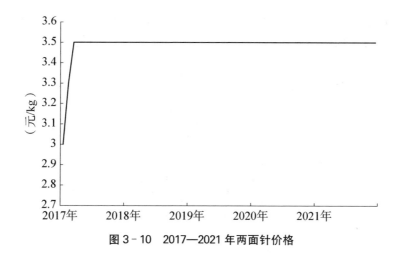

图 3-10 2017—2021 年两面针价格

10. 广地龙 广地龙为钜蚓科动物参环毛蚓 *Pheretima aspergillum* (E. Perrier)的干燥体,春季至秋季捕捉,及时剖开腹部,除去内脏和泥沙,洗净,晒干或低温干燥。广地龙咸、寒,归肝、脾、膀胱经,具有清热定惊、通络、平喘、利尿的功效,可用于高热神昏、惊痫抽搐、关节痹痛、肢体麻木、半身不遂、肺热喘咳、水肿尿少。

2017—2021 年广地龙价格稳中有涨。地龙为动物类野生资源,对捕捉、加工、仓储的要求都较为特殊,是一个经营专业性很强的品种。因为其不易保管,历史上一直都没有成为投资商家关注的对象。广西的北流、陆川、博白、玉州等地均有地龙的捕捉加工习惯,虽然部分产区也有进行养殖工作的开展,但是至目前仍没有规模化的养殖可提供药用,因此广地龙的价格一直较高。见图 3-11。

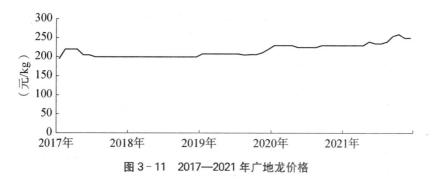

图 3-11 2017—2021 年广地龙价格

(二) 区域特色中药材价格波动分析

广西地区的中药资源优势显著,大宗品种数量也比较多,除八角茴香、肉桂、罗汉果等"桂十味"药材外,当地在充分发挥这些核心品种优势的基础上,引领更多地方潜力品种和特色品种发展。从 2017 年到 2020 年总体价格波动来看,31 个区域特色中药材价格涨多跌少,见图 3 - 12。蛤蚧上涨幅度最大,达 700%；益智仁跌幅最为明显,达—72.38%。

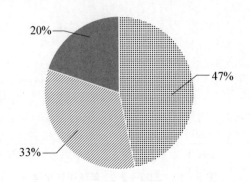

□上涨 ▨下跌 ■持平

图 3 - 12　2017—2021 年 31 个区域特色中药材价格波动分布

1. 穿心莲　穿心莲为爵床科植物穿心莲 Andrographis paniculata (Burm. f.) Nees 的干燥地上部分。秋初茎叶茂盛时采割,晒干。穿心莲味苦,寒,归心、肺、大肠、膀胱经,具有清热解毒,凉血,消肿的功效,可用于感冒发热,咽喉肿痛,口舌生疮,顿咳劳嗽,泄泻痢疾,热淋涩痛,痈肿疮疡,蛇虫咬伤。

穿心莲主产于广西的贵港市、横州市。穿心莲的供应主要是以生产厂家为主,穿心莲为全草类中药,种植周期短,价格受市场需求波动较大。2020 年新冠疫情暴发,穿心莲作为抗疫用药原料,需求激增,导致价格上涨至 13.5 元/kg；但在当年产新后价格逐渐平稳,回落到 7 元/kg。目前穿心莲价格经历过一次大的波动,短期内价格仍以稳定为主。见图 3 - 13。

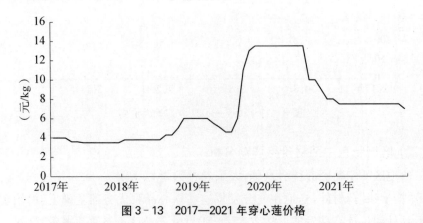

图 3 - 13　2017—2021 年穿心莲价格

2. 肿节风（草珊瑚） 肿节风为金粟兰科植物草珊瑚 *Sarcandra glabra* (Thunb.) Nakai 的干燥全草。夏、秋二季采收，除去杂质，晒干。肿节风味苦、辛、平，归心、肝经，具有清热凉血，活血消斑，祛风通络的功效，可用于血热发斑发疹，风湿痹痛，跌打损伤。

肿节风以野生为主。2017—2021 年肿节风价格有一次明显上涨。2017 年肿节风从 8 元/kg 涨至 9.5 元/kg，在较高位运行两年后，价格出现小幅度回落，价格稳定在 9 元/kg，见图 3-14。肿节风为市场小品种，即使有草珊瑚含片等中成药做原料投料，但临床需求不大。因此，肿节风价格以稳定为主。

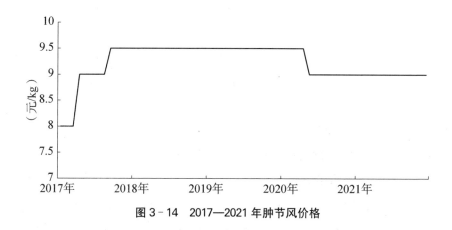

图 3-14 2017—2021 年肿节风价格

3. 山银花 山银花为忍冬科植物灰毡毛忍冬 *Lonicera macranthoides* Hand.-Mazz.、红腺忍冬 *Lonicera hypoglauca* Miq.、华南忍冬 *Lonicera confusa* DC. 或黄褐毛忍冬 *Lonicera fulvotomentosa* Hsu et S. C. Cheng 的干燥花蕾或带初开的花。夏初花开放前采收，干燥。山银花味甘、寒，归肺、心、胃经，具有清热解毒、疏散风热的功效，可用于痈肿疔疮、喉痹、丹毒、热毒血痢、风热感冒、温病发热。

山银花在我国多个省份均有分布，广西产山银花价格受本产区产量和其他产区价格共同影响。2017—2021 年山银花价格经历大起大落。2017 年 1 月—2019 年 12 月，山银花价格从 55 元/kg 缓慢上涨至 75 元/kg。2020 年新冠肺炎疫情的暴发，山银花作为相关防治用药使用，需求猛增价格大涨，一度上涨至 120 元/kg。同时，产区生产积极性也继续得到提升，随着市场需求逐渐饱和，山银花价格开始回落，到 2021 年底，价格在稳定在 87 元/kg 左右，且随着山银花产新上市，价格仍有进一步回落的可能。见图 3-15。

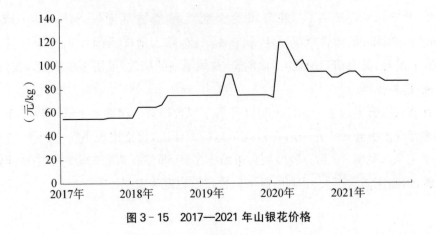

图 3-15　2017—2021 年山银花价格

4. 砂仁　广西产砂仁主要为姜科植物阳春砂 *Amomum villosum* Lour. 的干燥成熟果实。夏、秋二季果实成熟时采收,晒干或低温干燥。山银花味辛、温,归脾、胃、肾经,具有化湿开胃,温脾止泻,理气安胎的功效,可用于湿浊中阻,脘痞不饥,脾胃虚寒,呕吐泄泻,妊娠恶阻,胎动不安。

2017—2021 年砂仁价格持续下跌。从 2017 年初 420 元/kg 到 2020 年底跌至 160 元/kg。尽管 2021 年初砂仁价格略有上涨,但到 2021 年 7 月价格又开始下跌,到 2021 年 12 月已跌至 150 元/kg。广西为砂仁的传统产区,由于前几年砂仁价格较高,其产区扩张,近年已经引种至贵州、四川地区,另外和云南西双版纳州交界的老挝、缅甸地区近年的也有种植。目前砂仁已跌至历史低位,但砂仁仍有较大库存,后期仍有继续下跌的可能。见图 3-16。

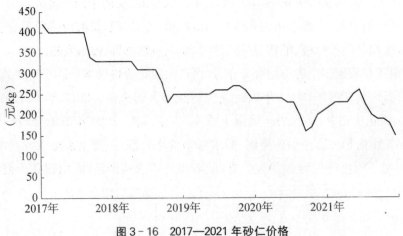

图 3-16　2017—2021 年砂仁价格

5. 天冬　天冬为百合科植物天冬 *Asparagus cochinchinensis*（Lour.）Merr. 的干燥块根。秋、冬二季采挖，洗净，除去茎基和须根，置沸水中煮或蒸至透心，趁热除去外皮，洗净，干燥。天冬味甘、苦、寒，归肺、肾经，具有养阴润燥，清肺生津的功效，可用于肺燥干咳，顿咳痰黏，腰膝酸痛，骨蒸潮热，内热消渴，热病津伤，咽干口渴，肠燥便秘。

2017—2021 年，天冬价格从 2017 年初 85 元/kg，跌至 2021 年 12 月的 40 元/kg。家种天冬的传统产区在玉林市福绵区的樟木镇、成均镇一带，近年在贵港、南宁、钦州等地区和玉林的博白、北流等县市也有种植。家种天冬的生长周期为 2～3 年，也可留到 3～4 年采挖，有一定的时间弹性。目前天冬价格已经持续在低位运行，预计后市行情有望上涨。见图 3-17。

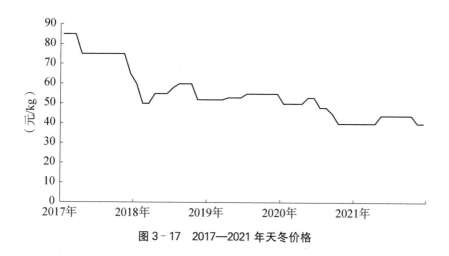

图 3-17　2017—2021 年天冬价格

6. 灵芝　灵芝为多孔菌科真菌赤芝 *Ganoderma lucidum*（Leyss. ex Fr.）Karst. 或紫芝 *Ganoderma sinense* Zhao, Xu et Zhang 的干燥子实体。全年采收，除去杂质，剪除附有朽木、泥沙或培养基质的下端菌柄，阴干或 40～50℃烘干。灵芝性平，归心、肺、肝、肾经，具有补气安神、止咳平喘的功效，可用于心神不宁、失眠心悸、肺虚咳喘、虚劳短气、不思饮食。

2017—2021 年，灵芝价格从 40 元/kg 跌至 37 元/kg。从 2018 年起，市场上的灵芝价格基本没有波动，稳定在 37 元/kg。灵芝在吉林、浙江、福建、安徽、山东均有种植，且以山东为主产区。广西产区的灵芝受其他区域价格影响较大。而目前灵芝产能过剩，短期内价格上涨的可能性较少。见图 3-18。

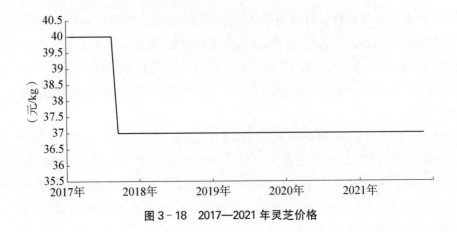

图 3 - 18　2017—2021 年灵芝价格

7. 厚朴　厚朴为木兰科植物厚朴 *Magnolia officinalis* Rehd. et Wils. 或凹叶厚朴 *Magnolia officinalis* Rehd. et Wils. var. biloba Rehd. et Wils. 的干燥干皮、根皮及枝皮。4—6 月剥取,根皮和枝皮直接阴干;干皮置沸水中微煮后,堆置阴湿处,"发汗"至内表面变紫褐色或棕褐色时,蒸软,取出,卷成筒状,干燥。厚朴味苦、辛、温,归脾、胃、肺、大肠经,具有燥湿消痰,下气除满的功效,可用于湿滞伤中,脘痞吐泻,食积气滞,腹胀便秘,痰饮喘咳。除了 1988—1989 年价格出现暴涨暴跌外,厚朴价格高度稳定,一直稳定在 11.5 元/kg。见图 3 - 19。

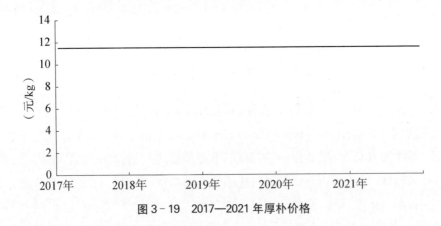

图 3 - 19　2017—2021 年厚朴价格

8. 百部　广西产百部主要为百部科植物对叶百部 *Stemona tuberosa* Lour. 的干燥块根。春、秋二季采挖,除去须根,洗净,置沸水中略烫或蒸至无白心,取出,晒干。百部味甘、苦,性微温,归肺经,具有润肺下气止咳,杀虫灭虱的功效,可用于新久咳嗽,肺痨咳嗽,顿咳;外用于头虱,体虱,蛲虫病,阴痒。蜜百部润肺止咳,用于阴虚劳嗽。

百部的主要来源为野生,历史价格一路呈上涨趋势,从 2017 年的 24 元/kg 上涨至 2021 年的 33 元/kg。野生百部生长周期较长,为 4～5 年。随着百部资源的开发,野生百部减少,加上采挖人工成本较高,预计百部价格仍有上涨空间。见图 3-20。

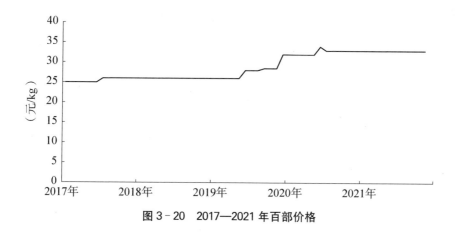

图 3-20 2017—2021 年百部价格

9. 何首乌 何首乌为蓼科植物何首乌 *Polygonum multiflorum* Thunb. 的干燥块根。秋、冬二季叶枯萎时采挖,削去两端,洗净,个大的切成块,干燥。何首乌味苦、甘、涩,微温,归肝、心、肾经,具有解毒、消痈、截疟、润肠通便的功效,可用于疮痈、瘰疬、风疹瘙痒、久疟体虚、肠燥便秘。

2017—2021 年,何首乌价格波动较小,2017 年 1 月—2019 年 5 月,价格稳定在 17 元/kg,随后价格开始下跌,到 2020 年 6 月跌至 13 元/kg,随着各地陆续产新,价格逐渐回调,到 2021 年 12 月价格回升至 16.5 元/kg。何首乌家种生长周期一般为 3 年左右,在经历一轮价格波动后,预计近几年价格以稳为主。见图 3-21。

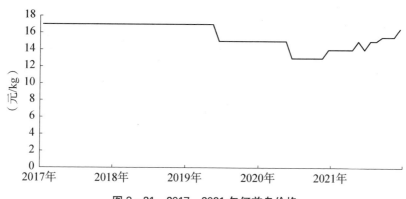

图 3-21 2017—2021 年何首乌价格

10. 绞股蓝 绞股蓝为葫芦科植物绞股蓝 *Gynostemma pentaphyllum* (Thunb.) Mak 的全草,味微甘、苦,性凉,归脾经、肾经、肺经,具有清热,补虚,解毒的功效,可用于主体虚乏力,虚劳失精,白细胞减少症,高脂血症,病毒性肝炎,慢性胃肠炎,慢性气管炎。绞股蓝市场需求不大,价格波动较小,2017 年价格上涨后,基本维持在 12 元左右。见图 3-22。

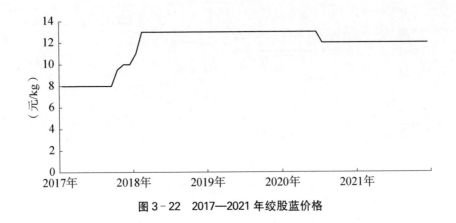

图 3-22　2017—2021 年绞股蓝价格

11. 青蒿 青蒿为菊科植物黄花蒿 *Artemisia annua* L. 的干燥地上部分。秋季花盛开时采割,除去老茎,阴干。青蒿味苦、辛,寒,归肝、胆经。具有清虚热,除骨蒸,解暑热,截疟,退黄的功效,可用于温邪伤阴,夜热早凉,阴虚发热,骨蒸劳热,暑邪发热,疟疾寒热,湿热黄疸。2017—2022 年青蒿价格相对平稳,在 2～2.5 元/kg 浮动。青蒿为一年生草本植物,生长周期短,产能易恢复,且田间容易管理,移栽当年即可收获。青蒿除作临床使用外,大量被用作药厂投料。由于种植区域较广,产能易恢复,故价格波动较小。见图 3-23。

12. 粉葛 粉葛为豆科植物甘葛藤 *Pueraria thomsonii* Benth. 的干燥根。秋、冬二季采挖,除去外皮,稍干,截段或再纵切两半或斜切成厚片,干燥。粉葛味甘、辛,凉,归脾、胃经。具有解肌退热,生津止渴,透疹,升阳止泻,通经活络,解酒毒的功效,可用于外感发热头痛,项背强痛,口渴,消渴,麻疹不透,热痢,泄泻,眩晕头痛,中风偏瘫,胸痹心痛,酒毒伤中。

2017—2022 年,粉葛价格围绕在 11 元/kg 上下波动。2017 年产新前,粉葛为 8.5 元/kg,产新后价格略有上涨,最高涨至 10.5 元/kg;2018 年价格持续上涨,年底达 13.5 元/kg;2019 年产新后价格持续上涨,到 2020 年 3 月达最高位 14 元/kg,随后价格迅速回落,并在产新后二次上涨,到 2021 年 12 月,粉葛价格达 11.5 元/kg。

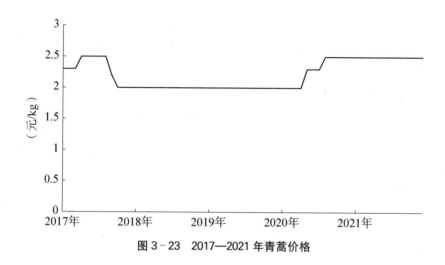

图 3-23 2017—2021 年青蒿价格

粉葛主要分布在广西梧州市藤县、贵港市平南县、桂林市临桂区附近,可作为药食两用品。粉葛产地相对集中,从历史价格波动来看,产新期对价格的影响较大。见图 3-24。

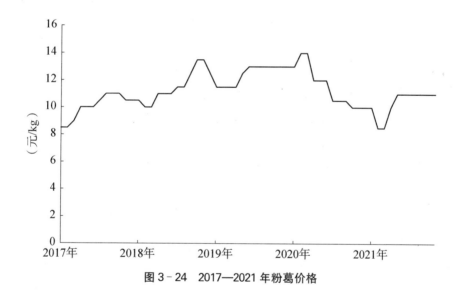

图 3-24 2017—2021 年粉葛价格

13. 五指毛桃 五指毛桃为桑科植物粗叶榕 *Ficus hirta* Vahl 的根。全年均可采收,洗净,切片,晒干。五指毛桃味甘,性平。具有健脾补肺,行气利湿,舒筋活络的功效,可用于脾虚浮肿,食少无力,肺痨咳嗽,盗汗,带下,产后无乳,风湿痹痛,水肿,肝硬化腹水,肝炎,跌打损伤。

五指毛桃为市场冷背品种,主要分布在广西贵港、桂林和梧州,江西南部和福建南部也有分布,主要依靠野生资源。2017—2021 年价格基本稳定在 13~14 元/kg,五指毛桃在华南地区用量较大,常用作煲汤,也出口港澳台和海外国家。由于野生五指毛桃资源有限,其价格有一定的上涨空间。见图 3-25。

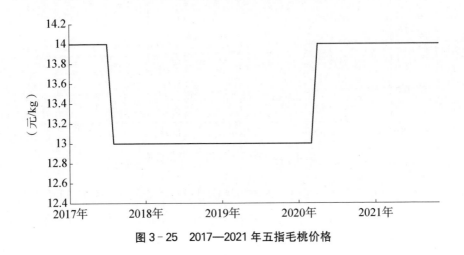

图 3-25 2017—2021 年五指毛桃价格

14. 槐米 槐米为豆科植物槐 Sophora japonica L. 的花蕾。夏季花蕾形成时采收,及时干燥,除去枝、梗及杂质。槐米味苦,微寒。归肝、大肠经。具有凉血止血,清肝泻火的功效,可用于便血,痔血,血痢,崩漏,吐血,衄血,肝热目赤,头痛眩晕。

2017—2020 年 9 月,槐米价格相对稳定,价格在 16~20 元/kg 浮动;2020 年 10 月起,价格进入迅猛增长期,到 2021 年 12 月,价格达 43 元/kg,上涨幅度达 115%。槐米在临床用量不大,主要用于药厂投料做芦丁提取。但芦丁提取过程中产生大量污水,国内部分厂商开始转战东南亚国家,因而一度出现国内价格低迷。受 2020 年天气影响,槐米大量减产,产新后价格开始上扬;2021 年天气原因导致当年产量依然不高,槐米价格继续上涨,到年底达 43 元/kg。槐米价格已低迷许久,近年来产量不高,价格仍有上涨空间。见图 3-26。

15. 广金钱草 广金钱草为豆科植物广金钱草 Desmodium styracifolium (Osb.) Merr. 的干燥地上部分。夏、秋二季采割,除去杂质,晒干。广金钱草味甘、淡,凉。归肝、肾、膀胱经。具有利湿退黄,利尿通淋的功效,可用于黄疸尿赤,热淋,石淋,小便涩痛,水肿尿少。

2017—2021 年广金钱草价格有两次较大波动。2017 年 9 月,广金钱草价格从 14 元/kg 跌至 2019 年 9 月 4.5 元/kg,2019 年产新后,价格迅速上涨至 10.5 元/kg,而后价格再次下跌,到 2021 年 3 月,价格跌至 6.5 元/kg,后缓慢回升,到 2021

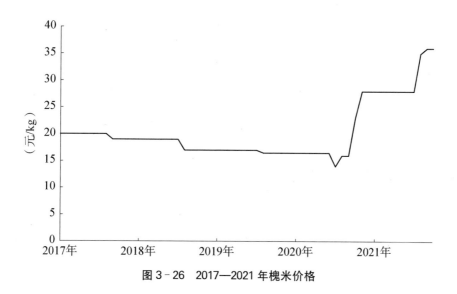

图 3 - 26　2017—2021 年槐米价格

年 12 月,价格达 10.5 元/kg。广金钱草生长周期短,价格呈明显的周期性波动。广金钱草春播秋种,且种植和加工都相对容易,药农生产积极性容易调动,其价格受行情和产量波动较大。见图 3 - 27。

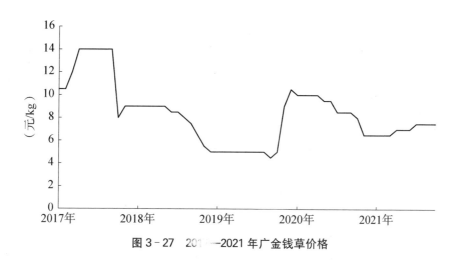

图 3 - 27　2017—2021 年广金钱草价格

16. 田七　田七为五加科植物三七 *Panax notoginseng*（Burk.）F. H. Chen 的干燥根和根茎。秋季花开前采挖,洗净,分开主根、支根及根茎,干燥。支根习称"筋条",根茎习称"剪口"。田七味甘、微苦,性温,归肝、胃经。具有散瘀止血,消肿定痛的功效,可用于咯血,吐血,衄血,便血,崩漏,外伤出血,胸腹刺痛,跌扑肿痛。

2017—2021年,田七价格一路下跌。从2017年初380元/kg,一路跌至160元/kg。尽管中间有小幅度上涨,但难以挽回下跌态势。2013年之前,田七价格受减产和资本炒作影响,价格一路高涨,到2013年价格一度涨至800元/kg,刺激药农大量种植。随着田七大量收获,市场供大于求,价格开始回落。虽然目前田七价格持续低迷,但临床需求有限,价格将会逐渐回归到冷静价位。见图3-28。

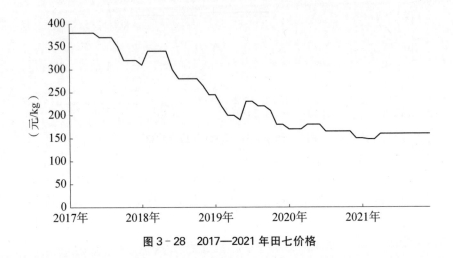

图3-28　2017—2021年田七价格

17. 钩藤　钩藤为茜草科植物钩藤 *Uncaria rhynchophylla*（Miq.）Miq. ex Havil.、大叶钩藤 *Uncaria macrophylla* Wall.、毛钩藤 *Uncaria hirsuta* Havil.、华钩藤 *Uncaria sinensis*（Oliv.）Havil. 或无柄果钩藤 *Uncaria sessilifrudus* Roxb. 的干燥带钩茎枝。秋、冬二季采收,去叶,切段,晒干。钩藤味甘,凉,归肝、心包经。具有息风定惊,清热平肝的功效,可用于肝风内动,惊痫抽搐,高热惊厥,感冒夹惊,小儿惊啼,妊娠子痫,头痛眩晕。

2017—2021年钩藤价格虽有波动,但基本维持在70~80元/kg。2017年1月到12月,价格从75元/kg上涨至80元/kg。2018年价格稳定在80元/kg,后逐渐下跌,到2021年,稳定在70元/kg。钩藤虽采收困难,但种植和管理都相对容易。钩藤生长期约3~4年,现市场需求稳定,价格虽有小幅度波动,但整体仍较为稳定。见图3-29。

18. 合浦珍珠　合浦珍珠为珍珠贝科动物马氏珍珠贝 *Pteria martensii*（Dunker）受刺激形成的珍珠。自动物体内取出,洗净,干燥。珍珠味甘、咸,寒,归心、肝经。具有安神定惊,明目消翳,解毒生肌,润肤祛斑的功效,可用于惊悸失眠,惊风癫痫,目赤翳障,疮疡不敛,皮肤色斑。

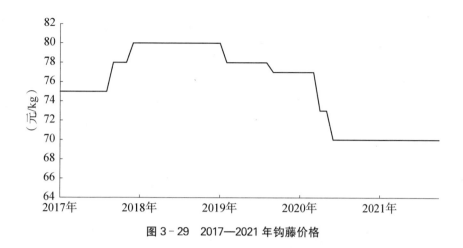

图 3 - 29 2017—2021 年钩藤价格

2017—2021 年珍珠价格经过一轮上涨后,价格逐渐稳定。2017 年 1 月到 2017 年 12 月,珍珠价格从 75 元/kg 涨至 170 元/kg,价格上涨约 1 倍;2018 年起,价格以波动为主,最高达 225 元/kg,到 2021 年,珍珠价格稳定在 200 元/kg。珍珠临床用量不大,主要做装饰品,品相较差者作药用,价格也因装饰品价格涨跌有所波动。见图 3 - 30。

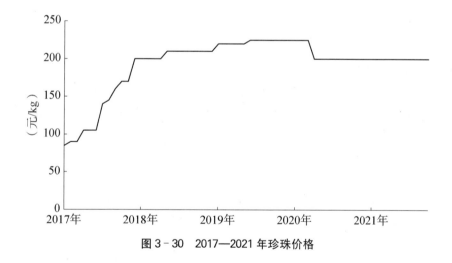

图 3 - 30 2017—2021 年珍珠价格

19. 橘红 橘红为芸香科植物橘 *Citrus reticulata* Blanco 及其栽培变种的干燥外层果皮。秋末冬初果实成熟后采收,用刀削下外果皮,晒干或阴干。橘红味辛、苦,温。归肺、脾经。具有理气宽中,燥湿化痰的功效,可用于咳嗽痰多,食积伤酒,呕恶痞闷。

2017—2021 年橘红价格呈阶梯式下跌。2017 年 1 月—2018 年 11 月,价格在 16 元/kg,后逐渐下跌,到 2019 年 9 月,价格维持在 11 元/kg,直到 2021 年价格才逐渐回温,并稳定在 12 元/kg。见图 3-31。

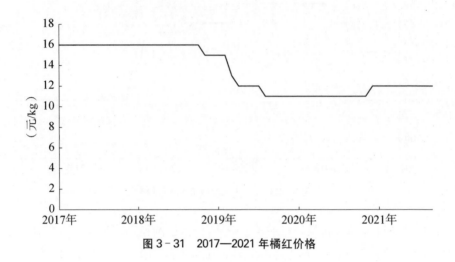

图 3-31　2017—2021 年橘红价格

20. 铁皮石斛　铁皮石斛为兰科植物铁皮石斛 *Dendrobium officinale* Kimura et Migo 的干燥茎。11 月至翌年 3 月采收,除去杂质,剪去部分须根,切成段,干燥或低温烘干,前称"铁皮石斛"。

2017—2021 年铁皮石斛价格呈下跌态势。从 2017 年初 500 元/kg,跌至 2021 年底 280 元/kg,跌幅达 44%。铁皮石斛生长条件苛刻,1987 年国务院发布的《野生药材资源保护管理条例》将铁皮石斛列为三级保护品种;1992 年在《中国植物红皮书》中被收载为濒危植物。随着种植技术的发展,陆续开始家种石斛,价格也开始下跌。目前铁皮石斛供需相对平衡,价格也基本稳定。见图 3-32。

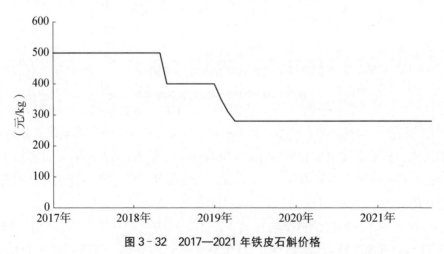

图 3-32　2017—2021 年铁皮石斛价格

21. 金花茶　金花茶是山茶科金花茶 *Camellia nitidissima* C. W. Chi 或显脉金花茶 *Camellia euphlebia* Merr. ex Sealy 的花,其叶微苦、涩,性平。金花茶的叶被列为国家新资源食品,但市面售卖和使用的多为金花茶的花。受到金花茶使用地域有限,各大药材市场均未收录金花茶价格。

22. 杜仲　杜仲为杜仲科植物杜仲 *Eucommia ulmoides* Oliv. 的干燥树皮。4—6 月剥取,刮去粗皮,堆置"发汗"至内皮呈紫褐色,晒干。杜仲味甘、温,归肝、肾经。具有补肝肾,强筋骨,安胎的功效,可用于肝肾不足,腰膝酸痛,筋骨无力,头晕目眩,妊娠漏血,胎动不安。

2017—2021 年,杜仲价格略有波动,但基本维持在 12~13 元/kg。杜仲资源分布较广,且生产周期较长,从育苗到商品林,种植周期长达 15 年,年供给量相对稳定。在市场需求没有大幅增长的情况下,杜仲价格也难以有较大的波动。见图 3-33。

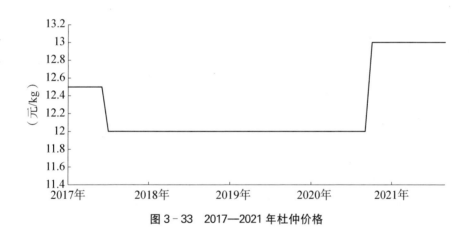

图 3-33　2017—2021 年杜仲价格

23. 扶芳藤　扶芳藤为卫矛科植物扶芳藤 *Euonymus fortunei*（Turcz.）Hand.-Mazz.、冬青卫矛 *Euonymus japonicus* L. 或无柄卫矛 *Euonymus subsessilis* Sprague 干燥的地上部分,全年可采。具有舒筋活络,止血消瘀的功效,可用于治疗腰肌劳损,风湿痹痛,咯血,血崩,月经不调,跌打骨折,创伤出血。扶芳藤为冷背品种,2017—2021 年随着中药材价格大盘的上涨,价格也有较大上涨,从 8 元/kg 涨至 16.5 元/kg。见图 3-34。

24. 金樱子　金樱子为蔷薇科植物金樱子 *Rosa laevigata* Michx. 的干燥成熟果实,味酸、甘、涩,性平,归肾、膀胱、大肠经。具有固精缩尿,固崩止带,涩肠止泻的功效,可用于遗精滑精,遗尿尿频,崩漏带下,久泻久痢。

2017—2022 年金樱子价格呈 W 型波动。2017 年全年都是金樱子价格下跌的

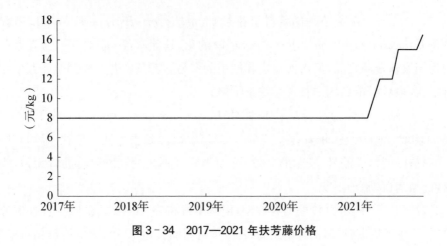

图 3-34 2017—2021 年扶芳藤价格

一年,从 22 元/kg 跌至年底 14 元/kg;2018—2019 年价格持续低迷,到 2019 年末,价格开始回温,2020 年产新前,价格涨至 20 元/kg,并逐渐稳定在 20 元/kg 上下波动。金樱子是药食两用的品种,主要为野生,除用作临床调配和药厂投料外,大部分鲜货被保健酒厂收购。随着人们保健意识的增强,金樱子市场需求进一步被拉大,价格仍有进一步上升的空间。见图 3-35。

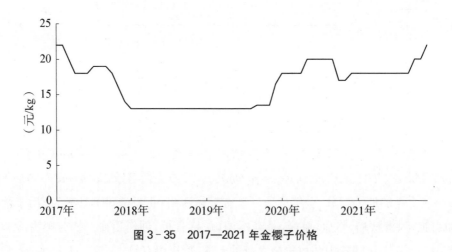

图 3-35 2017—2021 年金樱子价格

25. **功劳木** 功劳木为小檗科植物阔叶十大功劳 *Mahonia bealei*（Fort.）Carr. 或细叶十大功劳 *Mahonia fortunei*（Lindl.）Fedde 的干燥茎。味苦,性寒,归肝、胃、大肠经。功劳木具有清热燥湿,泻火解毒的功效,可用于湿热泻痢,黄疸尿赤,目赤肿痛,胃火牙痛,疮疖痈肿。功劳木为冷背药材,2017—2021 年价格虽有波动,但在 4.5～4.8 元/kg 之间,历史行情也极为稳定。见图 3-36。

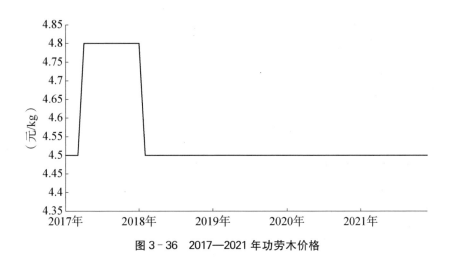

图 3-36　2017—2021 年功劳木价格

26. 滑石粉　滑石粉为滑石经精选净制、粉碎、干燥制成。味甘、淡,性寒,归膀胱、肺、胃经。滑石粉具有利尿通淋,清热解暑的功效;外用可祛湿敛疮。可用于热淋,石淋,尿热涩痛,暑湿烦渴,湿热水泻;外治湿疹,湿疮,痱子。滑石粉为矿物类药材,需求有限,但产量颇丰,因此 2017—2021 年价格高度稳定,维持在 1.5 元/kg。见图 3-37。

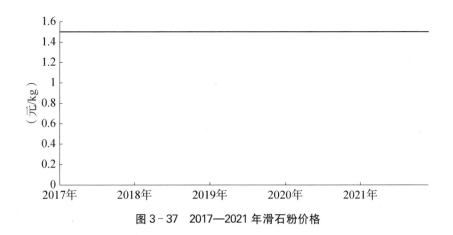

图 3-37　2017—2021 年滑石粉价格

27. 广山药　山药为薯蓣科植物褐苞薯蓣 *Dioscorea persimilis* Prain et Burkill 的干燥根茎。冬季茎叶枯萎后采挖,切去根头,洗净,除去外皮和须根,干燥,习称"毛山药";或除去外皮,趁鲜切厚片,干燥,称为"山药片";也有选择肥大顺直的干燥山药,置清水中,浸至无干心,闷透,切齐两端,用木板搓成圆柱状,晒干,打光,习称"光山药"。山药味甘,性平,归脾、肺、肾经,具有补脾养胃,生津益肺,补肾涩精的功效,可用于脾虚食少,久泻不止,肺虚喘咳,肾虚遗精,带下,尿频,虚热消渴。麸炒山药补脾健胃。用于脾虚食少,泄泻便溏,白带过多。

山药是药食同源的大宗药材,广山药分布在广东、广西地区,而怀山药主要在北方分布。2017—2021年广山药价格略有波动,从12元/kg涨至12.5元/kg,价格虽有上涨,但仍处于低价。药用山药往往作为食用山药的"下脚料",属于食用山药的附属品,与食用山药相比,药用山药种植成本几乎可以忽略不计,因此价格也呈现出高度稳定性。见图3-38。

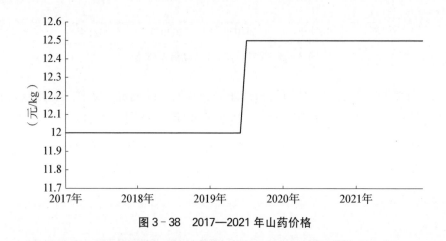

图3-38 2017—2021年山药价格

28. **茉莉花** 茉莉为木樨科植物茉莉 *Jasminum sambac*(L.)Aiton 的花。7月前后花初开时,择晴天采收,晒干。味辛、甘,性温。具有理气,开郁,辟秽,和中的功效,可用于下痢腹痛,结膜炎,疮毒。广西南宁是茉莉花的主产区,临床用量较小,主要用作花茶、代茶饮。2017—2021年价格稳中有降,从73元/kg,跌至70元/kg。见图3-39。

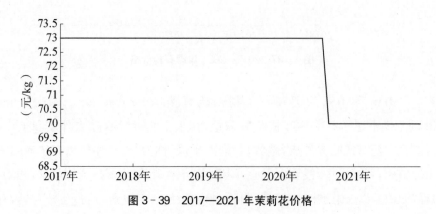

图3-39 2017—2021年茉莉花价格

29. 姜黄　姜黄为姜科植物姜黄 *Curcuma Longa* L. 的干燥根茎。冬季茎叶枯萎时采挖,洗净,煮或蒸至透心,晒干,除去须根。姜黄性辛、苦,味温,归脾、肝经。具有破血行气,通经止痛的功效,可用于胸胁刺痛,胸痹心痛,痛经经闭,癥瘕,风湿肩臂疼痛,跌扑肿痛。

2017—2018 年 4 月,姜黄价格一路上涨,从 12 元/kg 涨至 28 元/kg,价格上涨 1 倍之多,但价格仅在高价维持两个月,就开始逐步下跌,到 2019 年月,跌至 16 元/kg,到 2021 年 4 月价格再次上涨,并逐渐稳定在 21.5 元/kg。姜黄在国内外均有产,且为药食两用的品种,可用作临床、食用和提取色素等。2017 年价格上涨的主要原因,是姜黄生长期连续阴雨天气,导致出现烂根和瘟病,大幅减产。从历史变化周期来看,目前姜黄价格处在上升期,价格仍有上升空间。见图 3 - 40。

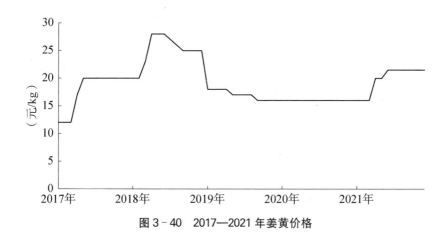

图 3 - 40　2017—2021 年姜黄价格

30. 益智仁　益智仁为姜科植物益智 *Alpinia oxyphylla* Miq. 的干燥成熟果实。夏、秋间果实由绿变红时采收,晒干或低温干燥。益智仁味辛,性温,归脾、肾经,具有暖肾固精缩尿,温脾止泻摄唾的功效,可用于肾虚遗尿,小便频数,遗精白浊,脾寒泄泻,腹中冷痛,口多唾涎。

2017—2021 年,益智仁价格逐年下跌。从 2017 年 105 元/kg,跌至 2021 年底 29 元/kg,价格相差近 3 倍。中间价格虽有波动,但难以挽回整体下跌的态势。从历史变化来看,益智仁在 2011 年后价格一路上涨,到 2017 年,价格攀至高位,刺激药农扩种和商家投资。益智仁下种后第四年开花结果,第五年开始盛产,可连续采收十年。尽管 2017 年以来益智仁价格持续低迷,但由于前期种植面积大,益智仁采收期长,预计益智仁价格仍难以上涨。见图 3 - 41。

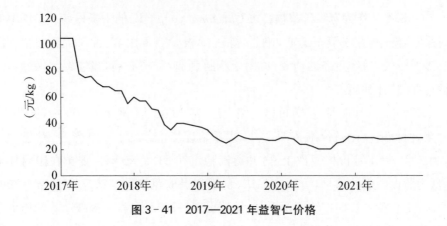

图 3 - 41　2017—2021 年益智仁价格

31. 蛤蚧　蛤蚧为壁虎科动物蛤蚧 *Gekko gecko* Linnaeus 的干燥体。全年均可捕捉,除去内脏,拭净,用竹片撑开,使全体扁平顺直,低温干燥。味咸,性平,归肺、肾经。具有补肺益肾,纳气定喘,助阳益精的功效,可用于肺肾不足,虚喘气促,劳嗽咳血,阳痿,遗精。

2017—2019 年 6 月,蛤蚧价格基本稳定在 10~12 元/kg;2019 年 7 月,价格进入上升期,到 2020 年 10 月,价格涨至 27 元/kg;2020 年 11 月起,进入价格快速上涨期,到 2021 年 6 月,价格涨至 80 元/kg。蛤蚧在我国主产于广西南宁、梧州、百色,广东、贵州等地亦有分布。由于生态环境的破坏,适合蛤蚧生存和繁衍条件地域逐渐缩小,加上捕杀过度,使蛤蚧的野生资源逐年减少。50 年代南方各省发展人工饲养,但家养蛤蚧产卵少、孵化率低、疾病多,严重制约着家养蛤蚧产业发展。目前我国主要通过口岸或边境(泰国、越南、缅甸)贸易进口野生蛤蚧。近年蛤蚧价格的上涨,主要受到贸易通关的影响。边境贸易恢复,通关顺利的情况下,蛤蚧价格才有望下调。见图 3 - 42。

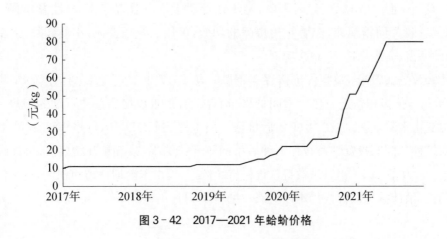

图 3 - 42　2017—2021 年蛤蚧价格

第四章　广西中药资源的质量

第一节　质量标准的研究制订

一、《广西中药材质量标准》研究制订

20 世纪 50 年代至 90 年代,广西中医药事业得到了长足发展和提高,但由于历史原因,广西中医药领域标准化的建设在 20 世纪 90 年代之前一直处于落后状态。为加强对中药材质量的管理,确保中药材质量,促进中医药事业和产业的发展,保障人民用药安全有效,根据《中华人民共和国药品管理法》、卫生部《地区性民间习用药材管理办法(试行)》和《新药审批办法》的有关规定,20 世纪 90 年代初以来,广西壮族自治区卫生厅组织有关单位和技术人员,开展了《广西中药材质量标准》的研究制订工作。

(一)《广西中药材标准》1990 年版

《广西中药材标准》1990 年版是由广西壮族自治区卫生厅组织有关药品经营、检验等单位的技术人员对《中国药典》未收载的我区部分常用的中草药进行研究,起草制定了 156 种广西习用中药材的质量标准(其中植物药材 151 种,动物药材 5 种),由广西药品检验所审稿、复核、统稿,最后审定并汇编为《广西中药材标准》1990 年版,于 1991 年 1 月予以颁布并正式实施。

《广西中药材标准》1990 年版编辑委员会主任委员蓝芳馨,副主任委员王荣慈、陈琏、冯仲昇、张超良、夏尊成、周珍诚、朱元品。

(二)《广西中药材标准》第二册

在《广西中药材标》1990 年版的基础上,广西壮族自治区卫生厅继续组织广西药品检验所、广西中医药研究所和广西民族医药研究所部分科研人员,对广西 1991 年以来批准生产的新药、新保健药品中使用,对国家标准和地方标准尚未收载的中药材品种进行研究,起草制订了 118 种广西习用中药材的质量标准(其中植物药材 92 种,动物药材 24 种,矿物药材 1 种,其他类 1 种),并编印成《广西中药材标准》第二册,于 1996 年 10 月予以颁布实施。该标准是对《广西中药材标准》1990 年版的补充。

《广西中药材标准》第二册编辑委员会主任委员蓝芳馨,副主任委员陈琏、冯仲异、唐人九、周珍诚、张建良、黄西峰。

上述 2 册《广西中药材标准》共收入 274 种广西习用中药材(其中植物药材 243 种,动物药材 29 种,矿物药材 1 种,其他类 1 种)。这两册《广西中药材标准》的颁布实施,是我区习用中药材质量控制的良好开端,为广西习用中药材的生产、经营、使用、检验、监管提供了法定技术依据,为促进我区中医药事业和产业发展,中药制剂的研发起到积极的作用。

二、《广西壮族自治区壮药质量标准》研究制订

壮族是我国少数民族人口最多的一个民族,壮医药是祖国医药学的重要组成部分。长期以来,壮族人民在长期的生活实践和同疾病作斗争的过程中,积累了丰富的医学知识和用药经验,逐渐形成和发展了壮医药学,为壮族的繁衍、生存和发展作出了积极的贡献。

广西壮族自治区地处祖国南疆,特殊的地理环境和气候条件,使广西蕴藏着大量的中草药资源,其中壮药资源约有 2 000 余种,这些壮药资源自古以来一直为壮族人民所使用,在防病治病的过程中发挥着重要的作用。但由于历史的原因,长期以来许多壮药材一直处于无标准控制的状态中,以致壮药的生产和临床应用的安全有效未能得到充分的保障,制约了壮药资源的开发利用。

为了进一步贯彻落实党的十七大报告关于"扶持中医药和民族医药事业发展"的战略思想和落实国务院关于"促进中医药和民族医药事业发展,实施壮药医药振兴计划,建立质量标准体系"的要求,贯彻实施《广西壮族自治区发展中医药壮医药条例》,推进壮药的标准化建设,促进壮医药的普及和应用,加快广西壮医药事业和产业的发展,进一步规范壮医药的临床使用、壮药制剂的研发和生产,广西壮族自治区食品药品监督管理局自 2008 年以来,分别组织有关单位和技术人员开展了《广西壮族自治区壮药质量标准》的研究制订工作。

(一)《广西壮族自治区壮药质量标准(第一卷)》

2008 年广西食品药品监督管理局专门成立《广西壮族自治区壮药质量标准(第一卷)》工作领导小组,组织广西食品药品检验所、广西民族医药研究所、广西中医药研究院、广西药用植物园、广西中医学院、广西民族医药协会等单位的有关中医药、壮医药专家,在广泛征集广西地产及习用壮药材等壮药的基础上,经中医药、壮医药专家推荐、遴选、审核和专家委员会的复审,共收载壮药材 164 种(植物药 145 种、动物药 10 种、矿物药 3 种、提取物 6 种),并对 95 个壮医药常用的相关理论及其名词、

术语进行了规范化表达。作为广西首部由地方政府主管部门制定和颁布的壮药标准,《广西壮族自治区壮药质量标准(第一卷)》自 2008 年 12 月 1 日起正式颁布施行。

《广西壮族自治区壮药质量标准(第一卷)》编委会主任委员谭明杰,副主任委员杨永峰、邓家刚、黄汉儒。

(二)《广西壮族自治区壮药质量标准(第二卷)》

2010 年自治区食品药品监督管理局启动《广西壮族自治区壮药质量标准(第二卷)》的编制工作。参加编制工作的有广西食品药品检验所、广西民族医药研究所(广西壮医医院)、广西中医药研究院、广西药用植物园、广西中医学院、广西中医药管理局、广西民族医药协会及南宁市食品药品检验所、柳州市食品药品检验所、桂林市食品药品检验所、梧州市食品药品检验所、北海市食品药品检验所、玉林市食品药品检验所、百色市食品药品检验所和河池市食品药品检验所等单位的专家和技术人员。本卷标准共收载壮药材 211 种(植物药 193 种、动物药 14 种),其中对水银花(银花忍)等 74 个壮药材进行了较全面的质量研究。

《广西壮族自治区壮药质量标准(第二卷)》编委会主任委员谭明杰,副主任委员刘华钢、黄汉儒、朱华、缪剑华。

(三)《广西壮族自治区壮药质量标准(第三卷)》

2013 年广西食品药品监督管理局启动《广西壮族自治区壮药质量标准(第三卷)》的编制工作。参加本卷编制工作的有广西食品药品检验所、广西中医药大学、广西民族医药研究院(广西国际壮医院)、广西中医药研究院、广西药用植物园、广西中医药管理局、广西民族医药协会以及南宁市食品药品检验所、柳州市食品药品检验所、百色市食品药品检验所、桂林市食品药品检验所、北海市食品药品检验所、玉林市食品药品检验所、梧州市食品药品检验所、河池市食品药品检验所等单位和专家,经过近 4 年的调研及研究制订,于 2018 年顺利完成编制任务。

《广西壮族自治区壮药质量标准(第三卷)》共收载壮药材 114 种(其中植物药 104 种,动物药 8 种,其他类药 2 种),其中对瘤果紫玉盘(勾香突)等 58 个壮药材进行了较全面的质量研究,较大程度地提高了质量控制水平。

《广西壮族自治区壮药质量标准(第三卷)》编委会主任委员韦波,副主任委员文东旭、刘华钢、黄汉儒、朱华、缪剑华。

上述 3 卷《广西壮族自治区壮药质量标准》共收载了壮药材 489 种,包括植物药 442 种、动物药 32 种、矿物药 3 种、提取物 6 种和其他类药 3 种。所收载的壮药材均经壮医药专家遴选论证,以壮药"民族性、传统性、地域性"作为遴选纳入标准,收载的壮药材均为壮医临床常用,基原明确,药材资源比较丰富,具有一定的产业开发前景。在性味、功能与主治、用法与用量方面以壮医理论进行阐述和说明,突出阴阳为本、三气同步、三道两路等壮医理论和调气解毒补虚的治疗原则,并对部分壮医药常用相关理论和名词、术语进行了规范化表述。这些药材大多具有广阔的开发利用前景,如玉叶金花(勾北豪)、五指毛桃(棵西思)、山牡荆(棵劲芭)、大钻(勾钻洪)、金花茶叶(茶花现)等壮药材。壮药质量标准体系建设,对规范广西壮药的研发、生产、流通、使用、检验和监管,促进壮医药事业高质量发展具有重要作用。

三、《广西壮族自治区瑶药材质量标准》研究制订

瑶族是中华民族的重要成员,是世界著名的山地民族,也是一个国际性的民族。瑶医药是我国传统医药的重要组成部分,具有悠久的历史和丰富的内涵。过去由于历史原因,瑶医药没有本民族的文字记载,丰富的瑶医药内涵更多的是以口耳相传的形式传承下来,据统计,瑶族地区使用的瑶药材约有1000余种。但大多数的瑶药材过去一直处于无标准状态中,瑶药的生产和使用缺乏标准化和规范化,严重影响临床用药安全有效,制约了瑶医药事业和产业的发展。为此广西壮族自治区食品药品监督管理局分别于2012年和2016年开始启动《广西瑶药材质量标准》第一卷和第二卷研究制订工作,并分别于2013年12月和2021年12月颁布施行。

(一)《广西壮族自治区瑶药材质量标准(第一卷)》

2012年4月广西壮族自治区食品药品监督管理局启动了《广西壮族自治区瑶药材质量标准(第一卷)》的编制工作,参与编制工作的有广西中医药管理局、广西食品药品检验所、广西中医药大学、广西民族医药研究院、广西中医药研究院、广西药用植物园、广西民族医药协会等单位。在广泛征求有关单位和瑶医药人员意见基础上,通过召开品种遴选审查会议,确定了以瑶族"五虎""九牛""十八钻""七十二风"等104种"老班药"为基础,共计收入144个瑶药材品种,对黄鳝藤(黄骨风)等53种瑶药材进行了深入研究。

《广西瑶药材质量标准(第一卷)》由广西壮族自治区食品药品监督管理局颁布自2013年12月31日起正式实施。本标准是广西首部瑶药材质量标准,共收载了瑶药材144种,包括根和根茎类40种,茎、木和藤类27种、皮类3种、叶类7种、果实和种子类1种、全草类46种、地上部分20种。

《广西壮族自治区瑶药材质量标准(第一卷)》编委会名誉主任委员谭明杰,主任委员韦波,副主任委员刘华钢、黄汉儒、朱华、缪剑华。

(二)《广西壮族自治区瑶药材质量标准(第二卷)》

广西壮族自治区食品药品监督管理局于2016年6月牵头启动《广西壮族自治

区瑶药材质量标准(第二卷)》编制工作,组织广西食品药品检验所、广西中医药大学、广西民族医药研究院、广西中医药研究院、广西药用植物园、广西民族医药协会等6家科、教、事业单位共300多位研究人员历时5年时间完成编制任务。此卷共收入170个瑶药材品种,其中移植品种(有国家或广西地方质量标准)101个,对籁草(葎草)等69种瑶药材进行了深入研究。

《广西瑶药材质量标准(第二卷)》由广西壮族自治区食品药品监督管理局颁布自2021年12月23日起正式实施。本标准是在《广西壮族自治区瑶药材质量标准(第一卷)》基础上,再收载了瑶药材170种,包括根和根茎类45种,茎、木和藤类17种,皮类1种,叶类12种,花类1种,果实和种子类4种,全草类65种,地上部分18种,动物类5种,矿物类2种。

上述2卷《广西壮族自治区瑶药材质量标准》共收载了瑶药材314种,包括根和根茎类85种,茎、木和藤类44种,皮类4种,叶类19种,花类1种,果实和种子类5种,全草类111种,地上部分38种,动物类5种,矿物类2种,对其中122种瑶药材进行了深入研究。上述品种的收载,基本能满足瑶医临床处方应用需求。所收载的壮、瑶药材均经广西区内有关单位、专家和瑶医药工作者遴选论证;以民族药的"民族性、传统性、地域性"作为遴选纳入标准;收载的瑶药材均为瑶药"老班药"及其他瑶医临床常用药材,基原明确,药材资源比较丰富,具有一定的产业开发前景。在性味与归经、功能与主治、用法与用量方面以瑶医理论和经验进行阐述和说明,凸显瑶医"三元和谐""盈亏平衡"传统理论及"祛因为要""风亏打盈"治疗原则,并对部分瑶医药常用名词术语做了汉字注释。瑶药材质量标准体系建设,对广西瑶医药规范化、标准化、现代化建设,促进瑶医药事业和产业高质量发展具有重要意义,同时也成为广西瑶药的研发、生产、流通、使用、检验和监管的法定技术依据。

四、《广西壮族自治区中药饮片炮制规范》研究制订

中药饮片生产是中药工业的重要组成部分。2007年以前,广西一直未制订有关中药饮片炮制规范,中药饮片生产质量控制无规范可依。为此,广西壮族自治区卫生厅和广西壮族自治区食品药品监督管理局分别于1985年、2007年和2021年分别组织有关单位和专家,编写《广西中药炮制规范(1985年版)》《广西壮族自治区中药饮片炮制规范(2007年版)》和《广西壮族自治区中药饮片炮制规范修订版》。

(一)《广西中药炮制规范》1985年版

为了总结提高中药炮制技术,统一广西中药标准,适应中药事业发展,广西壮族自治区卫生厅于1984年组织生产、教学、药检等部门,根据《中国药典》,结合老药工

的实践经验,编写了《广西中药炮制规范》(1985年版),作为广西中药饮片生产、供应、使用和检验的依据,自1985年8月起正式实施。规范由正文、炮制通则、附录三部分组成。正文记述每种药材的名称、来源、炮制方法、规格要求、性味、功能主治、炮制目的、处方应付、贮藏、注意事项等项目;炮制通则简单介绍炮制目的、方法、辅料及应注意事项;附录收载中药炮制工作守则、中药调配工作守则、调配毒性中药的规定、中药汤剂煎法、用药禁忌、公制与市制计量换算、老幼计量换算表、正异名索引、学名索引等。

本规范收载广西常用药材616种,按药用部分分为根及根茎(146种)、茎木藤(34种)、皮(22种)、叶(19种)、花(33种)、果实及种子(140种)、全草(61种)、树脂(10种)、菌藻(9种)、动物(78种)、矿物(48种)、其他(14种)等12类。

(二)《广西壮族自治区中药饮片炮制规范》2007年版

为了加强对中药饮片的质量管理,保障人民用药安全有效,广西食品药品监督管理局组织有关单位,在《广西中药炮制规范》(1985年版)的基础上,重新起草编写《广西壮族自治区中药饮片炮制规范》(2007年版)(以下简称《规范》)。此版《规范》在总结广西中药饮片加工炮制经验的基础上,加强了对中药饮片质量的控制,部分品种增加了鉴别、检查、含量测定等质控项目,旨在提高中药饮片的质量可控性,确保中药饮片质量。本《规范》共收载623种中药饮片的炮制规范,可作为中药饮片生产、流通、使用、检验、管理等部门监督检查中药饮片质量的技术依据。

《广西壮族自治区中药饮片炮制规范》(2007年版)编委会名誉主任委员蓝以舟,主任委员覃远通、谭明杰,副主任委员杨永峰。

(三)《广西壮族自治区中药饮片炮制规范(修订版)》

根据《中华人民共和国药品管理法》第四十四条规定:中药饮片应当按照国家药品标准炮制;国家药品标准没有规定的,应当按照省(区、市)政府药品监督管理部门制定的炮制规范炮制。省(区、市)政府药品监督管理部门制定的炮制规范应当报国务院药品监督管理部门备案。不符合国家药品标准或者不按照省(区、市)政府药品监督管理部门制定的炮制规范炮制的,不得出厂、销售。

为了满足广西区内中医临床特色和需求,规范我区中药饮片监管,补充国家标准不足而依法制定的地方标准,进一步加强中药饮片监督管理,完善中药饮片质量控制体系,保证用药安全有效,促进广西中药饮片现代化、规范化的发展,并根据《中华人民共和国药品管理法》及有关法律法规,按照编制委员会确立的编写方案、指导原则和技术要求,2021年,广西壮族自治区药品监督管理局组织药检机构、药品生产企业、医疗单位和高等院校等有关单位,启动《广西壮族自治区中药饮片炮制规范

（修订版）》（以下简称《炮制规范》）研究制订工作。

　　修订版规范坚持以中医药、壮瑶医药理论为指导，结合 2020 年版《中国药典》以及《广西壮族自治区中药饮片炮制规范》（2007 年版）的实施情况，在力求体现广西地域特点的基础上，亦充分考虑了近年来广西中医、壮瑶医临床使用的习惯，收载的品种基本上反映了广西中药和壮瑶药饮片炮制、生产和中医及壮瑶医临床使用的特色。此版炮制规范拟收载 203 个品种饮片，其中遴选了南山楂、地菍、大风艾、半枫荷、滑鼠蛇、眼镜王蛇等近 50 个收载于《广西壮药质量标准》《广西瑶药材质量标准》及广西民族及地方习用药材散件标准中的品种，收录蒸制、米泔水制等炮制方法为广西传统中药饮片炮制方法，充分体现了本版《炮制规范》的地方特色。本版《炮制规范》颁布实施后将进一步提高广西民族药质量标准自主创新技术含量，推动广西民族医药自主创新技术向生产力转化，提高产品竞争力，为广西中药饮片产业的健康发展和监管提供检验依据。

五、《广西壮族自治区中药配方颗粒质量标准》（第一卷）研究制订

　　配方颗粒自 20 世纪 90 年代起在我国逐渐推广盛行，它是对传统中药饮片的补充，是中药汤剂现代化、标准化发展的重要实践方式。国家中医药管理局原批准生产中药配方颗粒的企业共 6 家，涉及 5 个省（区、市），广西是最早开展中药配方颗粒试点的省份之一，广西壮族自治区食品药品监督管理局在对 4 家企业共计 2 210 个品种的企业自拟备案标准进行全面技术审查、评价的基础上，于 2014 年 6 月启动了《广西壮族自治区中药配方颗粒质量标准》（以下简称《标准》）编制工作。本卷《标准》共收载 120 个品种的中药配方颗粒质量标准。在收载品种的遴选中兼顾了中药饮片常用类型的代表性品种。除生姜等 14 个品种系先提取挥发油、再水煎煮制备外，其余品种均由水煎煮制备，与传统汤剂保持一致。通过增加符合中药特点的专属性薄层鉴别、特征图谱、浸出物和含量测定等项目，大幅度提高了产品的质量可控性；甘草配方颗粒等 50 个品种制定了有机氯等 18 种农药残留的检查，黄芪配方颗粒等 52 个品种制定了砷、镉、铅、汞、铜等 5 种重金属及有害元素的检查，对柏子仁配方颗粒等 4 个品种增加了黄曲霉毒素检查，使配方颗粒产品在安全性控制技术上与国际通行标准接轨。本卷《标准》于 2016 年 5 月 1 日颁布实施。《标准》的颁布为广西中药配方颗粒的生产、使用、检验、监督管理提供了法定技术依据，对中药配方颗粒的规范化、标准化发展起到积极的促进作用，并为今后国家统一标准提供有益的实践经验。

　　《广西壮族自治区中药配方颗粒质量标准》编委会主任委员韦波，副主任委员文

东旭、高辉、陈宇龄、陆敏仪、张涛。

2021年2月10日,国家药监局等四部门联合发布《关于结束中药配方颗粒试点工作的公告》,要求中药配方颗粒应符合国家药品标准,无国家药品标准的,应当符合省级药品监管部门制定的标准。为加快制订符合新的国家技术要求的中药配方颗粒质量标准,广西药品监督管理局积极开展调研、座谈,并结合广西实际,制定《广西中药配方颗粒质量标准制定工作程序及申报资料要求(试行)》,优先选择市场急需、供应量大且满足临床组方配伍需要的品种,建立实施"企业申报、专家审评、公示、发布"的工作机制。同时,广西首次采取通过专家审核,采纳认可区外已发布省级中药配方颗粒质量标准的形式制订广西中药配方颗粒质量标准,加快标准制定进程。自2021年8月起先后组织对190个品种开展审评审核工作,在吸纳相关意见的基础上,于2021年12月23日发布了老鹳草、矮地茶等178个中药配方颗粒质量标准。

六、广西民族及地方习用药材质量标准研究制订

2020年11月,为贯彻落实《中华人民共和国中医药法》和《广西壮族自治区人民政府办公厅关于印发广西中医药壮瑶医药健康服务发展规划(2016—2020年)的通知》(桂政办发〔2016〕59号)的要求,加强广西民族及地方习用药材的管理,规范广西民族及地方习用药材标准申报、起草和审评发布工作,优化工作程序,广西壮族自治区药品监督管理局发布了《广西壮族自治区民族及地方习用药材标准审定和发布程序(试行)》的通知并实施。

广西是我国蛇类产量最大的省区,蛇资源极为丰富,也是我国人工繁育陆生野生动物养殖的重点省区,全区原有13 000多家养蛇场(2020年还剩900多家),其中蛇类养殖存栏总量达到1 994万条,占全国的70%以上。

2020年2月24日,全国人大常委会第十六次会议审议通过了《关于全面禁止非法野生动物交易、革除滥食野生动物陋习、切实保障人民群众生命健康安全的决定》(以下简称《决定》),根据《决定》今后我区的蛇类将禁止食用。《决定》颁布后,自治区党委、政府高度重视广西蛇产业转型,研究制定了《广西蛇产业转型升级推进方案》,提出"支持蛇产业转产转型"。坚持"企业主导、政府引导"的基本原则,以企业为主体、市场为导向,积极推进我区人工繁育蛇产业向民族医药、美容保健、日用化工等大健康产业转型升级。2020年7月12日至15日,全国人大常委会委员长栗战书率全国人大常委会执法检查组在广西检查野生动物保护法和全国人大常委会《决定》的实施情况。栗战书委员长对广西进行蛇产业向药用转型表示了支持。为贯彻执行全国人大"一法一决定"和自治区党委、政府的有关蛇产业转型升级的指示精

神,自治区林业局正在牵头推动养蛇产业转型相关工作。

2020 年上半年广西药品监督管理局组织召开专家论证会,同意广西国际壮医医院申请的广西民间习用药材滑鼠蛇、眼镜王蛇、灰鼠蛇和铅色水蛇进行质量标准研究制订立项,下半年上述标准经广西食品药品检验所技术复核、专家审评、网上公示征求意见、审定等程序,于 2021 年 6 月 4 日正式发布滑鼠蛇、眼镜王蛇、灰鼠蛇和铅色水蛇等四种蛇类药材质量标准。上述蛇类标准颁布后,进一步丰富广西特色的壮瑶药资源,包括《中国药典》收载的乌梢蛇、蕲蛇、金钱白花蛇以及《广西壮族自治区壮药质量标准》收载的海蛇、白花蛇、蛇胆和《广西中药材标准》收载的三索锦蛇、金环蛇、眼镜王蛇,广西目前可使用的药用蛇类药材有十几种。

第二节　广西中药材和壮瑶药材质量标准应用现状

一、药品检验部门检验的法定技术依据

上述广西药材地方标准和饮片炮制规范,均可作为药品检验单位检验药材或饮片质量的法定技术依据。

近五年(2017—2021 年),广西共抽检中药饮片 3 000 余批次,抽样类别包括药品零售企业和使用单位日常监督、药品批发企业和零售连锁总部日常监督、中药饮片专项抽检及重点品种监督抽检,检验标准涉及《中国药典》《广西中药饮片炮制规范》2007 年版、《广西壮族自治区壮药质量标准》第一卷和第二卷,涉及的品种有白花蛇、广山药、丝瓜络、有瓜石斛、五指毛桃、牛大力、水田七等。

同时,《广西壮族自治区中药配方颗粒质量标准》(第一卷)制定 120 种配方颗粒标准,形成生产、检测等两位一体的配方颗粒质量安全监管体系,推动行政技术许可和监督的实施以及临床、生产、流通的应用和发展。

二、中成药及壮瑶药制剂研发生产的法定依据

医疗机构中药、壮瑶药制剂(以下简称医院制剂)具有"简、便、验、廉"的特点,一直是中药、壮瑶药服务于临床的有效手段,也是中药、民族医药发展承上启下的不可或缺的一环。广西药品监督管理局始终将广西中药、壮瑶药制剂注册管理的规范体系建设作为一项主要工作来抓。2011 年以来,先后颁布了广西壮族自治区医疗机构中药、民族药制剂《注册管理实施细则》《调剂使用管理实施细则》《研究技术要求》《质量标准起草技术要求》《说明书撰写格式要求》《现场核查及抽样程序与要求》《审

评要点》《质量标准检验复核技术要求》及《中药民族药制剂研发早期介入实施方案》等,2018年颁布《广西壮族自治区医疗机构应用传统工艺配制中药、民族药制剂备案管理实施细则》,2019年颁布《广西壮族自治区医疗机构制剂注册管理实施细则》。至此,广西医疗机构中药、民族药制剂注册管理规范性文件系统已基本形成,对指导广西医疗机构科学开展医院制剂研制、提高制剂研发水平、规范制剂注册管理工作、提高审评审批的质量和效率具有十分重要的意义。

多年来,广西区内多家医院研制的中药或民族药制剂获得了医院制剂生产批准文号。这些制剂中,部分是根据壮瑶医临床经验处方,采用壮药标准或瑶药材标准收载的药材配伍,经过多年的临床实践和验证,研究开发出的具有民族医药特色、疗效确切、用药安全的民族药制剂。如广西中医药大学第一附属医院的"熏洗舒筋汤""外感颗粒",广西中医药大学附属瑞康医院的"三味板蓝根颗粒""双三口服液""清毒胶囊""复方黄根颗粒""黄花调气茶",广西国际壮医医院的"武打将军酒""武打将军酊""痛风立安胶囊""薏仁祛湿合剂",柳州市中医院的"解毒止痛液""散结粉""祛瘀消肿精""清热颗粒",玉林市中医院的"调经种子胶囊""十味颈舒胶囊""金荞麦扶正胶囊",金秀瑶医医院的"产后三泡浴剂""抗风湿骨痛酊""抗骨质增生酊""瑶方感冒发烧洗剂""瑶方感冒止咳茶""瑶方祛湿合剂""瑶方胃安合剂"等,这些民族药医院制剂处方药材有部分来源于壮药标准或瑶药材标准收载的品种,如田七、山芝麻、三姐妹、三叉苦、黑蚂蚁、青天葵、龙脷叶、宽筋藤、黄花倒水莲、石楠藤、横经席、一枝黄花、猫爪草、飞龙掌血、豆豉姜、铁包金、龙血竭、黄根、三叶香茶菜、叶下珠、甜茶、岗梅根、土茯苓、大驳骨、大罗伞、小罗伞、古羊藤、当归藤、草鞋根、入山虎、搜山虎、四方钻、九龙钻、小钻、红九牛、紫九牛、鸭仔风、大肠风、小散骨风、九层风、血风、金线风、麻骨风、五爪风、龙骨风等。

2022年8月广西中医药管理局组织广西民族药专家委员会对广西制药企业申请的民族药制剂进行审评认定,公布了桂龙药膏(酒)、伊血安颗粒、固本止咳膏、产妇康洗液、复方三叶香茶菜片、滇桂艾纳香片、万通炎康片、花红片、复方两面针含片、三金片、蛤蚧定喘胶囊、桂林西瓜霜含片、中华跌打丸、炎见宁片、正骨水、鸡骨草胶囊(片)等218个药品为广西第一批民族药。该认定标准之一为"成药制剂处方有一定比例的壮瑶药材,并且此种药材已经载入《广西壮族自治区壮药质量标准》《广西壮族自治区瑶药材质量标准》或已经获得自治区药品监督管理部门批准的壮瑶药材质量标准立项研究"。《广西壮族自治区壮药质量标准》和《广西壮族自治区瑶药材质量标准》为我区壮瑶药制剂的认定提供了技术依据。如上述成药制剂原料药材滇桂艾纳香、金沙藤、玉叶金花、白花蛇舌草、红穿破石、九层风、千斤拔、金不换、金樱根、黄花倒水莲、岗松、飞龙掌血、蛤蚧、土垄大白蚁菌圃、毛鸡骨草等均为《广西壮族自治区壮药质量标准》和《广西壮族自治区瑶药材质量标准》收载的药材。

广西梧州制药(集团)股份有限公司的"中华跌打丸""结石通片""炎见宁片",桂林三金股份有限公司的"三金片"等系列产品(颗粒、胶囊)、"桂林西瓜霜"系列、"玉叶解毒颗粒"(糖浆、眩晕宁片)等,桂林天和药业公司生产的"天和骨通贴膏",广西玉林制药有限责任公司的"正骨水""云香精""鸡骨草胶囊""消石片""湿毒清胶囊",桂西制药厂生产的"妇血康颗粒",广西盈康药业有限责任公司的"华佗风痛宝片",广西灵峰药业有限公司的"金鸡片"(颗粒、胶囊),广西花红药业股份有限公司的"花红片"(颗粒)"消肿止痛酊",广西万通制药有限公司生产的"万通炎康片""复方金钱草颗粒"等品牌产品和列入国家中药保护品种产品均来源于壮、瑶等民族民间验方。这些产品的处方药材相当部分来源于广西壮瑶药材,如"正骨水"中的九龙川、海风藤、羊耳菊、千斤拔、横经席、五味藤、两面针,"花红片"中的一点红、白花蛇舌草、鸡血藤,"金鸡片"中的金樱根,"中华跌打丸"中的金不换(山乌龟)、牛尾蕨、红杜仲、两面针、丢了棒等均为壮药标准或瑶药标准收载的壮瑶药材;广西部分成药制剂收载于《中国药典》品种中的处方药材中也有部分来源于壮瑶药材,比如"玉叶解毒颗粒""玉叶解毒糖浆""玉叶清火胶囊"处方中含有壮药材玉叶金花,"妇炎净胶囊""抗痨颗粒""抗痨丸"处方中含壮药材五指毛桃,"复方金钱草颗粒"处方中含有壮药材光石韦,"桂龙药膏""桂龙药酒"处方中含有壮药材四方藤,"复方扶芳藤合剂"处方中含有壮药材扶芳藤,"消石片"处方中含有壮药材红穿破石,"鸡骨草胶囊""复方鸡骨草胶囊"中含有壮药材毛鸡骨草,"金莲胃舒片"含有壮药材金不换提取物、老蛇莲,"金蒲抑瘤片"含有壮药材金不换、蒲葵子,"天和骨通贴膏"含有壮药材金不换、丁公藤等。

多年来,在广西地方法定质量标准的指导下,广西中成药及壮瑶药制剂也取得长足发展。截止至2021年9月,广西中药材产量135万吨,种植产值150亿元,其中10多种药材占全国总产量50%～80%,罗汉果、鸡血藤和广豆根等主产道地药材高达90%以上,已具有明显的规模化优势。广西工业规模以上医药生产企业有159家,其中中药生产企业(包括中成药和中药饮片生产企业)110多家。2020年中药工业主营业务收入约150亿元,约占全国2.3%,占广西医药工业65%以上。拥有梧州制药集团、桂林三金、玉林制药、花红药业等一批中医药龙头企业,其中最近三年梧州制药集团产值为21.13亿～38.01亿元,桂林三金集团股份有限公司产值14.04亿～16.26亿元。广西拥有中药注册批文2769个,其中在产1977个品种,独家品种有242个。中药工业已成为广西医药工业的支柱产业。

三、商业流通及医疗机构应用的法定依据

广西是中药和民族药资源大省。据近年统计,广西流通领域中药饮片生产企业共有 63 家,其中规上企业约 20 家,不同企业生产中药或民族药饮片在 100～900 种,全区生产饮片年产值为 15 亿～20 亿元人民币。广西中药材、壮瑶药材及饮片生产除了依据《中国药典》控制药材及饮片质量以外,有部分民族药材则以《广西壮族自治区壮药质量标准》和《广西壮族自治区瑶药材质量标准》作为法定技术依据。如广西仙荣中药科技有限公司现有药材或饮片共 900 种,其中 240 多种为壮瑶药材,其检验均依据《广西壮族自治区壮药质量标准》和《广西壮族自治区瑶药材质量标准》。

广西各级医疗机构充分发挥中药及民族药在防病治病中的重要作用,而广西颁布的中药材、壮药或瑶药材质量标准、饮片炮制规范均为广西各级医疗机构临床使用中药及民族药提供了法定技术依据,确保了临床使用安全有效。如目前广西国际壮医医院临床使用药材饮片约 550 种,其中壮瑶药材 255 种;广西中医药大学第一附属医院临床使用药材饮片约 690 种,其中壮瑶药材 101 种;广西中医药大学附属瑞康医院临床使用药材饮片 431 种,其中壮瑶药材 101 种;柳州市中医院临床使用药材饮片约 540 余种,其中壮瑶药材约 90 种;金秀瑶族自治县瑶医医院临床使用药材饮片约 548 种,其中瑶药材 204 种。

广西各级药品监管部门还大力支持中药配方颗粒的临床应用。2019 年,为加强中药配方颗粒的监督管理,满足公众临床需要,广西药品监督管理局将中药配方颗粒试点使用医疗机构由原来的二级以上医疗机构放宽为二级以上医疗机构及其所属紧密医联体,取消中药配方颗粒医疗机构试点使用不应超过 2 家的限制,扩大了中药配方颗粒在广西医疗机构的使用范围。2021 年 2 月 1 日,国家药监局、国家中医药局、国家卫生健康委、国家医保局下发了《关于结束中药配方颗粒试点工作的公告》,决定自 2021 年 11 月 1 日起结束中药配方颗粒试点工作,中药配方颗粒的质量监管纳入中药饮片管理范畴,可以在符合要求的各级医疗机构使用,进一步扩大了使用范围,中药配方颗粒产业迎来了一个新的发展时期。广西中药配方颗粒地方标准为广西中药配方颗粒产业发展提供了技术保障。

四、进口药材检验的法定依据

中国与东盟各国地缘相近、历史和文化背景相似,具有相似的疾病谱和用药习惯,中医药和壮瑶医药在东盟各国具有一定的认可度,东盟各国是中国重要的中药

出口市场。2021年，我国中药材出口额13.5亿美元，同比增长2.3%，其中进口东盟中药材6809.1吨，同比增加329%。而越南市场则超过日本成为我国中药材出口第一大市场。大部分越南的鸡血藤、凉粉草、九里香，印度尼西亚的豆蔻、番泻叶，泰国的胖大海，马来西亚的血竭等药材，亦深受中国医药企业的欢迎。中国对东盟各国出口的中药产品是以提取物、保健食品和中药材饮片为主。广西背靠大西南，毗邻粤港澳，面向东南亚，是中国对外开放、走向东盟、走向世界的重要门户和前沿。我国中药材的进出口广西口岸占据较大的份额。近年来，随着广西开放开发步伐的加快，中国-东盟博览会、中国（广西）自由贸易区、防城港国际医学开放试验区等系列政策的推进，中国与东盟各国在药材的贸易往来、技术交流等方面将越来越频繁，从广西边境口岸进口的药材数量不断增长，这些进口药材的检验除了执行2020年版《中国药典》和国家市场监督管理总局颁布的《进口药材管理办法》外，有部分药材也依据广西制订的地方药材标准检验。如2021年开展的"羊开口"进口药材检验中，就依据《广西壮族自治区壮药质量标准第二卷》中"羊开口"项进行检验。

第三节 广西药材质量标准制订取得的成绩

广西中药材、壮瑶药材、中药饮片和配方颗粒的质量控制自改革开放以来取得了长足的进步，1985年制订颁布了广西第一部中药炮制饮片规范，1990年制订颁布了第一册广西中药材质量标准，2008年制订颁布了第一卷广西壮族自治区壮药质量标准，2016年制订颁布了广西壮族自治区配方颗粒质量标准。随后广西卫生厅及广西食品药品监督管理局陆续颁布了部分地方药材标准和炮制饮片规范，这些标准或炮制规范结合广西地方药材和民族医药特色，是对国家标准的进一步补充，其在以下几方面有所突破和创新。

《广西中药材质量标准》（1990年版和第二册）制订颁布于20世纪90年代，是广西首次颁布的中药材质量标准，是针对《中国药典》、部颁标准和地方标准未收载的产于广西且有药用习惯的中药材品种制订的标准，对促进广西中药材品种的开发应用具有积极的作用。但由于当时条件限制，这两册标准的质控项目较少，技术过于简单。

《广西壮族自治区壮药材质量标准》第一、二、三卷及《广西壮族自治区瑶药材质量标准》第一、二卷的颁布实施，标志着广西壮瑶药标准化体系正式建立，结束了广西壮瑶药缺乏法定标准的历史。首次在药材质量标准研究制订中以壮瑶医药理论作为指导，在药材名称、性味与归经、功能与主治、用法与用量等方面，融入了壮瑶医药理论、经验和内涵,充分体现了壮瑶药的"民族性、传统性和区域性"。

增加了部分同属植物同类药材的标准,扩大了药源。广西壮瑶药资源丰富,但品种也较混乱,"同名异物"或"同物异名"的现象非常普遍。在壮瑶药标准研究过程中通过深入民间调查,采集标本,分类鉴定,摸清了部分壮瑶药材的植物基原,确定了植物拉丁学名。特别是在药典收载"金银花(忍冬)""山银花(灰毡毛忍冬、红腺忍冬、华南忍冬或黄褐毛忍冬)""钩藤(钩藤、大叶钩藤、毛钩藤、华钩藤和无柄果钩藤)"和"水蛭(蚂蟥、水蛭或柳叶水蛭)",《广西中药材标准》收载"玉郎伞(疏叶崖豆)"的基础上,增加了"水银花(毛花柱忍冬)""广钩藤(攀茎钩藤或侯钩藤)""金边蚂蟥(菲牛蛭)"和"水罗伞(干花豆)"入药用,为扩大药源、充分利用壮瑶药资源提供了法律依据。如壮药材"水蛭"为历版《中国药典》收载品种,2020年版《中国药典》收载的"水蛭"来源于蚂蟥 *Whitmania pigra* Whitman、水蛭 *Hiruda nipponica* Whitman 或柳叶蚂蟥 *Whitmania acranulata* Whitman。目前药典品种来源的"水蛭"资源稀少,而产于广西、广东、海南等省区的金边蚂蟥为医蛭科动物菲牛蛭 *Poecilobdella manillensis*,该物种在广西有大量野生或养殖,资源丰富。为充分利用广西壮药资源,广西国际壮医医院对壮药金边蚂蟥进行质量控制研究,制订了"金边蚂蟥"质量标准,并收入"广西壮族自治区壮药质量标准第二卷",该标准含量测定项的含量限度明显高于2020年版《中国药典》收载的"水蛭"("金边蚂蟥"规定为含抗凝血酶活性≥220.0 U/g;药典"水蛭"规定为≥16.0 U/g或≥3.0 U/g),说明其抗凝血酶活性较高。

在壮瑶民间用药经验的基础上,扩大部分药材的药用部位。如《广西中药材标准(1990年版)》收载的"羊开口"规定其药用部位为"根"。广西国际壮医医院和桂林三金药业股份有限公司在民间调研、市场考察和实验的基础上,制订的壮药羊开口质量标准,规定药用部位为"根及茎",扩大药用部位,充分利用了药用资源。钩藤为历版《中国药典》收载的品种,2015年版和2020年版《中国药典》均规定其药用部位为"带钩茎枝"。广西瑶医在"老班药"中根据钩藤药用部位的不同,分为"鹰爪风"和"双钩钻",前者药用部位与药典相同,后者则采用根入药。为此,广西国际壮医医院对钩藤根进行了质量标准研究,制订了瑶族老班药"双钩钻"以根入药用的药材质量标准,并收入《广西壮族自治区瑶药材质量标准(第一卷)》。

对部分壮瑶药材进行比较全面的质量研究和评价。如水银花、茉莉花、蟾蜍皮、金边蚂蟥、广钩藤、水罗伞、血党、山牡荆、三角风、冷骨风、鸭仔风、黄骨风、双钩钻等药材过去处于无标准状态,药材质量无法控制,严重影响临床用药的安全有效。近年来通过对这部分无标准的壮瑶药材进行比较全面的质量研究和评价,制订了相应的药材质量标准,并收入壮药标准或瑶药标准,得到政府主管部门的颁布执行,为壮瑶药材的生产、使用、流通、检验和监管提供了法定技术依据。

提高质量控制水平,确保药材质量控制和临床用药安全有效。过去广西部分药材曾收入地方标准,但时间已久远,当时标准质控检验项目甚少,未能起到控制药材质量的作用。如柿叶过去曾收载在《广西中药材标准》(1990 年版),原标准技术含量较低,除了性状鉴别项外无其他质控指标,未能有效鉴别药材真伪和正确评价药材质量优劣。《广西壮族自治区壮药质量标准》(第二卷)制订的柿叶新质量标准,在原标准基础上增加了显微鉴别、薄层鉴别、检查、浸出物、含量测定等多项质控指标,技术含量较原标准大为提升,可有效控制柿叶药材的质量。

在壮瑶药材标准的研究中,系统运用植物分类学、生药学、中药化学、分析化学等新技术手段,按“中药材品名”“壮/瑶药材品名”“概述”“来源”“化学成分”“药理与临床”“性状”“鉴别”“检查”“浸出物”“含量测定”等项目进行系统的实验研究,对其中 132 个壮药材品种和 122 个瑶药材品种进行了全面深入的研究和质量评价,其中部分研究成果已编制成《广西壮族自治区壮药质量标准第二卷(2011 年版)注释》和《广西壮族自治区瑶药材质量标准第一卷(2014 年版)注释》。

《广西壮族自治区中药配方颗粒质量标准》(第一卷)健全了与国际接轨的配方颗粒有害残留安全技术标准体系,检测指标全面,检测技术和方法、灵敏度、准确性等解决了有害残留物质影响中药配方颗粒制剂质量的问题。针对环境污染及不规范种植、加工及贮藏规范缺失造成的外源性污染物超标,《广西壮族自治区中药配方颗粒质量标准》在已建立的涵盖农残、重金属及有毒有害元素、真菌毒素等有害残留物检测技术平台的基础上,开展配方颗粒外源性污染物研究,采用 LC - MS/MS、GC - MS/MS、GC 对 323 种农药,ICP - MS/MS 对 29 种元素,LC - MS/MS 对 8 种真菌毒素,进行高通量、高灵敏度、水平先进的定性筛查和定量分析。结合检测结果及综合分析,在配方颗粒易感染品种中建立了黄曲霉毒素、18 种有机氯农药残留、5 种重金属及有毒有害元素等有害残留物的质量控制方法,解决了有害残留物质影响中药配方颗粒制剂质量的问题,有效保证中药配方颗粒的安全性。

第五章 广西中药资源的研发

中医药具有数千年的历史,在漫长的岁月里挽救了无数中国人的生命,随着科技的发展和进步,对中医药的研究持续深入,中医药在我国医疗保健体系中发挥着越来越重要的作用。中药资源是中医发展和应用的重要基础,随着《中华人民共和国中医药法》正式颁布实施,中药行业迎来了前所未有的机遇,同时也面临着极大的考验,特别是很多中药资源数量稀少、获取难度较大,中药资源供应数量已经难以满足使用需求。如何在生态环境保护及中医药持续发展的前提下有效利用并开发中药资源,实现中药资源的可持续发展,这是需要深入思考的问题。

中药资源的有效开发离不开国家政策的保障、科技创新的驱动力和资源产物的合理运用。广西地处亚热带季风区,特殊的自然生态条件,丰富的中药材资源,使其成为我国"天然药库""生物资源基因库"和"中药材之乡"。因此,广西中药资源的合理利用和开发也成为全国乃至全球中医药行业关注的重点。本章将从广西中药资源有关政策、科技创新和综合利用等方面解析广西中药行业的现状和发展前景。

第一节 支持广西中药资源发展的政策分析

中医药是中华民族的瑰宝,是我国医药卫生体系的特色和优势,是国家医药卫生事业的重要组成部分。随着经济全球化、科技进步和现代医学的快速发展,中医药事业的发展面临着许多新情况、新问题,难以适应人民群众日益增长的健康需求。新中国成立以来,党和国家高度重视中医药事业,制定了一系列保护和支持中医中药的方针和政策,逐步构建中医药的法规体系,推动中医药治理体系现代化,有力地保障和促进了中医中药事业的发展。这些方针政策对于深化医药卫生体制改革、提高人民群众健康水平、弘扬中华文化、促进经济发展和社会和谐,具有十分重要的意义。

新冠肺炎疫情发生以来,中医药发挥的重要作用彰显了中医药力量,为其产业化发展提供了良好契机。国家层面中药相关利好政策频出,各省市相继出台配套政策,加速了中医药发展步伐。现就近年来有关政策情况作简要梳理。

一、国家近年来出台的相关中医药发展政策

中医药发展行稳致远,离不开坚实的法治保障。近年来,国家针对中医药发展所面临的问题出台了一系列相关政策,涵盖中医药健康服务发展、人才队伍建设、传承和科技创新、特色和高质量发展、中药新药研发、药材种植及资源保护与开发利用等方面。各项政策中都进行了相对应的重点任务强调,明确要求大力发展我国中医药,同时政策中也提出了切实可行的具体措施,对我国中医药事业全面发展起到了促进作用。

(一)《中医药健康服务发展规划(2015—2020 年)》

2015 年 4 月 24 日,国务院办公厅印发《中医药健康服务发展规划(2015—2020年)》(以下简称《规划》),《规划》明确了 7 项主要任务:一是大力发展中医养生保健服务,支持中医养生保健机构发展,规范中医养生保健服务,开展中医特色健康管理;二是加快发展中医医疗服务,鼓励社会力量提供中医医疗服务,创新中医医疗机构服务模式;三是支持发展中医特色康复服务,促进中医特色康复服务机构发展,拓展中医特色康复服务能力;四是积极发展中医药健康养老服务,发展中医药特色养老机构,促进中医药与养老服务结合;五是培育发展中医药文化和健康旅游产业;六是积极促进中医药健康服务相关支撑产业发展,支持相关健康产品研发、制造和应用,促进中药资源可持续发展,大力发展第三方服务;七是大力推进中医药服务贸易,吸引境外来华消费,推动中医药健康服务走出去。《规划》的第六项任务为中药资源的开发与利用及中医药的健康发展起到了政策保障。

(二)《中医药发展战略规划纲要(2016—2030 年)》

2016 年 2 月 22 日,国务院印发了《中医药发展战略规划纲要(2016—2030 年)》(国发〔2016〕15 号)(以下简称《纲要》)。《纲要》把中医药发展上升为国家战略,对新时期推进中医药事业发展作出了系统部署。《纲要》明确了今后一个时期中医药发展的重点任务:一要切实提高中医医疗服务能力,完善覆盖城乡的中医医疗服务网络,促进中西医结合和民族医药发展,放宽中医药服务准入,推动"互联网＋"中医医疗;二要大力发展中医养生保健服务,加快服务体系建设,提升服务能力,促进中医药与健康养老、旅游产业等融合发展;三要全面做好中医药理论方法继承,加强中医药传统知识保护与技术挖掘,强化中医药师承教育;四要着力推进中医药创新,加强对重大疑难疾病、重大传染病的联合攻关,推动重大中药新药创制取得新进展;五要全面提升中药产业发展水平,加强中药资源保护利用,推进中药材规范化种植养殖,促进中药工业转型升级,构建现代中药材流通体系;六要大力弘扬中医药文化,

发展中医药文化产业;七要积极推动中医药海外发展,加强对外交流合作,扩大中医药国际贸易。《纲要》提出的重点任务中强调了加强中药资源的保护利用,推进中药材规范化种植养殖,着力推进中医药创新,推动重大中药新药的创制,为新时期中医药的发展再次明确了方向。

(三)《全国道地药材生产基地建设规划(2018—2025年)》

2018年12月18日,农业农村部会同国家药品监督管理局、国家中医药管理局编制了《全国道地药材生产基地建设规划(2018—2025年)》(以下简称《规划》)。《规划》的重要任务包括提升道地药材生产科技水平、提升道地药材标准化生产水平、提升道地药材产业化水平及提升道地药材质量安全水平4个方面。提升道地药材生产科技水平中提到加强基础研究,深入开展道地药材野生资源保护、优良品种选育、生态种植等基础研究,保障野生资源永续利用和药材的优质生产。推进育种创新,保护利用道地药材种质资源。加快建设一批标准高、规模大、质量优的道地药材种子种苗繁育基地,提高道地药材供种供苗能力。在提升道地药材标准化生产水平方面,要求推进按标生产,依托龙头企业、农民合作社等新型经营主体,构建“龙头企业＋合作社(种植大户)＋基地”的生产经营模式,带动农民按标生产、规范管理,推进道地药材全程标准化生产。在提升道地药材产业化水平方面,强调加强现代化加工基地建设,重点开展中药材产地加工,开发中药材功能性食品及保健品,提高产品附加值,推进加工工艺创新。最后在提升道地药材质量安全水平方面,提出在加快标准化生产的基础上,突出重点、突破难点,提升道地药材的质量安全水平,确保道地药材产品符合国家相关标准要求,推广绿色生产技术。

道地药材是中医药事业发展的基石,加强道地药材资源保护和生产管理,规划引导道地药材生产基地建设,推进标准化、规范化生产,稳步提升中药材质量,对于实施健康中国战略和乡村振兴战略具有十分重要的意义。

(四)《关于促进中医药传承创新发展的意见》

2019年10月20日,《中共中央 国务院关于促进中医药传承创新发展的意见》(以下简称《意见》)发布,提出了包括健全中医药服务体系、发挥中医药在维护和促进人民健康中的独特作用、大力推动中药质量提升和产业高质量发展、加强中医药人才队伍建设、促进中医药传承与开放创新发展、改革完善中医药管理体制机制等6个方面的意见。在“促进中医药传承与开放创新发展”方面,特别强调“挖掘和传承中医药宝库中的精华精髓,加快推进中医药科研和创新,推动中医药开放发展”。《意见》最后指出了“少数民族医药是中医药的重要组成部分,有关地方可根据本意见,制定和完善促进本地区少数民族医药发展的相关政策举措”。

（五）《关于加快中医药特色发展若干政策措施》

2021 年 1 月 22 日,国务院办公厅印发《关于加快中医药特色发展的若干政策措施》(以下简称《政策措施》),《政策措施》指出,要进一步落实《中共中央　国务院关于促进中医药传承创新发展的意见》和全国中医药大会部署,遵循中医药发展规律,认真总结中医药防治新冠肺炎经验做法,破解存在的问题,更好发挥中医药特色和比较优势。《政策措施》从夯实中医药人才基础、提高中药产业发展活力、增强中医药发展动力、完善中西医结合制度、实施中医药发展重大工程、提高中医药发展效益、营造中医药发展良好环境等 7 个方面实施。

《政策措施》通过调整中药注册分类,开辟具有中医药特色的注册申报路径,构建"三结合"的审评证据体系等创新举措,在保持中药传统优势的基础上,进一步加大以临床价值为导向的中药创新研制力度,激发创新要素向传统中医药领域聚集,为中药产业优化结构、转换动能注入新的活力。《政策措施》明确,相关部门将联合实施道地中药材提升工程。加强道地药材良种繁育基地和生产基地建设。制定中药材采收、产地初加工、生态种植、野生抚育、仿野生栽培技术规范,推进中药材规范化种植,鼓励发展中药材种植专业合作社和联合社。推动建设一批标准化、集约化、规模化和产品信息可追溯的现代中药材物流基地,培育一批符合中药材现代化物流体系标准的初加工与仓储物流中心。

《政策措施》是对中共中央、国务院中医药工作决策部署再贯彻再落实,是对《意见》各项政策的再部署再细化,加快健全符合中医药规律特点的政策体系,加快推动解决中医药发展实践中面临的突出问题,加快中医药有特色、高质量地发展,更好实现中医药传承创新。

（六）《推进中医药高质量融入共建"一带一路"发展规划（2021—2025 年）》

为全面提升中医药参与共建"一带一路"质量与水平,助力构建人类卫生健康共同体,2021 年 12 月 31 日,国家中医药管理局和推进"一带一路"建设工作领导小组办公室共同制定了《推进中医药高质量融入共建"一带一路"发展规划（2021—2025年）》,计划到 2025 年,中医药政府间合作机制进一步完善,医疗保健、教育培训、科技研发、文化传播等领域务实合作扎实推进,中医药产业国际化水平不断增强,中医药高质量融入共建"一带一路"取得明显成效。

《推进中医药高质量融入共建"一带一路"发展规划（2021—2025 年）》站在新发展阶段起点上,围绕推进共建"一带一路"高质量发展总体要求,充分发挥中医药特色和多元价值优势,进一步深化中医药国际交流合作,从政府合作、医疗、科研、贸易、产业、区域国际合作、教育、文化等 8 个方面提出了"十四五"时期推进中医药高质量融入共建"一带一路"的重点任务,并设置了7个专栏,这8个方面是:一是聚焦政府间和国际组织框架下合作,深化全球卫生治理,着力构建传统医学合作伙伴关系;二是聚焦国际抗疫合作,打造高水平医疗服务平台,深化医疗卫生合作,着力增加优质中医药服务供给;三是聚焦科技交流、科研平台建设与重大装备研发,深化科技创新合作,着力塑造中医药发展新优势;四是聚焦扩大中药类产品贸易,做大做强中医药服务贸易,扩大中医药国际市场准入,深化国际贸易合作,着力培育中医药发展新优势;五是聚焦提升企业"走出去"水平,建设中外合作产业园,加强中药材产业合作,提升产业数字化水平,深化健康产业合作,扩大中医药产业规模;六是聚焦与区域战略协同对接,发挥各类开放平台作用,深化区域国际合作,推进中医药开放发展;七是聚焦国际学历教育与培训合作,加强中医药国际人才队伍建设,提升国际教育水平;八是聚焦国际传播,打造亮点品牌,深化文化交流合作,着力增强中医药国际影响力。

(七)《"十四五"中医药发展规划》

2022年3月3日,国务院办公厅印发《"十四五"中医药发展规划》(国办发〔2022〕5号)(以下简称《规划》),本次《规划》是新中国成立以来首个由国务院办公厅印发的中医药五年发展规划,是继《中医药发展战略规划纲要(2016—2030年)》《中共中央 国务院关于促进中医药传承创新发展的意见》《关于加快中医药特色发展的若干政策措施》之后,对中医药发展作出的进一步全局性、战略性、保障性谋划,是"十四五"时期贯彻落实中共中央、国务院关于中医药工作的决策部署,推动中医药振兴发展的纲领性文件。《规划》全面对接新发展阶段、新发展理念和新发展格局,统筹医疗、科研、产业、教育、文化、国际合作等重点领域,全面发挥中医药多元价值,规划了中医药高质量发展的新思路和重点任务。

《规划》部署了10个方面重点任务,包括建设优质高效中医药服务体系、提升中医药健康服务能力、建设高素质中医药人才队伍、建设高水平中医药传承保护与科技创新体系、推动中药产业高质量发展、发展中医药健康服务业、推动中医药文化繁荣发展、加快中医药开放发展、深化中医药领域改革以及强化中医药发展支撑保障,并安排了11类共44项重大工程项目。对于发展民族医药,《规划》采取了加大对民族医药政策措施支持、支持民族医医院基础建设、加强民族医药人才培养和加强民族医药科技传承创新的措施。提出在中医药标准化、中医药临床疗效与安全性评价、中药质量控制、中药新药研发、中医智慧诊疗等方向建设一批国家工程研究中心。具体强调了加强开展基于古代经典名方、名老中医经验方、有效成分或组分等的中药新药研发,支持儿童用中成药创新研发,推动设立中医药关键技术装备项目。

同时,对"推动中药产业高质量发展"方面,重点提出加强中药资源保护与利用、加强道地药材生产管理、提升中药产业发展水平、加强中药安全监管 4 个方面的具体措施。

(八)《"十四五"国民健康规划》

2022 年 4 月 27 日,国务院办公厅印发《"十四五"国民健康规划》(以下简称《规划》),全面推进健康中国建设。《规划》部署了包括"促进中医药传承创新发展"在内 7 个方面的任务,要求充分发挥中医药在健康服务中的作用,夯实中医药高质量发展基础。《规划》明确了 2025 年发展目标,包括中医药独特优势进一步发挥、中国特色基本医疗卫生制度逐步健全、人均预期寿命在 2020 年基础上继续提高 1 岁左右等。在具体指标设定上,《规划》提出,到 2025 年,设置中医临床科室的二级以上公立综合医院比例达到 90%。

《规划》要求,充分发挥中医药在健康服务中的作用,实施中医药振兴发展重大工程,实施中医药健康促进行动,推进中医治未病健康工程升级。提升地市级以上中医医院优势专科和县级中医医院特色专科服务能力,力争全部县级中医医院达到医疗服务能力基本标准。丰富中医馆服务内涵,促进中医适宜技术推广应用。探索有利于发挥中医药优势的康复服务模式。建立和完善国家重大疑难疾病中西医协作工作机制与模式。推进中医药博物馆事业发展,实施中医药文化传播行动,推动中医药文化进校园。《规划》强调"夯实中医药高质量发展基础",通过开展中医药活态传承、古籍文献资源保护与利用,提升中医循证能力,促进中医药科技创新,加快古代经典名方制剂研发,加强中药质量保障,建设药材质量标准体系、监测体系、可追溯体系,推动教育教学改革,构建符合中医药特点的人才培养模式,健全中医医师规范化培训制度和全科医生、乡村医生中医药知识培训机制。

二、自治区近年来出台的中医药发展政策分析

在国家大力支持中医药发展的背景下,广西壮族自治区根据自身特色和实际情况,近年来也出台了一系列对中医药发展的利好政策,涉及的内容包括中药材保护和发展、健康医药产业发展、中医药壮医药人才培养、中医药壮瑶医药传承创新发展、中药材壮瑶药材产业高质量发展、中药技术研究及新药研发等方面,强调发挥中医药壮瑶医药等民族医药特色优势作用,促进民族医药传承、创新、发展。相关政策的颁布与实施,对促进健康广西建设,传承和弘扬中医药文化,保障和促进中医药事业发展,挖掘广西中医药资源优势,为进一步加快中医药、民族医药强区具有重大意义,为广西中医药事业发展提供有力的法制保障。

(一)《关于加快大健康产业发展的若干意见》

2019年6月13日,自治区政府印发《关于加快大健康产业发展的若干意见》(桂政发〔2019〕33号),发展壮大健康医疗医药产业方面,要求发展健康医药产业。以特色中药民族药、海洋生物医药和医疗器械为重点,以南宁、桂林、柳州、梧州、玉林、钦州等市生物医药产业园区为载体,培育发展新兴健康医药产业集群。建立一批规模化、标准化、规范化、品牌化中药壮瑶药药材生产示范基地和知名企业,研发一批有自主知识产权的中药壮瑶药新药,加快推动一批海洋生物医药关键技术和优势药物的研发突破,形成以创新药物研发和高端智能医疗设备制造为龙头的健康医药产业链。

(二)《广西中药材保护和发展规划实施方案(2015—2020年)》

为贯彻落实《国务院办公厅关于转发工业和信息化部等部门中药材保护和发展规划(2015—2020年)的通知》(国办发〔2015〕27号)精神,进一步加强广西中药材保护,促进广西中医药民族医药产业持续健康发展,自治区政府2016年3月25日发布了《广西中药材保护和发展规划实施方案(2015—2020年)》。主要任务包括加强野生中药材资源保护、强化优质中药材生产供应、增强中药材领域技术创新能力、推进中药材生产组织创新、加快构建中药材质量保障体系、构建中药材生产服务体系、构建中药材市场体系和现代流通体系等7个方面。其中,在"强化优质中药材生产供应"方面,要求"开展濒危稀缺中药材种植养殖、建设大宗优质中药材生产基地、建设中药材良种繁育基地、发展中药材产区经济"。通过"强化中药材基础研究、加强传统中药材生产技术继承创新、开展濒危稀缺中药材繁育技术研究、发展中药材现代化生产技术、促进中药材综合开发利用"进行增强中药材领域技术创新能力。同时,培育现代中药材生产企业,推进中药材基地共建共享,提高中药材生产组织化水平。在保障措施上,本方案整合部门资金,鼓励和引导自治区千亿元产业、战略性新兴产业、科技创新、创业投资引导、中小企业发展、生态保护、产业扶贫等专项资金倾斜支持中药材保护和发展。

(三)《关于促进中医药壮瑶医药传承创新发展的实施意见》

自治区政府2020年4月12日印发了《关于促进中医药壮瑶医药传承创新发展的实施意见》(以下简称《实施意见》),《实施意见》从健全中医药壮瑶医药服务体系、发挥中医药壮瑶医药在维护和促进人民健康中的独特作用、大力发展中医药壮瑶药养生保健服务、大力推动中药壮瑶药质量提升和产业高质量发展、加强中医药壮瑶医药人才队伍建设、促进中医药壮瑶医药传承与开放创新发展、完善中医药壮瑶医药管理体制机制及政策措施等6个方面提出了进一步加快中医药壮瑶医药发展的新举措,加快推进中医药壮瑶医药传承创新发展。

《实施意见》强调"大力推动中药壮瑶药质量提升和产业高质量发展。要加强中药壮瑶药材质量控制、促进中药壮瑶药饮片和中成药质量提升、改革完善中药壮瑶药制剂注册管理、加强中药壮瑶药质量安全监管。建立自治区级药用动植物种质资源库,评定一批道地药材良种繁育和生态种植基地,建设一批初加工与仓储物流中心""加强中医药壮瑶医药人才队伍建设。培养造就一批高水平中医壮瑶医临床人才和多学科交叉的中医药壮瑶医药创新型领军人才和创新团队"。在"促进中医药壮瑶医药传承与开放创新发展"方面,要求"挖掘和传承中医药壮瑶医药宝库中的精华精髓,加快推进活态传承,完善学术传承制度。完善中医药壮瑶医药产学研一体化创新模式"。《实施意见》出台以来,自治区充分发挥好中医药"五种资源"优势和"六位一体"作用,不断健全符合广西特色的中医药传承创新制度体系,加快推进中医药壮瑶医药传承创新发展。

(四)《促进全区中药材壮瑶药材产业高质量发展实施方案》

2020年12月25日,自治区政府办公厅印发了《促进全区中药材壮瑶药材产业高质量发展实施方案》(桂政办发〔2020〕98号)(以下简称《实施方案》),《实施方案》紧紧围绕自治区《关于促进中医药壮瑶医药传承创新发展的实施意见》中"大力推动中药壮瑶药质量提升和产业高质量发展"任务目标,针对中药材产业高质量发展"堵点难点"和产业链"短板",出台相应措施加以解决。其中工作措施主要为科学规划优势区域优势品种、紧紧依托终端药企发展订单种养、实行以基地为核心的生产模式、大力培育新型经营主体、构建中药壮瑶药材质量保障体系、强化人才技术支撑、推动产业融合发展等7个方面。

在"科学规划优势区域优势品种"方面,强调"优先发展市场需求量大、广西资源禀赋好、药食同源的中药材壮瑶药材品种。坚持优势区域重点发展,推进中药材壮瑶药材'一县一品'和'一品一产'战略实施,划定各个品种重点发展区域,优先扶持发展,打造道地药材生产基地"。

在"依托终端药企发展订单生产"方面,提出"引导中医医疗机构、中药企业与农民合作社、家庭农场、种养大户等中药材壮瑶药材生产主体共建'定制药园'。支持国有农林场与大型药企直接建立中药材壮瑶药材'点对点'生产供应关系,建设规模化中药材壮瑶药材生产基地"。

在"实行以基地为核心的生产模式"方面,要求"坚持规模化、专业化、标准化生产,打造一批中药材壮瑶药材生产示范基地"。

在"强化人才技术支撑"方面,要求"加强中药材壮瑶药材种质资源保护利用。

建立珍稀濒危野生药用动植物种质资源保护区,加大对濒危和野生中药材壮瑶药材资源的保护力度。加快选育、提纯、复壮一批道地性强、药效明显、质量稳定的中药材壮瑶药材新品种,保障野生资源永续利用和药材优质生产。同时,建立良种繁育推广体系,建立人才培养和协同创新体系,依托广西中药材壮瑶药材资源保护中心,在南宁市建设中药材壮瑶药材技术引领核心区。制定中药材壮瑶药材产业人才发展规划和人才激励政策,支持企业、高校、科研机构、医疗机构等开展'定制型'人才培养和引进工作,支持农、林、医(药)类高校增设中药材壮瑶药材相关专业"。

在"推动产业融合发展"方面,重点要求大力开发既是食品又是中药材的物质产品,充分发挥广西药食两用动植物资源丰富的优势。扶持产地初加工,建立"种养+产地初加工+专业化储存"的示范基地。打造"桂字号"中药材壮瑶药材知名品牌,开展"桂十味"道地药材遴选、认定和培育,培育广西特有优势中药材壮瑶药材品种和特色品牌。加大扶持、引导和服务力度,助力企业培育和保护中药材壮瑶药材品牌。

(五)《广西壮族自治区中医药条例》

2021年7月1日,《广西壮族自治区中医药条例》(以下简称《条例》)正式实施。《条例》分为8章,共54条,包括总则、中医药服务、中药保护与产业发展、人才培养与科技创新、传承保护与文化传播、保障措施、法律责任以及附则。《条例》提出,壮医药、瑶医药等民族医药是中医药的重要组成部分,自治区采取措施充分发挥壮医药、瑶医药等民族医药作用,促进壮医药、瑶医药等民族医药传承、创新与发展。

关于中药保护与产业发展,《条例》对中药材种植养殖、加工、流通以及桂产道地中药材品牌打造作了具体规定,要求加强中药材生产、流通等环节的全过程管理,提升我区中药材品牌竞争力;加强对中药饮片代煎和中药配送服务监管和引导,切实维护中药市场秩序和消费者合法权益;依法对医疗机构中药制剂的生产、调剂使用进行监管,推动医疗机构中药制剂调剂使用审批流程简化。在人才培养与科技创新方面,《条例》提出,支持和发展中医药师承教育,建立全区统一的名中医评审制度;支持院校毕业生、执业医师和药师到基层服务,并给予优惠待遇。《条例》的出台,对促进健康广西建设,传承和弘扬中医药文化,保障和促进中医药事业发展,挖掘广西中医药资源优势,进一步发挥中医药在治病救人等方面的独特优势具有重大意义,将广西中医药事业发展进一步纳入法制轨道。

(六)《广西科技强桂三年行动方案(2021—2023年)》

2021年8月9日,自治区党委办公厅、自治区政府办公厅印发了《科技强桂三年行动方案(2021—2023年)》,方案中提到要"提升科技支撑生命健康的创新供给能力。开展中药民族药、化学药、生物技术药等生物医药产业和医疗器械产业的技术研究与产品开发。加强中药前沿技术、新工艺和新产品的研发以及名优产品二次开发，攻克制约'桂十味'等药材全产业链发展的关键核心技术，研发功能保健品。重点发展中药民族药新药、生物制品新药以及针对重大疾病的化学药原料药和制剂新药"。

（七）《广西中医药壮瑶医药发展"十四五"规划》

2022年1月27日，自治区政府印发《广西中医药壮瑶医药发展"十四五"规划》（以下简称《规划》）。《规划》重点任务主要体现在提升中医药壮瑶医药服务能力、建设高素质中医药壮瑶医药人才队伍、推动中医药壮瑶医药科技创新发展、协调推进中医药壮瑶医药产业高质量发展、扎实推进中医药壮瑶医药文化繁荣发展、构建中医药壮瑶医药开放发展新格局、全面深化中医药壮瑶医药改革等7个方面。

《规划》明确，以"桂十味"道地药材及31种区域特色药材、药食同源药材为研究重点，开展药材全产业链过程研究，开展广西壮瑶药材国家标准和质量控制关键技术研究，开展来源于广西特色药材的保健品、食品、食品添加剂、饲料产品、日化品、中兽药等开发研究。健全赋予中医药科研机构和人员更大自主权的管理制度，建立知识产权和科技成果转化权益保障机制，促进科技成果转化。

《规划》强调，协调推进中医药壮瑶医药产业高质量发展，对50种广西道地药材的种质资源实行定期和专题普查，动态监测其价格、质量与资源量，重点打造"桂十味"品牌，加强道地药材地理标志登记保护，努力打造"一县一品"道地药材种植基地发展模式。加快中医药壮瑶医药行业战略性重组，加快实现广西中医药产业规模提升。推进巴马国际长寿养生旅游胜地、西江生态旅游带建设，支持河池市大健康和文旅产业集群建设。建立健全中药材生产、加工、运输配送、仓储和中药饮片、中成药全产业链质量追溯系统。

第二节　广西中药资源科技创新

创新是引领发展的第一动力，科技创新更是新药研发的立足之本。中药资源的利用质量和效率与科技实力息息相关，科技创新能力的强大能为提高中药资源的利用和保存能力带来强劲的发展动力，同时也能为中药产业的经济发展提供持久活力。本节将从广西中药资源科技创新环境和广西中药知名企业科技创新现状2个角度对当前广西中药资源科技创新能力进行描述。

随着人民群众日益增长的健康需求，中医药事业的发展面临着许多新情况、新问题，为了适应快速变化的中医药大环境，科技创新能力作为重要驱动力是衡量该产业能否持续健康发展的关键因素。科技创新能力包括创新人才、创新平台等多个要素。本节就广西各中医药资源相关的重点实验室、相关科研成果及转化情况、知名本土中药企业及其代表性品种等进行分析介绍,为把握广西中药资源科技创新能力现状及科技创新能力的进一步提升提供依据。

一、中药资源科技创新平台及成果分析

科技创新平台主要包括依托高校在内所建立的各大实验创新平台以及对应的成果孵化基地。下面分别从发展历程、科研人员、科研方向和研究成果等多个方面分析广西与中医药相关的 10 个国家及省级重点实验室情况,以及相关科技创新成果转化及获奖情况等。从基础实验平台到成果转让孵化,从实验室研究方向到成果受让企业,较为全面展示了广西中药资源科技创新平台综合实力及科技创新活力。

(一) 科技创新平台基础

中医药重点实验室是科技创新体系的重要基础设施之一,是组织高水平科学研究、推动学术发展、聚集和培养优秀科技人才、开展国内外学术交流、开放共享先进创新资源的重要基地。在科研平台基础方面,广西主要有 2 个国家重点实验室及 6 个自治区和省级实验室,见表 5-1。

1. 广西亚热带生物资源保护利用重点实验室 广西亚热带生物资源保护利用重点实验室是广西第一个依托于高校建设的学科型国家重点实验室。实验室是在"广西亚热带生物资源保护利用国家重点实验室培育基地"基础上,整合广西大学和华南农业大学优势力量,于 2011 年 3 月立项建设,2014 年 7 月通过科技部验收,2017 年在国家重点实验评估中获"良好"成绩,同年获科技部认定为示范型国际科技合作基地。该实验室目前设有农林资源保护与利用、作物育性发育与遗传改良、作物抗逆与养分高效利用、水牛遗传改良与快速扩繁等 4 个方向。

2. 省部共建药用资源化学与药物分子工程国家重点实验 省部共建药用资源化学与药物分子工程国家重点实验室成立于 2001 年,依托单位是广西师范大学,2005 年被广西科技厅确认为首批广西壮族自治区重点实验室,2008 年获批准为教育部重点实验室,2010 年获批准为省部共建国家重点实验室培育基地,2016 年获批准为省部共建国家重点实验室。该实验室的主要研究方向包括药用资源的药效物质基础与作用机制、药用资源活性先导物及其金属药物化学、药用资源药效物质转运系统与药物载体研究。

3. 广西药用资源化学与药物分子工程重点实验室 广西药用资源化学与药物分子工程重点实验室是由 2001 年广西教育厅批准建立的由生物无机与配位化学、天然产物研究与开发、生命过程与环境分析科学 3 个广西高校重点建设实验室整合

组建而成,2005 年 1 月被广西科技厅确认为首批广西壮族自治区重点实验室。2005 年 7 月教育部批准作为国家教育部和广西壮族自治区省部共建的教育部重点实验室立项建设。实验室的建设计划于 2005 年 9 月顺利通过教育部专家组的现场论证。2007 年 12 月 19 日顺利通过了教育部专家组的验收成为教育部重点实验室。目前该实验室的主要研究方向包括药用资源化学、生物无机与无机药物化学 2 个方向。

4. 广西中药药效研究重点实验室　广西中药药效研究重点实验室是 2005 年经广西科技厅批准设立的第一批省级重点实验室。2013 年 9 月,广西中医药大学与泰国孔敬大学签订合作协议,实验室与该校"补充替代医学研究中心"共同组建"中-泰传统药物研究联合实验室"。2015 年 11 月,实验室与澳大利亚格里菲斯大学 Eiskitis 研究所合作建立"中-澳传统药物现代研究联合实验室"。实验室以抗炎免疫药理为主要研究方向,开展中药药效的作用评价及作用机制研究、中药药效物质基础研究、影响中药药效相关因素以及传统中药药性理论和配伍规律的研究。

5. 广西中医基础研究重点实验室　2007 年,广西中医基础研究重点实验室被认定为广西重点实验室培育基地。2010 年经广西科技厅批准,实验室被认定为广西重点实验室。实验室设置有中医传统学术理论发掘整理与创新研究、八桂医学挖掘整理与研究、中医优势病种防治的基础研究、中医方证相关的基础研究等多个研究方向。

6. 广西植物功能物质研究与利用重点实验室　广西植物功能物质与资源持续利用重点实验室前身是广西植物功能物质研究与利用重点实验室,依托于广西壮族自治区中国科学院广西植物研究所,2010 年 10 月被广西区科技厅批准认定为第三批广西壮族自治区重点实验室,2022 年 1 月根据学科发展需要更改为现名,是广西首个集"资源—化学—开发"为一体的植物学研究平台。该实验室的主要研究方向包括植物功能活性物的发现、结构优化与评价,植物功能物质制备关键技术与功能产品研发,特色植物资源保护与可持续利用。

7. 广西中药质量标准研究重点实验室　广西中药质量标准研究重点实验室是依托于广西中医药研究院建立的广西壮族自治区重点实验室,2010 年由广西壮族自治区科技厅正式认定。实验室围绕广西中药和民族药的科学发展需要,针对中药化学成分及药效物质基础、重要质量控制与分析方法、中药化学对照品制备及其技术标准等科学问题。开展中药化学成分、药效物质基础、化学对照品制备及中药质量控制的基础和应用基础研究。

8. 广西壮瑶药重点实验室　广西壮瑶药重点实验室为广西壮族自治区重点实验室,2014 年由广西壮族自治区科技厅批准成立,由广西国际壮医医院以"统一管理,资源共享"的原则建立。包含壮瑶药理论及品种鉴定与资源开发研究、壮瑶药物质基础与质量控制研究、壮瑶药药效筛选与安全性评价研究、壮瑶药制剂与新产品开发研究4个主要研究方向。

9. 广西药用资源保护与遗传改良重点实验室　广西药用资源保护与遗传改良重点实验室依托于广西药用植物园于2010年12月组建成立,是以药用资源保护和遗传改良为重点研究方向,集药用资源分类鉴定、引种保存、种质评价、遗传育种、良种繁育为主要内容的实验室。

10. 广西三七综合利用技术重点实验室　广西三七综合利用技术重点实验室培育基地于2014年经广西科技厅批准正式筹建,共建单位为中恒集团广西中恒创新医药研究有限公司。2017年8月,正式通过认定,主要研究方向包括注射用血栓通安全性再评价、三七种植关键技术、三七系列产品开发利用。

表5-1　广西壮族自治区各实验室基本信息[1]

序号	名称	人员构成	科研成果
1	广西亚热带生物资源保护利用重点实验室	教授级研究人员13人、副教授级3人、"国家百千万人才工程"第一、二层次人选和国家"新世纪人才工程"国家级人选5人。博士生导师11人,博士学位者15人	发表研究论文1418篇,培育新品种70个,获发明专利授权195件;获国家自然科学二等奖一项,国家科技进步奖二等奖2项,省部级科技奖一等奖9项
2	省部共建药用资源化学与药物分子工程国家重点实验	现有固定人员55人,其中有国家"万人计划"领军人才1名,国家"百千万人才工程"人选3名,国家有突出贡献中青年专家3名,国家自然科学基金杰出青年科学基金获得者1名,英国皇家化学会会士1名,广西杰出青年科学基金获得者12名	已在国际国内刊物上发表学术论文495篇。获省级以上科技奖励11项,包括广西科学技术特别贡献奖1项;广西自然科学奖一等奖4项、二等奖3项;广西科学技术进步奖二等奖2项。获得中国授权发明专利132项。引导化学学科已进入ESI全球1%的学科范围,并在1%范围的机构中排名0.66‰(816/1231)在进入ESI 1%的中国大陆机构排名92/152
3	广西药用资源化学与药物分子工程重点实验室	研究人员共36人,有国家"百千万人才工程"第一、二层次人选1名,教育部新世纪"优秀人才支持计划"人选2名和"广西十百千人才工程"第一层次人选1名,广西"新世纪十百	已在国际国内刊物上发表学术论文700多篇,SCI、EI收录300余篇;获得广西科学技术进步奖一等奖1项、二等奖3项、三等奖5项。申报国家发明专利24项,获得专利授权6项

[1]　数据来源:各实验室门户网站。

（续表）

序号	名称	人员构成	科研成果
3		千人才工程"第二层次人选6名	
4	广西中药药效研究重点实验室	实验室由中国工程院院士肖培根、刘昌孝研究员担任学术委员会主任委员会和副主任委员；科研团队现有24人组成，其中二级教授4人，广西终身教授1人	获中华中西医结合学会科技进步一等奖1项，中华中医药学会科学技术奖二等奖2项，中国民族医药科学技术发明一等奖1项，广西科学技术进步奖一等奖5项。获发明专利授权17件，国家标准1项；获国家新药证书1件，保健食品批文1项；发表论文500多篇
5	广西中医基础研究重点实验室	实验室有固定研究人员44名，其中高级职称33名，具有博士学位25名	发表学术论文200多篇，出版专著10余部；申请发明专利19项。实验室目前获得广西科学技术进步奖一等奖1项，二等奖2项，中华中医药学会学术著作奖三等奖1项；广西第十五次社会科学优秀成果奖二等奖1项、三等奖1项，中国中西医结合学会科学技术奖三等奖2项，广西医药卫生适宜技术推广奖一等奖1项，二等奖4项，三等奖9项
6	广西植物功能物质研究与利用重点实验室	实验室现有固定科技人员35人，其中研究员6人，副研究员12人，助理研究员13人，有博士学位8人，在读博士生2人，硕士生导师6人	获得广西科学技术进步奖二等奖4项、三等奖1项，广西技术发明三等奖1项，广西自然科学三等奖2项。在国内外刊物发表论文240多篇；撰写专著4部，合著5部。授权国家发明专利34项、实用新型专利12项；编制并获颁布实施国家标准2部、食品安全企业标准1部、广西地方标准9部；实现科研成果转化或技术服务30项
7	广西中药质量标准研究重点实验室	实验室固定研究人员40人，其中正高职称8人，副高职称12人，中初级职称20人	获国家、省、厅级科技奖项21项，其中广西科学技术进步奖二等奖1项，广西自然科学奖二等奖1项，广西科学技术进步奖三等奖4项，广西技术发明奖三等奖2项；中国民族医药学会科学技术奖三等奖1项，广西卫生适宜技术推广奖一等奖3项。出版10余本专著，发表研究论文近300篇。申请国家发明专利50余件，获专利授权20余件。制定自治区级以上标准46项，其中

（续表）

序号	名称	人员构成	科研成果
7			国家药典标准 1 项,广西地方标准 7 项,广西壮药地方标准 34 项,广西医疗机构制剂批件 4 件
8	广西壮瑶药重点实验室	实验室主任朱华教授,邀请国家药典委员、长江学者庾石山一级教授为实验室首席科学家。实验室现拥有固定人员 44 人,其中教授/研究员 20 人,副教授/副研究员/高级实验师 20 人	壮瑶药理论成果《瑶药材犁头草、铁皮石斛的研究》《壮瑶药研究(第六期)》等专著由广西科学技术出版社正式出版发行。"壮药材学创建与质量标准研究成果"获广西科学技术奖自然科学类二等奖;壮瑶药协同创新成果"广西产壮药材铁皮石斛生长途径调控与品质相关性的研究"获中国民族医药协会科学技术奖一等奖;"壮药旱田草等 5 个品种质量评价与标准研究"成果获广西医药卫生适宜技术推广奖一等奖。壮瑶药协同创新产业化成果效益显著,协同研制了"桂北芦丁槐米""薏米百益粉""防疫香囊"及"沙罗玉山佛茶"等 4 个新产品
9	广西药用资源保护与遗传改良重点实验室	现有固定人员 43 人,其中,具有高级职称的科技人员 12 人,具有中级职称的科技人员又 22 人,具有初级职称的有 4 人	共发表论文 22 篇;指定的地方标准已有 14 个获广西壮族自治区质量监督局批准,4 个已经申报并已送审完成
10	广西三七综合利用技术重点实验室	实验室固定研究人员 32 人,其中正高职称 2 人,副高职称 4 人,中级职称 17 人	成立以来发表科研论文 60 多篇,获得国家级奖励 1 项,区级奖励 6 项,市级奖励 7 项

(二) 中医药相关科技创新成果转化及获奖情况

2021 年广西重大科技成果转化项目共 1 501 项,其中中医药类相关项目共 27 项,占比 1.7%,包括各类中药有效成分的提取方法,中药复方制剂的研究开发和用于中药材生产开发的机械装置等,见表 5-2、5-3、5-4、5-5。由表中数据可知南宁、柳州、桂林和玉林 4 个城市实现成果转让的数量占 2/3 以上,成果受让企业包含广西万寿堂药业有限公司、桂林三金药业股份有限公司和广西玉林制药集团有限责任公司等老牌知名企业。

表 5-2　2021 年度第一批广西重大科技成果转化项目名单[1]

序号	地市	成果名称	成果转让方/投资企业名称	成果受让方/转化方/注册企业名称	交易完成/成果登记/落实投资时间
1	南宁	一种汉防己中生物碱的提取方法	/	广西大海阳光药业有限公司	2021 年 7 月 23 日
2	柳州	一种多功能便携式中医药雾化器	柳州市燕群信息网络有限公司	柳州市盘瑶科技有限公司	2021 年 5 月 13 日
3	柳州	一种调理亚健康状态的壮药组合及其制备方法	广西奕琦科技有限公司	柳州昕霖科技有限公司	2021 年 4 月 19 日
4	柳州	一种中草药研磨装置	柳州市华元数控设备有限公司	柳州瑶保堂医药科技有限公司	2021 年 9 月 23 日
5	梧州	治疗中华鳖腮腺炎的中药制剂及其制备方法	梧州市景泰养鳖专业合作社	梧州市德祥生态科技发展有限公司	2021 年 9 月 15 日
6	贵港	一种感冒内病外治的中药活性组分及其生产方法	/	广西源安堂药业有限公司	2021 年 8 月 6 日
7	贺州	一种三七的立体栽培方法、大宁党参的种植方法	贺州市八步区南乡镇众康中药材种植农民专业合作社	广西花瓣雨特色中药材种植有限公司	2021 年 5 月 25 日

表 5-3　2021 年度第二批广西重大科技成果转化项目名单

序号	地市	成果名称	成果转让方/投资企业名称	成果受让方/转化方/注册企业名称	交易完成/成果登记/落实投资时间
1	南宁	一种治疗跌打损伤、风湿性关节炎的中药制剂及其制备方法	/	广西万寿堂药业有限公司	2021 年 9 月 15 日
2	南宁	伊血安颗粒的检测方法	/	广西万寿堂药业有限公司	2021 年 2 月 22 日
3	桂林	桃红四物汤中药复方制剂的研究开发	苏州泽达兴邦医药科技有限公司	桂林三金药业股份有限公司	2021 年 3 月 9 日
4	桂林	苓桂术甘汤中药复方制剂的研究开发	苏州泽达兴邦医药科技有限公司	桂林三金药业股份有限公司	2021 年 3 月 9 日

[1]　数据来源:广西壮族自治区科学技术厅官网。

(续表)

序号	地市	成果名称	成果转让方/投资企业名称	成果受让方/转化方/注册企业名称	交易完成/成果登记/落实投资时间
5	桂林	四妙勇安汤中药复方制剂的研究开发	苏州泽达兴邦医药科技有限公司	桂林三金药业股份有限公司	2021 年 3 月 9 日
6	梧州	一种预防禽流感的中药饲料添加剂	岑溪市丰溢农业科技有限公司	岑溪市外贸鸡场有限公司	2021 年 9 月 30 日
7	防城港	一种活血行淤抗癌保健菜籽油	广西中连智浩科技有限公司	防城港澳加粮油工业有限公司	2020 年 12 月 18 日
8	贺州	一种铁皮石斛根尖组培快速繁育方法	广西康琳化学试剂有限公司	广西正能农林健康产业有限公司	2021 年 10 月 9 日
9	河池	一种毛木耳的栽培方法	广西南岜仔科技有限公司	广西东农智慧实业有限公司	2021 年 9 月 30 日

表5‑4 2021 年度第三批广西重大科技成果转化项目名单

序号	地市	成果名称	成果转让方/投资企业名称	成果受让方/转化方/注册企业名称	交易完成/成果登记/落实投资时间
1	南宁	一种中药材提取系统	/	恒拓集团南宁仁盛制药有限公司	2021 年 11 月 10 日
2	桂林	一种中药生产用研磨装置	/	桂林欧润药业有限公司	2021 年 11 月 12 日
3	梧州	中华利华制药试验检验分析系统 V1.0、ZKLH 仿制药反向研究软件 V1.0	北京中科利华医药研究院有限公司	广西嘉进药业股份有限公司	2020 年 12 月 14 日
4	玉林	一种中药饮片涡轮粉碎设备	/	广西宝康源药业有限公司	2021 年 11 月 1 日
5	玉林	一种中药饮片敞开式烘箱	/	广西宝康源药业有限公司	2021 年 11 月 1 日
6	河池	一种用于中医药材加工的研磨装置	/	广西河丰药业有限责任公司	2021 年 11 月 5 日
7	来宾	一种制药用中药饮片烘干装置	/	广西双蚁药业有限公司	2021 年 10 月 29 日
8	梧州	从三七总皂苷中提纯 R1 和 Rb1 的方法	/	广西梧州制药(集团)股份有限公司	2021 年 10 月 5 日

表5-5　2021年度第四批广西重大科技成果转化项目名单

序号	地市	成果名称	成果转让方/投资企业名称	成果受让方/转化方/注册企业名称	交易完成/成果登记/落实投资时间
1	柳州	一种便于药渣分离的中药用反应釜	广西未来系科技有限公司	广西柳州泰司乐医药科技有限公司	2021 年 11 月 1 日
2	玉林	一种治疗尿路结石病的中药及其制备方法	/	广西玉林制药集团有限责任公司	2021 年 12 月 6 日
3	玉林	一种治疗睡眠障碍的中药组合物及制备方案	/	广西玉林制药集团有限责任公司	2021 年 12 月 6 日

2021年度广西未获得中医药相关的国家奖项，获得省级奖项包括科学技术进步奖和自然科学奖共3项，见表5-6。获奖单位主要包括广西中医药大学第一附属医院和广西医科大学第一附属医院在内的各个医院，以及广西中医药大学等其他相关单位。

表5-6　2021年广西获得中医药相关的国家及省级获奖情况

序号	奖项名称	成果名称	获奖人	获奖单位
1	广西自然科学奖二等奖	中壮药保护GM性聋机制及相关细胞技术应用	宣伟军，黄力毅，唐俊波，陈思仲，陈壮，韦瑀龙	广西中医药大学第一附属医院，广西医科大学第一附属医院，广西中医药大学附属瑞康医院（广西中西医结合医院）
2	广西科学技术进步奖一等奖	"四象脾土和五脏"治未病模式的构建与应用	谢胜，刘园园，刘倩，周晓玲，愿婷，柳莹，刘礼剑，梁谊深，廖薇，劳祥婷，张丽敏，谭金晶，陈雅璐，黎丽群，吕志华	广西中医药大学第一附属医院，广西中医药大学，柳州市中医医院（柳州市壮医医院）广西中吴智达健康产业发展集团有限公司
3	广西科学技术进步奖三等奖	抗肝痛新靶点发现及广西特色中药的应用研发	阳洁，黄替松，刘丽敏，邓志华，陈洁，骆敏，覃贵慧，黄国林，黎骊，胡高裕	广西医科大学，右江民族医学院，右江民族医学院附属医院

二、广西中药知名企业科技创新现状分析

广西是中药材资源大省，中药企业在广西的发展空间充足，近年来中药企业旺盛的发展活力使其在科技创新发展上起到了较大的支撑作用。中药企业是中药行

业经济的重要组成部分,企业的科技创新水平也对中药资源的开发利用起到关键作用。以桂林三金药业股份有限公司、广西花红药业股份有限公司和广西金嗓子集团等知名企业为代表的广西中药企业近年来发展势头良好,各类企业代表性药物持续占领市场份额,并逐步扩大品种竞争力,为企业发展提供了良好的基础。

(一) 代表性中成药品种

广西代表性中成药品种主要以各大知名药企的名牌产品为主,如桂林三金药业股份有限公司的桂林西瓜霜和花红药业的花红片等,还包括各类常用复方制剂,如金银三七胶囊、湿毒清胶囊和复方鱼腥草颗粒等。功能主治涵盖内科、外科、妇产科、五官科和儿科,既有能满足家庭日常需求的各类清热制剂和跌打损伤药,也包括针对性强适用性广的重大疾病用药。见表5-7。

表5-7 广西代表性中药品种基本情况

序号	通用名	组成	功能主治
1	桂林西瓜霜	西瓜霜、煅硼砂、黄柏、黄连、山豆根、射干、浙贝母、青黛、冰片、无患子果(炭)、大黄、黄芩、甘草、薄荷脑等	清热解毒、消肿止痛
2	三金片	金樱根、菝葜、羊开口、金沙藤、积雪草等	用于下焦湿热所致的热淋、小便短赤、淋沥涩痛、尿急频数;急慢性肾盂肾炎、膀胱炎、尿路感染见上述证候者
3	花红片	一点红、白花蛇舌草、鸡血藤、桃金娘根、白背叶根、地桃花、薏苡等	清热解毒、燥湿止带、祛瘀止痛
4	消肿止痛酊	木香、桂枝、牛膝、沉香、樟脑、薄荷、薄荷脑等	舒筋活络、消肿止痛
5	金银三七胶囊	银杏叶、金不换、三七、丹参、川芎、乳香、人工麝香、冰片等	理气活血、祛瘀止痛
6	妇炎净胶囊	苦玄参、地胆草、当归、鸡血藤、两面针、五指毛桃等	清热祛湿、调经止带
7	湿毒清胶囊	地黄、当归、丹参、苦参、蝉蜕、黄芩、白鲜皮、土茯苓、甘草等	养血润燥、祛风止痒
8	复方鱼腥草颗粒	鱼腥草、黄芩、板蓝根、连翘、金银花等	清热解毒,用于外感风热引起的咽喉疼痛、急性咽炎、扁桃体炎
9	金嗓子喉宝	薄荷脑、金银花、西青果、桉油、石斛、罗汉果、橘红、八角茴香油等	疏风清热、利咽解毒,用于嗓子疼痛

（续表）

序号	通用名	组成	功能主治
10	肤阴洁	蛇床子、苦参、黄柏、艾叶、醋酸洗必泰、冰片、薄荷脑等	清热燥湿、祛风止痒
11	妇血康	滇桂艾纳香	活血化瘀、止血调经，用于瘀血阻滞所引起的月经量多，经期延长和产后恶露不绝等症
12	骨痛贴膏	川芎、延胡索、乌药、红花等	舒筋活络、温经散寒、祛风止痛
13	复方扶芳藤合剂	扶芳藤、黄芪、红参等	行气活血、舒筋活络，益气补血、健脾养心
14	正骨水	九龙川、木香、海风藤、土鳖虫、豆豉姜、猪牙皂、香加皮、莪术、买麻藤、虎杖等	活血化瘀、舒筋活络、消肿止疼，用于跌打扭伤以及体育运动前后消除疲劳等

（二）代表性中成药企业[1]

在国家相关政策的支持下，近年来广西本土中成药企业的发展走上了快车道，利用资源优势不停推陈出新，包括桂林三金、广西邦琪药业在内的多家药企分别登上了第七届中国最具影响力医药企业百强榜和2021年中药研发实力排行榜等高影响力的知名榜单，广西花红药业和广西金嗓子集团等更是荣获国家级高新技术企业等荣誉称号。随着研发投入的增加，广西各代表性中成药企业的专利申请数量也在持续增加，切实将资源优势转变为专利优势，为广西中医药的可持续性发展奠定基础。

1. **桂林三金药业股份有限公司**　桂林三金药业股份有限公司是一家专门从事中药、天然药物研究和生产的医药企业，也是中国最早生产现代中药制剂的厂家之一，前身为桂林市中药厂，始建于1967年，由国家投资19万元筹建。三金药业有国家基本药物品种88种，国家中药保护品种20种。该公司在2021年度进入第七届中国最具影响力医药企业百强榜，2021中成药企业TOP100，2021年广西高新技术企业百强和2021中国500最具价值品牌排行榜。企业专利分布类型及近5年专利发布数量趋势可见图5-1。该企业专利发布数量近年来均比较稳定，其中外观设计和发明公布占比超过七成。

---

[1]　企业专利分布类型及数量数据来源于企查查app。

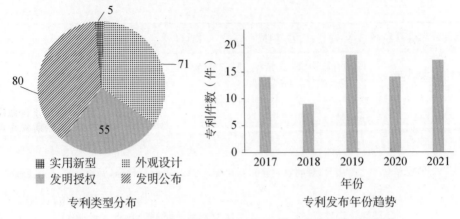

专利类型分布　　　　　　　专利发布年份趋势

图 5-1　桂林三金药业股份有限公司近五年企业专利类型及趋势

　　企业近 5 年来营业总收入及研发投入趋势见图 5-2。除因受疫情影响 2020 年营业总收入有所滑落以外,近年来该企业营业总收入总体态势表现良好,2021 年上升幅度超过 10%。公司研发投入逐年上升,2021 年研发投入相较 2017 年增长了约 3 倍。

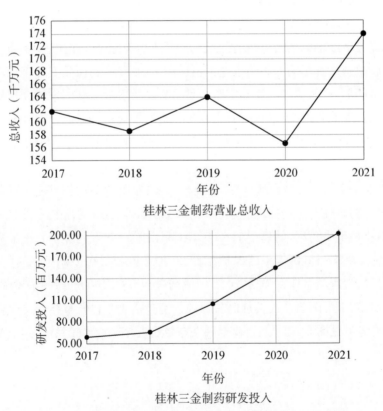

桂林三金制药营业总收入

桂林三金制药研发投入

图 5-2　桂林三金药业股份有限公司近 5 年营业收入及研发投入

2. 广西花红药业股份有限公司　广西花红药业股份有限公司是集药材种植、科研、生产、销售为一体的国家重点中成药企业,始建于 20 世纪 70 年代初。经过 50 年发展历程,通过独资、合资、并购等方式,逐渐发展形成药品经营、药品生产销售及女性健康服务等产业结构,相继成立花红医药、金松药业、金瑞药业等子公司。公司拥有 65 个药品文号和一系列保健品、消毒产品、食品、化妆品和医疗器械等产品,有 31 个品种列入《国家基本医疗保险、工伤保险和生育保险药品目录(2021 年版)》,其中花红片、花红胶囊、花红颗粒、消肿止痛酊、葛根芩连丸、解毒生肌膏等 13 个产品为全国独家产品,拥有独立知识产权。2021 年进入广西高新技术企业百强榜,并获得国家级高新技术企业称号。

企业专利类型及近 5 年来专利发布数量趋势见图 5 - 3,花红集团近年来专利发布数量逐年上升,专利类型中外观设计占比超过五成。

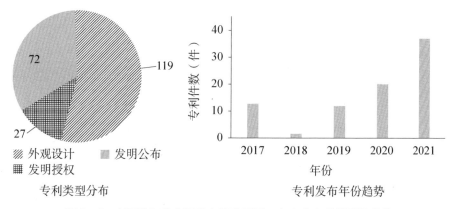

图 5 - 3　广西花红药业股份有限公司近五年企业专利类型及趋势

3. 广西金嗓子集团　广西金嗓子集团原为柳州市糖果二厂,始建于 1956 年 3 月 6 日,1994 年公司自筹资金 780 万元成立广西金嗓子制药厂。1998 年经柳州市人民政府批准,由广西金嗓子制药厂和柳州市糖果二厂改制成立。公司专注于制药和食品健康产业,主要产品有金嗓子喉片等 60 多种药品,以及老土司元春酒、花生牛轧糖、月饼等 10 多种传统食品。代表性品种有金嗓子喉片、无糖金嗓子喉宝、金嗓子健康糖、金银三七胶囊、银杏叶片和罗汉果玉竹颗粒等。广西金嗓子集团已成为我国中成药生产企业 50 强,广西企业 100 强之一,荣获中国驰名商标、国家级高新技术企业、中国优秀诚信企业、全国守合同信用企业、广西首批优秀科技型企业、广西质量效益型先进企业、柳州市纳税大户等荣誉称号。企业专利分布类型见图 5 - 4,该企业发布专利中,外观设计占到了九成以上。

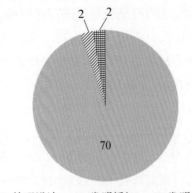

图5-4 广西金嗓子集团专利类型

4. 广西梧州中恒集团 广西梧州中恒集团全称"广西梧州中恒集团股份有限公司",是一家跨行业、现代化、集团化经营的上市公司,拥有制药、房地产、保健食品等主营业务,形成了以中药制造业为核心主导产业、房地产为成熟基础产业、保健食品为新增长产业的发展战略。企业在运用中医中药理论研究开发的跌打、心脑血管、妇科领域用药上具有优势。代表性品种有中华跌打丸、妇炎净胶囊两大主营产品,注射用血栓通、结石通片等多个产品被评为高新技术产品。企业连续两年进入广西企业品牌价值榜,并荣获2021年度最佳投关奖。

企业近5年来营业收入及研发投入趋势见图5-5。该公司近年来营收状况良

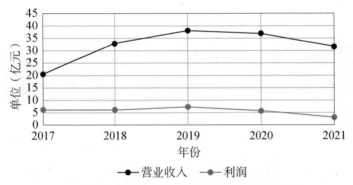

广西梧州中恒集团股份有限公司财务分析

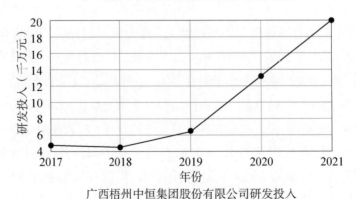

广西梧州中恒集团股份有限公司研发投入

图5-5 广西梧州中恒集团近五年营业收入及研发投入

好,但在这两年出现小幅度降低。此情形下该公司的研发投入却是逐年升高,近2年涨幅超过五成。

5. 广西玉林制药集团　广西玉林制药集团是康臣药业集团的成员企业之一,前身为创立于1956年的玉林制药厂,是一家以中成药和天然药物研发、生产、销售为主业的中药制药企业,是国家商务部首批认定为"中华老字号"的企业。玉林制药的业务已拓展到中药饮片加工、中药材种植与经营、药用空心胶囊制造、国内国际贸易等领域。代表性品种有正骨水、湿毒清胶囊、鸡骨草胶囊、云香精、银蒲解毒片、珍黄胶囊(珍黄丸)、三七伤药胶囊等9个剂型74个品种。企业连续两年进入广西企业品牌价值榜,并荣获国家级高新技术企业等荣誉称号。

企业专利分布类型及近5年来专利发布数量趋势见图5-6。近年来该企业专利发布数量逐年减少,该企业所发布的专利类型中主要是外观设计,其次是发明公布,实用新型的专利数量为2件。

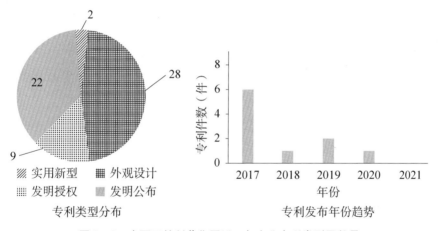

实用新型　外观设计
发明授权　发明公布
专利类型分布

专利发布年份趋势

图5-6　广西玉林制药集团近五年企业专利类型及数量

6. 广西邦琪药业集团有限公司　广西邦琪药业集团有限公司成立于2011年3月,由广西邦琪药业集团有限公司(前身为广西邦琪药业有限公司)和旗下的广西邦琪远东药业有限公司、广西钦州北生药业有限公司、广西邦琪药物研究有限公司和广西百琪贸易有限公司等组成,是一家集科研、生产、销售、服务为一体的综合性企业集团。公司拥有片剂、胶囊剂、颗粒剂、茶剂、丸剂、合剂、糖浆剂、口服溶液剂、煎膏剂、酒剂、酊剂、搽剂、洗剂等15个剂型现代化生产线。煎膏剂年产量突破1000吨,是广西最大的煎膏剂生产基地。代表性品种包括国家级新药抗宫炎颗粒、复方鱼腥草颗粒、麻杏止咳膏、止咳平喘膏、喉舒宁胶囊、维C银翘胶囊等;常规中药消炎

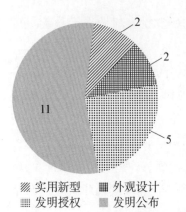

图5-7 广西邦琪药业集团
有限公司专利类型

片、百咳静糖浆、舒肺糖浆、感冒安片、感冒灵颗粒等产品。进入2021年广西民营企业100强榜单、广西企业品牌价值榜和2021年中国中药研发实力排行榜TOP50。该企业专利类型分布见图5-7,其中发明公布占比超过五成,2019年拥有2项发明专利。

(三)代表性中药饮片企业

近年来,广西中药饮片企业的发展也受到广泛关注。以广西日田药业集团有限责任公司和广西仙茱中药科技有限公司为代表的创新型企业2021年专利发布数量再创新高,为在发展中更好保护中药资源,在生产中更高效利用中药资源提供了可能,为广西中医药行业的持续发展提供了保障。

1. 广西日田药业集团有限责任公司 广西日田药业集团有限责任公司成立于2001年4月,是由一家有着40多年制药生产经验的国有企业改制而成。公司经营范围包括片剂、颗粒剂、硬胶囊剂、糖浆剂和搽剂生产销售;中药饮片生产销售;中药材收购,中药材加工销售;自营和代理各类商品和技术的进出口。获得国家高新技术企业和柳州市清热饮片中成制药工程技术研究中心等荣誉称号。

企业专利分布类型及近5年来专利发布数量趋势见图5-8。该企业专利发布类型中实用新型占比超过四成,2021年专利发布数量创近年来新高。

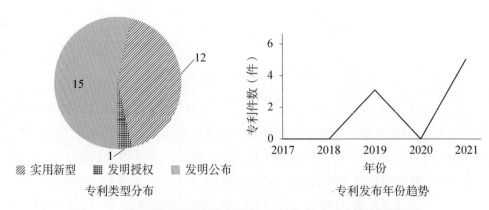

图5-8 广西日田药业集团有限责任公司近五年企业专利类型及趋势

2. 广西仙茱中药科技有限公司 广西仙茱中药科技有限公司是广西柳州医药股份有限公司的全资控股子公司。成立于2015年,注册资本3 000万元,是一家集采收、加工、仓储、销售、科研、物流配送于一体的综合性科技创新型中药企业。曾获得国家高新技术企业和省级企业技术中心等荣誉称号,进入年度中国医药行业成长50强榜单。企业专利分布类型及近5年来专利发布数量趋势见图5-9。近两年来该企业专利发布数量逐年递增,总发布专利类型中实用新型和发明公布占比较大。

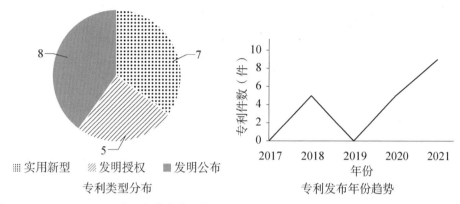

图5-9 广西仙荣中药科技有限公司近五年企业专利类型及趋势

3. 广西源安堂药业有限公司 广西源安堂药业有限公司是一家集科研、生产、销售、服务于一体、拥有超亿元固定资产、年生产能力超10亿元规模,是我国"十一五""十二五""十三五"广西民族品牌特色药生产企业。现有员工300余人。公司主要药物有肤阴洁复方黄松洗液、肤阴洁复方黄松湿巾、源安堂银胡感冒散、源安堂肠胃散、源安堂朱虎化瘀酊等。进入2021年广西企业品牌价值榜,并获得国家高新技术企业和省级专精特新企业等荣誉称号。企业专利分布类型及近5年来专利发布数量趋势见图5-10。该企业发布专利中发明公布占比近五成,近年来专利发布数量趋于稳定。

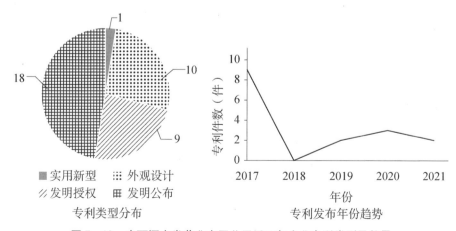

图5-10 广西源安堂药业有限公司近五年企业专利类型及数量

4. 广西万寿堂药业有限公司 广西万寿堂药业有限公司成立于2002年2月。公司以妇科、心脑血管药为发展方向依托广西丰富的中药材资源,发掘传统壮医药。公司拥有60多个品种,独家产品有伊血安颗粒、决明山绿茶、金莲胃舒片、明目滋肾片等。公司注重企业自主创新,自主研发的现代壮药中药三类新药"伊血安颗粒",是国家处方发明专利。广西万寿堂药业有限公司后荣获国家民委"十一五""十二五"民族特需品定点生产企业、"自治区高新技术企业""自治区文明单位""自治区和谐企业""南宁市十佳创新型企业"等20多项荣誉称号。

企业专利分布类型及近5年来专利发布数量趋势见图5-11。该企业专利发布类型中发明公布占比最大,实用新型占比较小;近5年来该企业均有专利发布,年均发布3.2件专利。

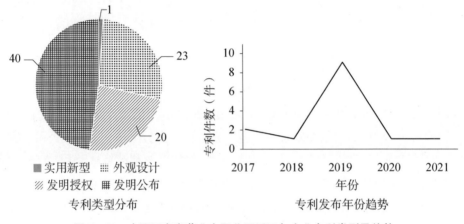

图5-11 广西万寿堂药业有限公司近五年企业专利类型及趋势

5. 广西强寿药业集团有限公司 广西强寿药业集团有限公司成立于1981年,注册资金3000万元,固定资产3.9亿元。是通过国家GMP认证的制药企业,并获得了中华人民共和国进出口企业资格证书,各类专业技术研发人员220人,企业职工逾千人。目前拥有国家发明专利20多项,注册商标60余个。

主导产品有国家级专利产品益智康脑丸(原名脑萎缩丸)、牛至肝康丸(原名乙肝康丸)、解毒通淋丸、黄精覆益胶囊、加大百桉抗菌液(原名菌必扑)、六堡茶等系列产品。其中部分产品已获得了广西科技厅颁发的高新技术产品证书,部分产品荣获美国政府颁发的FDA通关证书。近年开发的新产品有三高一酸茶、DE钙胶囊、息风止痛颗粒、前列康泰胶囊、疱疹病毒片等。被国家科技部评为"高新技术企业"、梧州市"明星企业""产业化龙头企业"。

企业专利分布类型及近 5 年来专利发布数量趋势见图 5-12。该企业发布专利中,发明公布占比超过五成,但近两年来该企业并无专利发布。

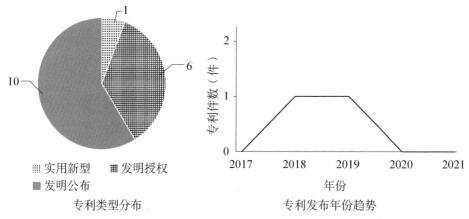

图 5-12　广西强寿药业集团有限公司近五年企业专利类型及趋势

第三节　广西中药资源的综合利用

丰富的中药资源是地缘优势带来的宝藏,但只有加以合理运用才能找到打开宝藏的钥匙。"桂十味"道地药材及 31 种区域特色药材综合利用就是打开宝藏的关键一环。本节将结合目前文献报道,总结分析"桂十味"道地药材及 31 种区域特色药材综合利用情况,并对中药壮瑶药创新药研发及特色中成药二次开发情况进行分析介绍,为广西中药资源的进一步高效、科学综合开发利用提供依据。

一、"桂十味"及 31 种区域特色药材综合利用

广西是我国的"天然药库""生物资源基因库"和"中药材之乡",其独特的地理优势、地质结构和优越的自然条件孕育了丰富的南药资源。以"桂十味"道地药材及 31 种区域特色药材、药食同源药材为研究重点,开展药材全产业链过程研究,开展广西壮瑶药材国家标准和质量控制关键技术研究,开展来源于广西特色药材的保健品、食品、食品添加剂、饲料产品、日化品、中兽药等开发研究。依托道地南药的品种优势、品质优势和品量优势,大力提升广西中药原料产品的核心竞争力,推进广西中药原料科技产业的现代化、国际化、跨越式和可持续发展。

(一)"桂十味"道地药材

"桂十味"道地药材的治病功效丰富多样,其综合利用涉及的疾病领域包括心血

管疾病、代谢性疾病、肿瘤、抗菌消炎等,甚至在保健品、食品、日用化工、轻工业和农林等领域存在多元交叉利用的特点。对其主要化学成分的掌握有助于进一步加深该药材的综合利用,下面从药材的主要功效、主要化学成分及其综合利用情况进行总结分析,见表5-8。

表5-8 "桂十味"道地药材综合利用情况

名称	主要功用	主要化学成分	综合利用情况
肉桂	樟科植物肉桂的干燥树皮,始载于《神农本草经》,被列为上品,为常用中药材。主要功效有引火归原、温肾助阳、补火助阳、散寒止痛,用于治疗肾阳虚证、寒凝痛证、月经不调、痛经闭经以及虚阳上浮等[1]	主要含有挥发油(肉桂醛、肉桂醇)、多糖类成分、多酚类成分(如5-羟基水杨酸乙酯、丁香酸)、黄酮类成分(槲皮素、山柰酚)及微量元素等,其中还含有肉桂酸、桂皮酸、丁香酸和胆碱等其他成分[2]	疾病领域:具有扩张血管、抗胃溃疡、抗肿瘤、抗菌、抗炎、抗氧化、抗酪氨酸酶、降糖、降脂、降尿酸等多种药理作用[3],临床上主要以中药复方的形式应用于心血管疾病(益气强心汤)、胃肠道疾病(肉桂五味散、肉桂散)、糖尿病(温阳健脾汤、金匮肾气丸)、肾病(右归丸、温阳补肾汤)、风湿类疾病(阳和胶囊)及妇科疾病(大黄汤、痛消饮)等方面的治疗[4]。 其他领域:在日用化工、轻工业、食品行业中常被广泛应用为天然抗氧化剂、防腐剂、添加剂、天然的名贵香料、香精,添加于烤制的面包、点心、酒类、烟类、可乐类饮料、腌制肉类食品及化妆品中[5]
罗汉果	葫芦科多年生藤本植物罗汉果的果实,因疗效独特,素有"长寿之果"和"神仙果"的美称。《中药志》中记载,味甘、性凉,具有清热润肺,利咽开音、润肠通便之功效,用于治疗肺热燥咳、咽痛失音、肠燥	生物活性成分主要有葫芦烷三萜类化合物(罗汉果苷)、黄酮类物质(槲皮素、山柰酚)、多糖类物质、蛋白质及氨基酸、油脂类、微量元素等[1]	疾病领域:报道有止咳祛痰、抗氧化、降血糖、保肝、抗肿瘤、抗菌、降血脂等方面的药理作用,临床上可用于治疗高血压、肺结核、哮喘、胃炎、百日咳、急慢性气管炎和急慢性扁桃体炎等疾病,常与止咳化痰类中药配伍制成止咳化痰复方制剂,如复方罗汉果止咳片、复方罗汉果止咳冲剂、清肺罗汉果糖浆等,利咽药品有罗汉果泡腾片、罗汉果咽喉片等。罗汉果叶可用于治疗咽喉痛、

[1] 国家药典委员会.中华人民共和国药典:一部[M].北京:中国医药科技出版社,2020.

[2] 侯小涛,郝二伟,秦健峰,等.肉桂的化学成分、药理作用及质量标志物(Q-marker)的预测分析[J].中草药,2018,49(1):20-34.

[3] 高铭哲,李婷,田晨琪,等.肉桂化学成分与药理作用研究进展[J].亚太传统医药,2021,17(11):201-205.

[4] 林红强,周柏松,谭静,等.肉桂的化学成分、药理活性及临床应用研究进展[J].特产研究,2018,40(2):65-69.

[5] 陈旭,刘畅,马宁辉,等.肉桂的化学成分、药理作用及综合应用研究进展[J].中国药房,2018,29(18):2581-2584.

（续表）

名称	主要功用	主要化学成分	综合利用情况
罗汉果	便秘[1]		咳嗽[2]。 其他领域：作为保健品和新药开发的原料，被开发为众多大健康食品、保健食品，如罗汉果龟苓膏、罗汉果桂花茶、罗汉果人参茶、夏桑菊冲剂、罗汉果汁粉、罗汉果保健糖等。同时还开发出了许多罗汉果饮料和食品，如罗汉果复合饮料、罗汉果酒、罗汉果蛋糕、罗汉果糖、罗汉果饼干等，罗汉果是天然甜味剂。生活中还可以用来煲汤、炖肉[3]
山豆根	豆科植物越南槐的干燥根及根茎，又名"广豆根"，为中医喉科实热证要药。山豆根性寒，味苦，有毒，具有清热解毒、消肿利咽的功效，可用于治疗火毒蕴结、咽喉肿痛、牙龈肿痛、口舌生疮，也用于湿热黄疸、肺热咳嗽以及心律失常等症[4]	含有生物碱类（苦参碱；氧化苦参碱）、黄酮类（三叶豆紫檀苷、山豆根素）、多糖、三萜类（羽扇豆醇）、酚类、有机酸、微量元素等多种化学成分，其中生物碱类和黄酮类既是含量较高的成分也是主要活性成分，同时生物碱是主要的毒性物质基础[5]	疾病领域：具有抗菌、镇痛抗炎、抗肿瘤、抗病毒、抗氧化、保肝降酶、增强免疫、中枢抑制等药理作用，临床常用于急慢性咽炎、急性扁桃体炎（桂林西瓜霜）、支气管炎、口腔炎症、皮肤炎症、各种肝炎、肿瘤等[6]。作为原料用于生产治疗肝炎、咽喉肿痛（山豆根汤）以及抗肿瘤的产品，或者治疗痔疮、暗疮和皮肤病的产品。山豆根的复方制剂山豆根片、山豆根口服液、复方山豆根冲剂等在临床上常用于治疗急慢性咽炎、扁桃体炎和腮腺炎等疾病，另外山豆根提取物总生物碱或单一生物碱制备的各种制剂（如肝炎灵注射液），在慢性乙型肝炎、慢性活动性肝炎以及乙型脑炎等疾病方面的有良好的治疗，也可用于肝癌的辅助治疗[7]

　　[1]　唐昀彤,侯小涛,杜正彩,等.罗汉果化学成分与药理作用的研究进展及其质量标志物(Q-Marker)预测分析[J].中草药,2021,52(9):2843-2850.

　　[2]　张庆莲,黄娟,吴智惠,等.罗汉果的药理及开发应用的研究概况[J].药学研究,2017,36(3):164-165+186.

　　[3]　董菲,卢凤来,颜小捷,等.广西罗汉果化学物质基础及大健康产品开发利用的研究进展[J].广西科学,2022,29(01):23-33.

　　[4]　国家药典委员会.中华人民共和国药典:一部[M].北京:中国医药科技出版社,2015.

　　[5]　周思雨,陈金鹏,刘志东,等.山豆根的化学成分和药理作用的研究进展[J].中草药,2021,52(05):1510-1521.

　　[6]　李曦,高健美,龚其海.山豆根药理作用及毒性研究进展[J].世界中医药,2022,17(05):743-747+752.

　　[7]　韩馥蔓.山豆根单煎汤剂及其复方汤剂的化学成分、急性毒性及抗炎活性比较[D].北京:中国中医科学院,2017.

（续表）

名称	主要功用	主要化学成分	综合利用情况
八角茴香	木兰科八角属植物八角茴香树的干燥成熟果实，俗称"八角"，明代《本草纲目》中记载，具有温中散寒、理气止痛、健胃止呕等功效，可用于寒疝腹痛、胃寒呕吐、肾虚腰痛、脘腹冷痛等症，是我国卫生部公布的"药食同源"药品[1]	不同部位（根、叶、果实）含有多种化学成分，包括挥发油（茴香油）、苯丙素类、黄酮类（槲皮素、山柰素）、酚酸类（原茶儿酸、没食子酸）、倍半萜内酯类等化合物。还存在萜烯、萜醇、脂肪酸（莽草酸）和甾醇类成分[2]	疾病领域：具有杀虫、抗菌、抗氧化、消炎止痛、缓解疲劳、抗焦虑、抗动脉粥样硬化和神经营养活性等作用，医药上用于治疗神经衰弱、消化不良、疥癣、祛风、促乳、清热、镇痛等症，咳嗽中作为矫味剂，如金嗓子喉宝、复方甘草等。还被用作杀菌剂、驱风剂、兴奋剂[3]。 其他领域：果实可作调味料，叶、果可蒸芳香油（称"茴香油"），用于制造甜香酒、啤酒等食品工业，也是制造牙膏、香皂、香水、化妆品的香料；另外常作为天然抗氧化剂应用于食品添加剂和制药工业，保护食品避免氧化变质[4]。茴香醛还用作紫丁香、山楂、葵花等香精的香基，在工业上还可作为电镀的光亮剂。八角茴香具有潜在的杀虫应用研究价值，是一种很有潜力的天然杀虫剂之一[5]
广西莪术	姜科植物广西莪术的干燥根茎，又名桂莪术、毛莪术，与姜科植物蓬莪术及温郁金共同作为中药莪术的来源，既是我国传统中药，也是壮瑶药的主要品种。传统功效为行气破血、消积止痛，在壮药理论中还能够通调龙、火两路[6]	主要包含挥发油和姜黄素2大类成分，倍半萜类化合物（莪术醇、莪术酮、莪术二酮等）为挥发油主要成分，二苯基庚烷类化合物为姜黄素主要成分。还含有多糖、酚酸类、三萜类化合物（β-谷甾醇、羽扇豆醇）、酯类化合物（月桂酸甘油酯、正十三烷	疾病领域：具有促进血液循环、助消化、抗肿瘤、抗凝血、抗血栓、抑菌、抗炎镇痛、抗病毒、保肝、降血糖等作用，如开发的药品莪术油葡萄糖注射液、莪术油乳剂等，在抗肿瘤、抗病毒、抗菌、抗炎等方面都有非常好的疗效[1]。古代医家常用莪术配伍不同中药治疗小儿疳积（三棱莪术汤）、痛经（过期饮）、妊娠恶阻（香术散）、胸痹心痛（琥珀散）、跌扑伤痛（蓬莪术散）等疾病，临床常与其他活血疗伤药联合应用，醋制后祛瘀止痛作用增强。广西莪术目前在抗卵巢癌、结直

［1］国家药典委员会.中华人民共和国药典:一部[M].北京:中国医药科技出版社,2020.

［2］阳小勇,唐荣平.八角茴香的化学成分及应用研究[J].中国调味品,2018,43(08):194-195.

［3］侯振丽,胡爱林,石旭柳,等.八角茴香的化学成分及生物活性研究进展[J].中药材,2021,44(08):2008-2017.

［4］张丽,王玉真,高爽,等.香辛料精油提取工艺、抑菌活性及开发应用的研究进展[J].中国调味品,2019,44(12):162-166.

［5］黄开顺,黎贵卿,安家成,等.八角特色资源加工利用产业发展现状[J].生物质化学工程,2020,54(6):6-12.

［6］陈晓军,韦洁,苏华,等.莪术药理作用的研究新进展[J].药学研究,2018,37(11):664-668+682.

（续表）

名称	主要功用	主要化学成分	综合利用情况
广西莪术		酸单甘油酯）、甾体化合物（豆甾醇）等[1]	肠癌和鼻咽癌方面研究较多[2]。 其他领域：因花形奇特，苞片艳丽多姿，花香淡雅，目前多作为观赏园艺，培育出的品种有宫粉郁金、玛瑙桂莪术、香凝南岭莪术[3]
龙眼	无患子科植物龙眼的假种皮，俗称"桂圆"，也叫龙目、圆眼等，始载于《神农本草经》，有"果中极品"之称号。具有养血安神、补益心脾的功效，用于健忘失眠，气血不足，血虚萎黄等[4]	主要化学成分为糖类、脂类、皂苷类、多肽类、酚类（儿茶素、阿魏酸）、挥发性成分、氨基酸（谷氨酸、天冬氨酸）及微量元素[5]	疾病领域：具有延缓衰老、抗氧化、抗癌、调理免疫力、降血糖、抑菌等药理作用，龙眼肉及其提取物具有改善记忆，增加骨密度和增强免疫力（洋参桂圆滋补冲剂）等保健功能，多用于补益心脾（桂圆琼玉冲剂、归脾汤）等[6]。 其他领域：以龙眼为原料做成保健酒、口服液等形态保健食品，少量还以浸膏、饼干、饮料等形式存在[7]。如制成"桂圆蛤蚧口服液""桂圆药酒""龙眼枣仁安神液""桂圆膏"等保健产品；可配制多种中成药，如升气养元糖浆、归脾丸、归参补血片、黑归脾丸、桂圆琼玉颗粒等[5]
两面针	芸香科植物两面针的干燥根，最早收载于《神农本草经》，别名蔓椒、两背针、入地金牛等。具有顺气止痛、活血化瘀、祛风通络、解毒消	含有多种化学成分，主要有生物碱类（苯并菲啶类生物碱、喹啉类生物碱、小檗碱）、香豆素类、木脂素类、脂肪酸类及其他等，还含有甾体类、	疾病领域：有镇痛、抗炎、抗溃疡、抗肿瘤、抗菌以及保护心脑血管等作用[8]。以两面针单味制剂或以两面针为主药的新产品，临床上应用范围集中于治疗烧伤、麻醉、止痛、胃溃疡等。单味制剂如两面针镇痛片，复方制剂主要有活络止痛丸、两面针含片、风湿宁注射液等。近

［1］ 方心怡,张莉莉,邸莎,等.莪术的临床应用及其用量探究[J].吉林中医药,2020,40(7):933-936.

［2］ 李泽宇,曹瑞,郝二伟,等.广西莪术化学成分和药理作用的研究进展及其质量标志物(Q-Marker)预测分析[J].中草药,2021,52(15):4687-4699.

［3］ 黄云峰,徐传贵,韦贵元.广西莪术的研究进展[J].贵州农业科学,2020,48(8):104-110.

［4］ 国家药典委员会.中华人民共和国药典:一部[M].北京:中国医药科技出版社,2020.

［5］ 郝娟,董丽红,池建伟,等.龙眼的健康功效及其健康食品开发的进展[J].现代食品科技,2021,37(8):340-349.

［6］ 陈彦林,逯慧慧,张名位,等.龙眼果肉的健康效应及主要活性物质研究进展[J].广东农业科学,2014,41(12):40-44.

［7］ 张宏康,李蔼琪,林小可,等.龙眼加工研究现状及展望[J].轻工科技,2017,33(1):1-4.

［8］ 扶佳俐,杨璐铭,范欣悦,等.两面针化学成分及药理活性研究进展[J].药学学报,2021,56(8):2169-2181.

（续表）

名称	主要功用	主要化学成分	综合利用情况
两面针	肿等功效,用于风寒湿痹、筋骨疼痛、跌打骨折、牙痛、胃痛、咽喉肿痛、毒蛇咬伤等病症的治疗。在古代中医理论中应用颇多[1]	黄酮类、酯类等成分。氯化两面针碱是两面针最重要的活性成分之一[2]	年来,两面针作为原料被开发成多种制剂,如三九胃泰颗粒、三九胃泰胶囊、复方风湿宁片、宫炎平片、两面针镇痛片等[3]。 其他领域:主要开发为口腔护理用品,如两面针中药牙膏、两面针漱口水等[4]
鸡骨草	为豆科植物广州相思子的干燥全株,是我国重要的特色南药,又名地香根、山弯豆。具有利湿退黄、清热解毒、疏肝止痛功效,可用于湿热黄疸、胁肋不舒、胃脘胀痛、乳痈肿痛等疾病[2]。同属植物毛相思子的全株毛鸡骨草,广泛用作鸡骨草的代用品	含有多种化学成分,主要有三萜、黄酮及生物碱类化学成分,还含有蒽醌、多糖、有机酸、酰胺类、甾醇类、挥发油、氨基酸等以及钙、镁、铁、锌等微量元素[5]	疾病领域:鸡骨草具有保肝护肝、降脂、抗菌和抗病毒、抗肿瘤、抗氧化、抗炎、免疫调节等作用,目前临床主要用于肝胆疾病的治疗,对急、慢性肝炎、病毒性肝炎、胆囊炎、胆石症有良效,如中成药制剂有鸡骨草胶囊、舒肝合剂、鸡骨草丸、结石通片、鸡骨草胶囊、国光乙肝神冲剂、鸡骨草肝炎冲剂、鸡骨草片、肝舒胶囊等,临床上鸡骨草单味药或以复方形式入药[6]。 其他领域:鸡骨草药材除用于医疗机构配方,生产中成药的原料外,在广东、广西地区还用于各种煲汤调料、制作药膳,如鸡骨草煲生鱼汤、鸡骨草红枣汤等,也常用来制作去湿毒的保健凉茶及复合饮料等[7]
鸡血藤	来源于豆科植物密花豆的干燥藤茎,又名血藤、血风藤等,是我国传统的活血补血药物。具有活血补血、调经止痛、舒筋活络的功效。用于月经不调,经闭痛经,风湿	主要含黄酮(芦丁、密花豆素、柚皮素等)、酚酸(没食子酸)、甾醇(β-谷甾醇)、萜类、木脂素(苯丙素)、蒽醌(大黄素甲醚、大黄酚、大黄素、大黄酸等)等化学	疾病领域:具有造血补血、抗血小板聚集、调节脂质代谢、保护心脑血管系统、抗炎镇痛、抗肿瘤、抗氧化、抗病毒、调节酪氨酸酶活性以及抗抑郁等作用。临床常用于妇科疾病、血液系统疾病、风湿痹痛(鸡血藤膏)、肢体麻木和改善恶性肿瘤等症的治疗,尤其对贫血等疾病的治疗。作为原料开发品种众多,用药广泛,

[1] 杨卫豪,覃青云,黄光伟.两面针在口腔护理用品中的应用研究[J].牙膏工业,2008(1):13-16.

[2] 国家药典委员会.中华人民共和国药典:一部[M].北京:中国医药科技出版社,2020.

[3] 文屏,刘秋桃,高咏莉,等.两面针药材研究概况[J].海峡药学,2019,31(1):30-33.

[4] 贾微,何晓微,岑妍慧.壮药两面针化学成分及其临床应用研究进展[J].中国民族医药杂志,2016,22(2):53-56.

[5] 徐柯心,贾子尧,王宝丽,等.鸡骨草化学成分研究进展[J].辽宁中医药大学学报,2017,19(7):125-129.

[6] 李庭树,黄锁义.鸡骨草的化学成分、药理作用及临床应用研究进展[J].中国实验方剂学杂志,2019,25(10):226-234.

[7] 莫童.广西中草药资源开发利用的SWOT分析及对策[D].南宁:广西大学,2008.

（续表）

名称	主要功用	主要化学成分	综合利用情况
鸡血藤	痹痛,麻木瘫痪,血虚萎黄等症[1]	成分。还含有镁、钙、铁、铜、锌、铬及铅等多种微量元素[2]	如用于腰膝酸痛、关节不便、风湿痹痛等症的华佗风痛宝、风湿草药、鸡血藤糖液、鸡血藤膏、抗骨增生丸、骨刺片等,用于妇女血虚、月经不调等症的养血安神丸、活血通经丸等,用于妇科炎症的金鸡冲剂、金鸡胶囊、花红片、花红冲剂等,用于强筋健骨的壮腰健肾丸、金鸡虎补丸等[3,4]。 其他领域:生产低度鸡血藤酒、园艺等[5]
广地龙	来源于钜蚓科动物参环毛蚓的干燥体,具有止咳平喘、祛瘀通络、清热化痰等功效,用于高热神昏、惊痫抽搐、关节痹痛、肢体麻木、半身不遂、肺热喘咳、水肿尿少等病症[1]	包括蛋白质及多肽类(蚓激素)、酶类(蚓激酶、蚯蚓纤溶酶)、氨基酸及二肽类、核苷类(肌苷、次黄嘌呤)、脂肪酸类(琥珀酸)、甾体化合物、溶血磷脂、无机元素(锌、铬、铜、砷、镉)等。传统认为广地龙蚓激酶、次黄嘌呤和琥珀酸为其主要药效成分[6]	疾病领域:具有抗炎、抗菌、抗病毒、抗血栓、心脏保护、降压、增强免疫、促进创面愈合、抗纤维化、抗肿瘤和改善呼吸系统功能等作用[7]。临床上已广泛用于治疗咳嗽、哮喘(桑杏地龙汤)、脑卒中、糖尿病、高血压(地龙降压胶囊)、高血糖(复方龙芪汤)、高血脂、癌症等疾病,药效显著,是脑心通胶囊、疏风通注射液、止咳平喘丸和复方地龙胶囊等中成药重要的原料。地龙可以生产多种中药、西药及兽药,如地龙注射液、普恩复、溶栓、百奥、抗栓、步长胶囊等成药。其含有地龙素、地龙解热素、维生素B族复合体等成分,还可以提取蛋白酶、蚓激酶、蚯蚓纤溶酶等生物药品[8]。

［1］国家药典委员会.中华人民共和国药典:一部[M].北京:中国医药科技出版社,2020.

［2］高志杰,朱彤彤,牛新茹,等.鸡血藤化学成分及药理活性研究进展[J].辽宁中医药大学学报,2022,24(4):67-74.

［3］谭静,林红强,王涵,等.鸡血藤的药理作用及临床应用研究进展[J].中药与临床,2018,9(5):61-65.

［4］张雅琪,陈家宝,梁宁.壮药鸡血藤药理作用及临床应用研究进展[J].亚太传统医药,2018,14(5):23-26.

［5］林谷俞.浅析材料的自然属性在珠宝设计中的运用——以鸡血藤、牛皮和沉香为例[J].明日风尚,2021(13):128-130.

［6］李思维,郝二伟,杜正彩,等.广地龙化学成分和药理作用的研究进展及其质量标志物(Q-Marker)的预测分析[J].中草药,2022,53(8):2560-2571.

［7］商烨,齐丽娜,金华,等.地龙化学成分及药理活性研究进展[J].药物评价研究,2022,45(5):989-996.

［8］唐鼎,涂乾,李娟,等.药用地龙的药理作用和临床研究进展[J].中国药师,2015,18(6):1016-1019.

（续表）

名称	主要功用	主要化学成分	综合利用情况
广地龙			其他领域:保健品方面,将蚯蚓浸出液加入膏、霜、膜中,可消除雀斑,防止太阳辐射,是很好的保健护肤品。亦可作为现代畜牧业、渔业的优良饲料和饵料以及人类的美味佳肴[1]

（二）31 种区域特色药材

在 31 种区域特色药材中,既包含穿心莲、扶芳藤和杜仲等植物类药材,也包括滑石粉和蛤蚧等非植物类药材。目前,31 种区域特色药材在疾病领域的综合利用主要以组成复方的方式为主,如穿心莲临床上以中药复方的形式应用于呼吸道感染、胃溃疡和妇科疾病;粉葛临床主要以中成药及中药复方的形式应用于呼吸道感染疾病、急性肠炎、心脏疾病、食积发热等病证;五指毛桃在临床上常配伍其他药物治疗慢性心力衰竭、肝硬化腹水、脾虚型重症肌无力及脾虚湿困证等多种疾病。随着对 31 种区域特色药材不断开发研究,其综合利用不仅仅在医药领域,在日常生活和工业生产中也非常广泛,如穿心莲在畜牧兽医中作为促生长的饲料添加剂;草珊瑚原料除了药用,在保健食品、饮料、中兽药、饲料、化工等领域有着广阔应用,还可用于绿化美化环境等;槐米在民间使用广泛,用于饼干、保健茶、饮料以及植物染料等的生产等。下面从药材的主要功效、主要化学成分及其综合利用情况进行阐述,见表 5-9。

表 5-9　31 种区域特色药材综合利用情况

名称	主要功用	主要化学成分	综合利用情况
穿心莲	爵床科植物穿心莲的干燥地上部分,主要功效有清热解毒、凉血、消肿、燥湿,中医常用于治疗感冒发热、咽喉肿痛、口舌生疮、顿咳劳嗽、泄泻痢	主要为二萜内酯类(穿心莲内酯)、黄酮类(二氢黄酮)、苯丙素类(反式肉桂酸)、环烯醚萜类(6-表哈帕苷和顺铂),其中还含有生物碱、甾醇类	疾病领域:具有抗炎、抗菌、抗肿瘤、抗病毒、保护心血管、降糖、抑制血小板聚集、保肝等多种药理作用。临床上以中药复方的形式应用于呼吸道感染(配伍百合固金汤)、胃溃疡(小剂量穿心莲)、妇科(妇科千金方)[2]、疟疾、毒蛇咬伤、糖尿病及高血压疾病等方面的治疗。

[1] 宾冬梅.蚯蚓的开发利用研究进展[J].湖南环境生物职业技术学院学报,2006(4):457-460.
[2] 王康华,张英涛,杨秀伟,等.妇科千金方化学成分的研究[J].中国中药杂志,2018,43(11):2300-2312.

（续表）

名称	主要功用	主要化学成分	综合利用情况
穿心莲	疾、热淋涩痛、痈肿疮疡、蛇虫咬伤等[1]	(β-谷甾醇-葡萄糖苷)、酚苷类、四甲基环己烯类、有机酸、三萜类和蛋白质等[2]	其他领域：目前，穿心莲在畜牧兽医中应用日益广泛[3]，除作为促生长的饲料添加剂外，还可增强机体免疫力、防治疾病等
肿节风(草珊瑚)	金粟兰科植物草珊瑚的全株，具有清热凉血、活血消斑、祛风通络的功效，可用于治疗风湿痹痛、跌扑损伤、肿瘤等诸多疾病[4]	主要成分是倍半萜类(金粟兰内酯B)。还含有苯丙素类(咖啡酸)、黄酮类(淫羊藿苷)、香豆素类(6,7-二甲氧基香豆素)及酚酸类等[5]	疾病领域：具有抗菌、抗炎、抗病毒、抗肿瘤等作用，临床上常用于咽炎(肿节风雾化剂)、类风湿关节炎(痹肿消汤)[6]、肺炎、阑尾炎、蜂窝组织炎等疾病的治疗。 其他领域：草珊瑚原料在保健食品、饮料、中兽药、饲料、化工等领域有着广阔的应用，同时，草珊瑚还可用于绿化美化环境[7]
青蒿	菊科植物黄花蒿的干燥地上部分，具有清透虚热、凉血除蒸、解暑、截疟的功效，中医常用于治疗温邪伤阴、夜热早凉、阴虚发热、骨蒸劳热、暑邪发热、疟疾寒热、湿热黄疸。被誉为"清虚热之要药"[1]	主要含有倍半萜(青蒿素)、二萜、黄酮(猫眼草黄素)、苯丙酸、香豆素(东莨菪内酯)、挥发油(蒿酮、樟脑)和多糖等多种类型化学成分[8]	疾病领域：具有解热、抗炎、抗氧化、抗哮喘、抗肿瘤、免疫调节、抗肺纤维化、抗菌、抗病毒等多种药理作用[9]。临床主要应用于阴虚发热(青蒿鳖甲汤)、抗疟疾(青蒿鳖甲汤)、抗肿瘤、抑菌杀虫等疾病的治疗。 其他领域：常作为化妆品添加剂，在畜禽健康生产应用方面也应用广泛[10]
粉葛	豆科植物甘葛藤的干燥根，具有解肌退热、生津止渴、透疹、升阳止泻、通经活络、	包含异黄酮类化合物(葛根素)、三萜类化合物、香豆素和葛根苷类化合物、生物	疾病领域：临床主要以中成药及中药复方的形式应用于呼吸道感染疾病(葛根汤加减)、急性肠炎(葛根芩连汤)、心脏疾病(益气升降汤)、食积发热等(柴平

[1] 国家药典委员会.中华人民共和国药典：一部[M].北京：中国医药科技出版社，2015.

[2] 张晓，唐力英，吴宏伟，等.穿心莲现代研究进展[J].中国实验方剂学杂志，2018，24(18)：222-234.

[3] 郭小清，唐莉苹.穿心莲在畜牧兽医临床中的应用[J].湖北畜牧兽医，2006(8)：29-30＋32.

[4] 陆颂规.肿节风的研究进展[J].中药材，2001(8)：606-608.

[5] 刘丽敏，马武开.中医药对类风湿关节炎关节滑膜作用机制的研究进展[J].世界中西医结合杂志，2012，7(9)：820-822.

[6] 童胜强，黄娟，王冰岚，等.肿节风化学成分的研究[J].中草药，2010，41(2)：198-201.

[7] 蔡清楼，陈玲芳.草珊瑚的应用开发及市场前景探析[J].海峡药学，2010，22(10)：36-38.

[8] 李海波，秦大鹏，葛雯，等.青蒿化学成分及药理作用研究进展[J].中草药，2019，50(14)：3461-3470.

[9] 汪晓河，马明华，张婧婷，等.青蒿药理作用研究进展[J].中国现代应用药学，2018，35(5)：781-785.

[10] 陆宗阳，王依帆，周岩民.青蒿素在养殖中的应用及提取工艺研究进展[J].饲料研究，2015(7)：13-15＋32.

(续表)

名称	主要功用	主要化学成分	综合利用情况
粉葛	解酒毒等功效,可用于发热头痛、项背强痛、眩晕头痛、中风偏瘫、胸痹心痛等的治疗[1]	碱及其他化合物[2]	汤)、麻疹初起(升麻葛根汤)等。 其他领域:用于功能保健食品领域。为药食两用的传统中药,具有较好的保健作用[3],多用于功能保健食品的开发
五指毛桃	五指毛桃为桑科植物粗叶榕的干燥根,有健脾补气、祛痰止咳平喘、舒筋利湿之功效,常用于治疗浮肿脾虚、无力食少、带下、盗汗、产后无乳、肺痨咳嗽、风湿痹痛、水肿、关胀、肝胆湿热、跌打损伤等[4]	主要化学成分有香豆素类(补骨脂素)、氨基酸类、挥发油类、糖类、甾体类、酚类、黄酮类和苯丙素类及各种矿质元素等[5]	疾病领域:具有抗炎镇痛、提高免疫力、镇咳平喘、保肝、抗菌、抗氧化、保护胃黏膜及改善微循环等药理作用,在临床上常配伍其他药物治疗慢性心力衰竭(配扶芳藤、红参、桂枝等)[6]、肝硬化腹水(配黄芪)[7]、脾虚型重症肌无力(配黄芪、白术、党参)及脾虚湿困证(配仙鹤草)等多种疾病,常以中成药的形式用于治疗妇科疾病(妇炎净胶囊)、支气管疾病(复方川贝止咳糖浆)。 其他领域:华南地区民间常用的煲汤材料,并开发了五指毛桃香鸡、茂灵健脾扶正速溶粉、芭香气血通利速溶粉、五指毛桃养血扶正汤料等,同时还有酿酒的应用,具有悠久的药食两用历史
山银花	忍冬科属植物华南忍冬、红腺忍冬、灰毡毛忍东、黄褐毛忍冬的干燥花蕾,具有清热解毒、疏风散热、凉血之功效,临床上主要	主要有挥发油类(烃类)、黄酮类(木樨草素)、有机酸类(绿原酸类)、三萜及皂苷类(裂环马前素)、生物碱类、环烯醚萜类、	疾病领域:具有抗菌、抗炎、抗肿瘤、抗病毒、降血脂、保肝利胆等作用[8],临床上常用于治疗发热(清热银花糖浆)[9]、痢疾(忍冬散)、疮疡(回疮山银花散)、内外痈肿(忍冬汤)、大肠生痈(清肠饮)、咽喉炎(配射干)、乳岩(银花汤)等各种疾病。

[1] 孟晓伟,赖云飞,张普照,等.粉葛化学成分的研究[J].中成药,2022,44(5):1489-1497.

[2] 于钦辉,杜以晴,孙启慧,等.基于功效和物质基础的野葛、粉葛解热和抗病毒作用研究进展[J].中华中医药学刊,2021,39(9):89-94.

[3] 尚小红,曹升,严华兵,等.广西粉葛产业现状分析及其发展建议[J].南方农业学报,2021,52(6):1510-1519.

[4] 郭晨,朱翔宇,马力文,等.岭南传统中药五指毛桃研究进展[J].中药材,2019,42(8):1962-1966.

[5] 黄溥玮,卢健棋,林浩,等.中药五指毛桃的化学成分、药理作用及临床应用研究进展[J].辽宁中医药大学学报,2020,22(12):93-96.

[6] 金政,吴伟,皮建彬.国医大师邓铁涛辨治心力衰竭的经验[J].中国中西医结合杂志,2020,40(6):754-755.

[7] 张赞,张煜涵,张涛.壮药治疗肝脏疾病的研究进展[J].中国中药杂志,2018,43(11):2224-2229.

[8] 国家药典委员会.中华人民共和国药典:一部[M].北京:中国医药科技出版社,2015.

[9] 肖作为,谢梦洲,甘龙,等.山银花、金银花中绿原酸和总黄酮含量及抗氧化活性测定[J].中草药,2019,50(1):210-216.

(续表)

名称	主要功用	主要化学成分	综合利用情况
山银花	用于治疗痈肿疔疮、喉痹、丹毒、热毒血痢、风热感冒、温热发病等症[1]	氨基酸类等化学成分[2]	其他领域:应用于食品、饮料、药品、保健品、化妆品、兽药等各方面
砂仁	姜科植物阳春砂的干燥成熟果实。具有化湿开胃、温脾止泻和理气安胎的功效,在临床上主要用于湿浊中阻,脘痞不饥,脾胃虚寒,呕吐泄泻,妊娠恶阻,胎动不安等病症的治疗[3]	包括以乙酸龙脑酯、樟脑、龙脑等为代表的挥发性成分和以多糖、黄酮苷类(懈皮素)、无机成分以及有机酸类的非挥发性成分[4]	疾病领域:具有抗溃疡、抗炎、抑菌、调节菌群、降血糖、抗氧化、抗血小板聚集和延长凝血时间等药理作用,临床上常用于治疗脾胃气滞(香砂六君丸)、食积不消(香砂枳实丸)、腹痛(腹痛止泻丸)、恶心呕吐(香砂理中丸)等疾病[5]。 其他领域:既可以食用也可以入药,在我国的传统饮食里砂仁还是一种常用的芳香料及调味料[6]
槐米	为豆科植物槐的干燥花蕾,功效是凉血止血、清肝泻火。常用于治疗便血、痔疮出血、崩漏、吐血、肝热目赤、血痢、头晕等证[7]	槐米主要含黄酮(芦丁)、皂苷(桦皮醇及槐二醇等)、甾醇(白桦脂醇等)等成分[8]	疾病领域:具有抗氧化、抗肿瘤、抗炎、抗菌、抗病毒、中枢镇痛、抗抑郁等作用,临床常用于治疗便血、痔血(化痔片)、结肠炎(槐花散)、银屑病(地榆槐花汤)、过敏性紫癜及脓血便(自拟方:槐花去紫汤),并能清泻肝火、潜降肝阳,用于治疗头痛目赤(配菊花、夏枯草)、高血压(配豨莶草)等病[8]。 其他领域:在民间广泛食用,用于饼干、保健茶、饮料以及植物染料等的生产[9]

[1] 曾安琪,华桦,陈朝荣,等.金银花、山银花抗炎药理作用研究[J].中国中药杂志,2020,45(16):3938-3944.

[2] 王青,苏聪平,张惠敏,等.从炎性反应角度探讨清热解毒药的作用机制[J].中国中药杂志,2018,43(18):3787-3794.

[3] 丁敏,吴圣丽,何小凤,等.砂仁中的萜类成分及其降血糖活性[J/OL].中国中药杂志:1-6[2022-06-29].

[4] 陆山红,赵荣华,幺晨,等.砂仁的化学及药理研究进展[J].中药药理与临床,2016,32(1):227-230.

[5] 范梦男,张博,陈苏宁.胃痛消痞方对肝郁脾虚型功能性消化不良大鼠5-HT及其受体表达影响的实验研究[J].中华中医药学刊,2020,38(11):229-232+299.

[6] 陈彩英,詹若挺,王小平.砂仁的药用文献研究与开发利用[J].新中医,2009,41(9):110-111.

[7] 王笑,王雨,张冰,等.槐不同药用部位本草学、化学成分和药理作用研究进展[J].中草药,2018,49(18):4461-4467.

[8] 贾佼佼,苗明三.槐花的化学、药理及临床应用[J].中医学报,2014,29(5):716-717+745.

[9] 王畅.关于槐花染色应用研究的综述[J].西部皮革,2018,40(13):48.

(续表)

名称	主要功用	主要化学成分	综合利用情况
广金钱草	为豆科植物广金钱草的干燥地上部分,始载于《岭南采药录》,具有利湿退黄、利尿通淋的功效,主治黄疸尿赤、热淋、石淋、小便涩痛、水肿尿少等疾病[1]	包括黄酮类(夏佛塔苷)、萜类(大豆皂苷 B)、生物碱(广金钱草碱)、酚类(绿原酸)、多糖、挥发油类等[1]	疾病领域:具有利胆利尿、抗结石、抗炎、抗氧化等药理作用。临床常用于尿路感染(复方金钱草颗粒)[2]、腹水肿胀(捣烂敷脐)、泌尿系结石(广金钱草排石汤)[3]、胆囊结石(配伍鸡内金)、黄疸(配伍茵陈、板蓝根)、疳积(加动物肝脏炖汁)、痈肿,尤其治疗泌尿系结石疗效显著
田七	五加科植物三七的干燥根和根茎,主要功效为滋补强壮、化瘀止血、消肿定痛中医临床用于咯血、吐血、衄血、便血崩漏、外伤出血、胸腹刺痛、跌扑肿痛等。在治疗跌打损伤有明显功效,为治疗跌打损伤的常用药之一[4]	含有皂苷类(三七皂苷 R1)、黄酮类(三七黄酮 B)、环肽类、甾醇类、糖类(三七多糖 A)和氨基酸等多种化学成分[4]	疾病领域:在保护心脑血管系统、保护神经系统和肿瘤抑制等方面具有较强的药理活性[5],临床上常以中成药的形式用于治疗胸痹心痛、胃脘痛(复方田七胃痛胶囊)、肝硬化腹水(田琥散加味)[6]、妇科(平肝开郁止血汤)及跌打损伤等方面的疾病。 其他领域:涉及制药、保健品、食品、化妆品与日用品等行业,是传统的药食两用药材[7]
天冬	为百合科植物天门冬的干燥块根,具有养阴清热、润肺滋肾的功效,多用于肺燥	主要含有皂苷类、多糖类(天冬多糖)、氨基酸类(天冬酰胺)、木脂素类、甾体类(β-	疾病领域:具有抗氧化、抗炎、增强免疫、抗肿瘤、抗抑郁等药理作用[8],临床上常与其他药物配伍治疗变异性哮喘(二冬地黄汤)、干咳少痰(保真汤)、咽喉

[1] 黄盼,周改莲,周文良,等.广金钱草的化学成分、药理作用及质量控制研究进展[J].中华中医药学刊,2021,39(7):135-139.

[2] 张慧,陈卓瀚,陆海玲,等.复方广金钱草提取工艺对大鼠利尿排石的影响[J].中成药,2015,37(6):1186-1190.

[3] 张德珍,廖咸硕.广金钱草排石汤对输尿管结石 ESWL 术后的止痛及排石作用[J].中国实验方剂学杂志,2012,18(17):289-291.

[4] 周晨,刘辉.三七功用与化学成分[J].实用中医内科杂志,2018,32(8):4-7.

[5] 黄依丹,成嘉欣,石颖,等.近五年三七化学成分、色谱分析、三七提取物和药理活性的研究进展[J].中国中药杂志,2022,47(10):2584-2596.

[6] 陈珊雅,章亭.康良石运用田琥散加味治疗肝隧道不通之肝硬化腹水经验[J].中华中医药杂志,2020,35(7):3470-3472.

[7] 贾春伶,赵奎君,吴萍,等.三七本草源流与现代市场发展[J].中医药导报,2021,27(12):54-58+73.

[8] 张艳,赵佳琛,金艳,等.经典名方中天冬的本草考证[J/OL].中国现代中药:1-20[2022-06-26].

（续表）

名称	主要功用	主要化学成分	综合利用情况
天冬	干咳、顿咳痰黏、咽干口渴、肠燥便秘等症[1]	谷甾醇）、黄酮类、蒽醌、强心苷等化学成分[2]	肿痛（配伍生地）、百日咳（天门冬合剂）、肺热燥咳（天门冬汤）、肺结核咳血（月华丸）、肺癌（牛黄灵效丸）[3]。 其他领域：因其茎叶纤细，葱茏可爱，也常以观赏植物的身份出现，民间部分地区尚作食用[4]
钩藤	茜草科钩藤属植物，始载于《名医别录》，列为下品。具有清热平肝、息风定惊的功效，用于肝风内动、惊痫抽搐、高热惊厥、感冒夹惊、小儿惊啼、妊娠子痫、头痛眩晕[5]	包括吲哚类生物碱类（钩藤碱）、黄酮类（金丝桃苷）、三萜类（常春藤苷元）和苷类等[6]	疾病领域：具有消炎、止痛、降压、抗癌、抗癫痫等多种药理作用，临床常用于治疗惊痫（羚角钩藤汤）、高血压（天麻钩藤饮）、急性脑梗死（羚角钩藤汤）、小儿惊痫（钩藤散）、小儿湿疹（四物汤加味）[7]等疾病。 其他领域：广泛地应用在中药组合、茶、食材、保健品、酒、日用品、活性物质提取、中成药、饲料、饮料和药渣利用等领域[8]
合浦珍珠	合浦珍珠作为传统名贵中药材，入药始见于《雷公炮炙论》，后历代本草均有记载，具有安神定惊、明	包括无机物质（碳酸钙）、有机物质和水。有机物质主要是小分子活性多肽、多糖、核酸、多种氨基酸	疾病领域：合浦珍珠酶解产物具有抗氧化、抗菌、缓解疲劳、免疫调节、醒酒等药理作用[9]。临床常用于治疗心悸失眠（廉珠生脉饮）、惊风癫痫（安宫牛黄丸）、疮疡不敛（珠黄散）、目赤翳障等，广

［1］鄢贵，张复中，施后奎，等．天冬化学成分及药理作用研究进展［J］．广东化工，2021，48（21），116 - 130.

［2］赵嘉宁，梁惠玲，杨姁，等．天门冬水提物对人结肠癌细胞增殖、凋亡、迁移的影响［J/OL］．中国比较医学杂志：1 - 11［2022 - 06 - 30］．

［3］陈婷婷，王应天，田甜．数据挖掘法浅析中医治疗肺癌用药规律及相关机制［J］．中国实验方剂学杂志，2018，24（11）；206 - 210.

［4］万凌云，付金娥，潘丽梅，等．广西天冬种质资源农艺性状的分析与评价［J］．江苏农业科学，2020，48（24）；124 - 128.

［5］黄小敏，刘方方，盖亚男，等．钩藤的本草学研究［J］．中药材，2016，39（12）；2902 - 2906.

［6］于潇，祝琳琳，徐畅，等．无柄果钩藤中 2 个新的单萜吲哚类生物碱［J/OL］．中国中药杂志：1 - 9［2022 - 06 - 30］．

［7］叶兴竹，李晓丹，程燕．儿科临床钩藤应用经验［J］．江西中医药，2020，51（8）；28 - 31.

［8］高晓宇，丁茹，易平，等．中国钩藤相关发明专利的信息分析［J］．世界科学技术-中医药现代化，2017，19（1）；178 - 183.

［9］钟佳佳，章超桦，高加龙，等．马氏珠母贝肉酶解产物的抗酒精性肝损伤作用［J］．南方水产科学，2020，16（2）；107 - 114.

(续表)

名称	主要功用	主要化学成分	综合利用情况
合浦珍珠	目去翳、解毒生肌、润泽肌肤的功效[1]	及多种微量元素[2]	泛应用于多种急慢性创面不愈[3]。 其他领域:自古药食同源,古代主要作为货币、进贡、赏赐、饰品、药用、葬品等利用,现代作为食品、营养保健品、护肤化妆品或是药物的基本原料,均有极大的开发潜力和实用价值[4]
橘红	为芸香科植物橘及其栽培变种的干燥外层果皮。具有散寒燥湿,理气化痰,宽中健胃功效,用于咳嗽痰多、食积伤酒、呕恶痞闷等证	含有绿原酸、芦丁、芸香柚皮苷、橙皮苷、甜橙黄酮、川陈皮素、橘皮素等成分	疾病领域:具有免疫调节、抗氧化、抗炎等药理作用。临床常用于治疗咳嗽、慢性支气管炎、上呼吸道感染(止咳宝片)、月经不调,赤白带下(二益丸)、咽部异物感、咽部不适(金嗓利咽片)、感冒发热、头痛、咳嗽气喘、咽喉肿痛(小儿金丹片)等。 其他领域:药食两用,可用于泡水、煮粥,还可制成干果、代用茶、调味茶、饮料、糖果、蜜饯等
厚朴	始载于《神农本草经》,列为中品,为木兰科植物厚朴或凹叶厚朴的干燥干皮、根皮及枝皮。具有燥湿消痰、下气除满的功效,用于湿滞伤中、脘痞吐泻、食积气滞、腹胀便秘、痰饮喘满,为临床常见理气药[5]	主要含有酚性化合物、生物碱及挥发油等多种化学成分,其最主要的活性物质是厚朴酚与和厚朴酚等酚性化合物[6]	疾病领域:具有抗菌、抗炎、抗肿瘤、抗氧化等作用,其中促进胃肠动力、缓解胃肠动力障碍是厚朴主要的药效作用,临床上用于小儿腹泻(厚朴散)、便秘、肠梗阻、急慢性胃炎(白术厚朴汤及敷和汤)、溃疡性结肠炎(黄连厚朴汤)[7]、解除脾胃为患的痛(厚朴温中汤)、胀(厚朴生姜半夏甘草人参汤)、呕、泄诸证及胃轻瘫(半夏厚朴汤)、胃石症(厚朴三物汤)[8]、泄实满(大柴胡汤)、除湿满(平

[1] 林江.合浦珍珠"解毒生肌"药效机制及物质基础研究.广西壮族自治区,广西中医药大学,2019-07-08.

[2] 黄庆,杜正彩,侯小涛,等.马氏珠母贝的化学成分与药理作用研究进展[J].安徽农业科学,2014,42(35):12526-12528.

[3] 林江,韦明婵,莫明月.珍珠的临床应用与配伍规律分析.中国中医基础医学杂志[J].2016,22(12):1691-1693.

[4] 刘晓月,黄丽,徐羽,等.马氏珠母贝综合利用的研究进展[J].食品研究与开发,2020,41(2):200-204.

[5] 谭珍媛,邓家刚,张彤,等.中药厚朴现代药理研究进展[J].中国实验方剂学杂志,2020,26(22):228-234.

[6] 荆文光,杜杰,王继永,等.厚朴化学成分研究进展[J].中国现代中药,2018,20(6):764-774.

[7] 王佳俊,杨显娟,王立映,等.黄连厚朴汤改善溃疡性结肠炎的网络药理学机制分析[J].中国实验方剂学杂志,2022,28(13):217-224.

[8] 刘思雨,周玮玲,刘芳,等.厚朴三物汤促进腹部手术后胃肠道恢复的Meta分析[J/OL].中药药理与临床:1-14[2022-06-30].

（续表）

名称	主要功用	主要化学成分	综合利用情况
厚朴			胃散）等。 其他领域：具有良好的材性，木材可以作为建筑、板料、家具、雕刻、乐器、细木工等，还作为保健品、日用化妆品、食品添加剂等[1]
灵芝	又称为瑞草、神芝、万年蕈等，是一种多孔菌科真菌赤芝或紫芝的干燥子实体，《神农本草经》记载，灵芝具有扶正固本、滋补强壮、延年益寿的功效，能安心神、健脾胃、益气血，主治失眠、神疲乏力、心悸、冠心病、肿瘤等[2]	成分以糖类（β-葡聚糖）、三萜类（灵芝酸）、蛋白类（灵芝蛋白）、核苷、甾醇类为主[2]	疾病领域：具有抗肿瘤、抗氧化、免疫调节、清除自由基及延缓衰老、降血糖、降血脂、保肝护肝、提高机体重要器官的功能[3,4]。临床常用于辅助治疗神经衰弱（单味药）、糖尿病早期（复方灵芝健肾汤）、中晚期肺癌（灵芝补肺散结方）、支气管哮喘（灵芝补肺汤）、慢性肝炎（灵芝养肝片、珍珠灵芝片） 其他领域：主要在保健食品、酒类、医药、化妆品等方面应用[2]
何首乌	蓼科植物何首乌的块根，有生品和制品两种规格。生何首乌有解毒、消痈、截疟、润肠通便等清泄功效，用于疮痈、瘰疬、风疹瘙痒、久疟体虚、肠燥便秘等病证；制何首乌有补肝肾、益精血、乌须发、壮筋骨、化浊降脂等补益功效，用于血虚萎黄、眩晕耳鸣、须发早白、	主要含有二苯乙烯苷类、蒽醌类、黄酮类、磷脂类、苯丙素类以及其他化合物共133种[5]	疾病领域：具有抗氧化、抗肿瘤、抗动脉粥样硬化以及神经保护等作用，治疗高脂血症、白发、脱发、高血压病、白癜风等为主，不良反应有肝损伤、过敏反应、精神症状、慢性肠炎等[6]。临床上主要以中药复方的形式应用于羸弱、周痹（七宝美髯丹）；用于肝肾不足，须发早白（首乌延寿丹，配伍桑椹养肝肾、益精髓）；用于气血俱虚、久疟不止，或急症（何人饮，配伍人参养血截疟）。常见的何首乌中成药有脉平片、苁蓉通便口服液、康尔心胶囊、白蚀丸、调经祛斑胶囊、首乌延寿片，精乌胶囊，安神补脑

［1］ 胡士英，李小平，周洪岩，等.厚朴的药用价值及产业现状分析［J］.林业调查规划，2020，45（5）：175-179+184.

［2］ 卢艳，苏海国，彭成，等.黄边灵芝中一个新的羊毛脂烷型三萜［J/OL］.药学学报：1-12［2022-06-30］.

［3］ 李梦娇，卢玮玉，吴彦彦，等.灵芝功能性成分及其应用进展［J］.食品安全导刊，2021（25）：182-183.

［4］ 李玲，孙元章，李刚.灵芝生物活性成分及其药理作用研究进展［J］.南方农业，2019，13（4）：50-55.

［5］ 王浩，杨健，周良云，等.何首乌化学成分与药理作用研究进展［J］.中国实验方剂学杂志，2019，25（13）：14.

［6］ 吴成胜，孙蓉.何首乌临床研究进展与安全应用思考［J］.中国中药杂志，2017，42（2）：5.

（续表）

名称	主要功用	主要化学成分	综合利用情况
何首乌	腰膝酸软、肢体麻木、崩漏带下等病证[1]		液等[2] 其他领域：可作药膳及保健食品（如首乌益颜乌发粥、首乌三仙益寿酒、何首乌茶）、美容美发制品、化工原料等[3]
铁皮石斛	为兰科植物，以干燥茎入药，归肾、胃、肺经，清热滋阴、益胃生津、明目强腰，可治口干食少、阴伤虚热等[4]	主要含有多糖、芪类（菲类、联苄及其衍生物）、黄酮类（芹菜素、柚皮素、槲皮素、紫杉叶素、异鼠李素等）、生物碱类、氨基酸类、挥发性物质及微量元素[5]	疾病领域：具有增强免疫、抗肿瘤、抗氧化、抗菌、抗炎、降血糖、保肝护胃等多种功效[5]。常见的中成药有铁皮枫斗颗粒（临床上常用于益气养阴）。 其他领域：其茎、花和叶作鲜品或者深加工为保健食品，以及制成石斛牙膏、洗发水、面膜、面霜、洗面奶、香皂等石斛系列日用化妆品[6]
金花茶	山茶科植物金花茶、显脉金花茶的花，属于国家一级保护植物，被誉为"植物界的大熊猫"和"茶族皇后"，在国外称之为"东方魔茶"。始载于《本草纲目》，在《广西民族药简编》《中华本草》等本草著作也有收载，是广西壮族的民间草药，具有清热解毒、利尿消肿的功效，可治疗肾炎、水肿、尿道感染、黄疸	主要化学成分包括黄酮（槲皮素和山柰酚），多糖（主要有葡萄糖、半乳糖、阿拉伯糖和甘露糖，部分组分中还含有鼠李糖），植物多酚（没食子酸、儿茶素、表儿茶素和绿原酸），皂苷以及挥发性物质等成分[7]	疾病领域：具有抗肿瘤、抗氧化、降血脂、降血糖、抗过敏、抗皮肤光老化以及抑菌等药理作用，常用于咽喉炎、肾炎、黄疸型肝炎、痢疾、腹泻、高血压、尿路感染和月经不调等疾病的治疗[7]。比较常见的有用于治疗糖尿病的金花三叶降糖颗粒。 其他领域：多用来泡茶、煲汤和制作茶酒饮料[8]，庭院供观赏，其花朵、叶片可精加工成饮料系列产品和食用染料，种子可榨油食用[9]

［1］中华中医药学会中成药分会,中华中医药学会肝胆病分会,中国药学会临床中药学专业委员会,等.何首乌安全用药指南[J].中国中药杂志,2020,45(5):6.

［2］杨倩,李晓宇,赵新妹,等.含何首乌的中成药不良反应系统分析[J].中草药,2017,48(9):10.

［3］周生海,刘根节,闫龙民.何首乌的应用与栽培[J].特种经济动植物,2003(6):26-27.

［4］孟威同,孟晓,牛丽婷,等.铁皮石斛茎中1个新的联苄衍生物[J/OL].中国中药杂志:1-8[2022-06-29].

［5］奚航献,刘晨,刘京晶,等.铁皮石斛化学成分、药理作用及其质量标志物(Q-marker)的预测分析[J].中草药,2020,51(11):13.

［6］王枫,石红青.我国铁皮石斛产业发展研究[J].中国林业经济,2019(3):4.

［7］贺栋业,李晓宇,王丽丽,等.金花茶化学成分及药理作用研究进展[J].中国实验方剂学杂志,2016,22(3):231-234.

［8］高慧,何秋梅,闫国跃,等.金花茶不同部位化学成分差异分析[J].食品安全质量检测学报,2021,12(24):9539-9548.

［9］邓智慧.广西金花茶产业发展现状及对策分析[J].南方农业,2019,13(18):134-135.

（续表）

名称	主要功用	主要化学成分	综合利用情况
金花茶	性肝炎、肝硬化腹水、高血压等症[1]		
绞股蓝	为葫芦科绞股蓝属多年生草质藤本植物，以全草供药食两用，素有"南方人参"的美誉，具有清热解毒、祛除痰浊的功效[2]	主要有皂苷类(达玛烷型皂苷类)、黄酮类、萜类、多糖、氨基酸以及微量元素(含23种无机元素，其中含13种人体必需的微量元素和钙、磷、钾、钠、镁等5种人体必需的常量元素)等[3]	疾病领域：具有神经保护、抗缺血再灌注损伤、抗氧化、抗肿瘤、免疫调节、降血糖、调脂等作用[4]。临床上可用于治疗肿瘤(扶正消瘤汤、恶性肿瘤证属气阴两虚、正虚邪实者)、高脂血症(化脂汤)、非酒精性脂肪性肝病(软肝化纤汤)、口腔疾病以及记忆力衰退(香蕉绞股蓝茶、增智复忆汤)和虚劳(一青二白汤)等[5]。 其他领域：开发了茶类制品(有袋泡茶、珠型茶、片型茶)，绞股蓝酒，饲料添加剂(具有健胃、消炎、抑菌、调节神经系统和内分泌活动、补充营养及促进生长等作用)，还应用到水产养殖[6]
杜仲	杜仲科植物杜仲的干燥树皮，《神农本草经》中将其列为上品，性温，味甘，归肝、肾经，具有补肝肾、强筋骨、安胎的功效，用于治疗肝肾不足、腰膝酸痛、筋骨无力、头晕目眩、妊娠漏血、胎动不安等[7]	主要化学成分有木脂素类(多为苷类化合物)、环烯醚萜类(主要包括京尼平酸、京尼平苷、桃叶珊瑚苷、筋骨草苷、杜仲苷类和杜仲醇类)、苯丙素类(包括咖啡酸、二氢咖啡酸、松柏酸、绿原酸、愈创木丙三醇、绿原酸甲酯、丁香	疾病领域：其药理作用主要有降压、增强免疫力、调血脂、降血糖、保肝利胆、利尿、保护神经细胞、调节骨代谢、补肾护肾、安胎等。临床上可用于治疗肝肾不足之痹证(独活寄生汤)，治疗肝阳上亢型高血压(天麻钩藤饮)，治疗腰脊伤痛(杜仲汤)，治疗肾阳不足型月经不调、不孕(温胞饮)，治疗肾阳不足、命门火衰证(右归丸)，治疗肝肾不足、气血亏虚之胎动不安(生熟地汤)[8]。常见的中成药产品有全杜仲胶囊，杜仲平压片，复方杜

［1］杜鸿志，汤文敏，刘青，等.金花茶本草考证和物种鉴定的研究进展[J].世界科学技术-中医药现代化，2020，22(9)：3136－3141.

［2］诸夔妞，田莎莎，王辉，等.绞股蓝总皂苷调节 NF-κB 信号通路改善糖尿病大鼠胰岛素敏感性的实验研究[J].中国中药杂志，2021，46(17)：4488－4496.

［3］范冬冬，匡艳辉，向世勰，等.绞股蓝化学成分及其药理活性研究进展[J].中国药学杂志，2017，52(5)：11.

［4］鲍凤霞，陶泠雪，章海燕.绞股蓝有效成分的药理作用研究进展[J].中国新药与临床杂志，2018，37(1)：11－17.

［5］沈子琳，王振波，侯会芳，等.绞股蓝的化学成分和药理作用及应用研究新进[J].人参研究，2020，32(5)：6.

［6］周建华，张兴亚.绞股蓝开发研究新进展及应用[J].食品科技，2010，35(2)：74－77.

［7］刘聪，郭非非，肖军平，等.杜仲不同部位化学成分及药理作用研究进展[J].中国中药杂志，2020(3)：16.

［8］邸莎，杨映映，王翼天，等.杜仲临床应用及其用量[J].吉林中医药，2019，39(1)：4.

（续表）

名称	主要功用	主要化学成分	综合利用情况
杜仲		苷、间羟基苯丙酸等）、黄酮类（包括山奈酚、紫云英苷、陆地锦苷、金丝桃苷等）、多糖类、杜仲胶和抗真菌蛋白[1]	仲片（杜仲降压片），强力天麻杜仲胶囊，复方杜仲健骨颗粒等。 其他领域：广泛应用于航空航天、国防、交通、电力、通信、化工、水利、医疗、体育、农林等领域。主要包括橡胶绿色提纯、高性能轮胎、杜仲籽油产品、以杜仲雄花为原料生产的杜仲雄花茶等系列产品、以杜仲叶片为原料生产的杜仲功能饲料及其畜禽健康产品、杜仲功能型食用菌等产品[2]
扶芳藤	卫矛科植物爬行卫矛干燥的地上部分。始载于《本草拾遗》，味甘、苦、微辛，性微温，具有调补肝肾，舒筋活络，止血消瘀的功效主要用于腰肌劳损，风湿痹痛，咯血，血崩，月经不调，跌打骨折，创伤出血等[3]	主要含有三萜类、黄酮类、木脂素类、倍半萜吡啶生物碱类、糖醇类等化学成分[3]	疾病领域：具有止血，抗心肌缺氧，延缓衰老作用，提高机体免疫能力，杀虫等作用[4]。在临床上可用于治疗心力衰竭、病态窦房结综合征、慢性疲劳综合征[5]，肿瘤术后（扶免汤、升免汤）[6]。 其他领域：可作绿化（优良的立体绿化材料茎可长达 10 m 且能随处生根，吸附于被攀援物，可用于建筑物侧墙、立交桥墩、边坡、岩石、灯柱等绿化），水土保持（分枝多匍匐茎枝纵横交织，节节生根，能形成"根结皮"和致密的多层叶），牧草（毒副作用低），其嫩叶可作茶叶饮用（能生津止渴）[7]
金樱子（根）	蔷薇科植物金樱子的干燥成熟果实，又名白玉带、下山虎、刺藤棘、刺郎子树、蟆螂	包括黄酮类化合物、多糖、糖苷配基、三萜有机酸、乌索酸、齐墩果酸、儿茶素和	疾病领域：具有提高机体免疫功能、抗氧化、抑菌消炎、抗肿瘤、抗病毒、降糖降脂、保护肾脏、保肝、解毒等作用。临床上用于调节血脂代谢、改善动脉硬化（化

［1］ 王娟娟,秦雪梅,高晓霞,等.杜仲化学成分、药理活性和质量控制现状研究进展[J].中草药,2017,48(15):3228-3237.

［2］ 杜红岩,杜庆鑫.我国杜仲产业高质量发展的基础、问题与对策[J].经济林研究,2020,38(1):1-10.

［3］ 欧阳熙林,韦新杰,杨城.扶芳藤的化学成分药理及其质量控制方法[J].时珍国医国药,2014,25(4):935-937.

［4］ 闫利华,金艳,冯学峰,等.扶芳藤药材质量标准研究[J].中国中药杂志,2015,40(10):1877-1886.

［5］ 王林海,卢健棋,刘琛怡,等.扶芳藤化学成分、药理作用及临床应用[J].辽宁中医志,2018,45(11):2361-2364.

［6］ 温奇龙,张明,银喆,等.扶芳藤的研究进展[J].广西中医药大学学报,2019,22(3):66-70.

［7］ 潘青华,孙浩元,路丙社.扶芳藤资源特性及应用研究[J].河北林果研究,2003,18(3):6.

（续表）

名称	主要功用	主要化学成分	综合利用情况
金樱子（根）	子树、糖罐子、三叶勒等，性味酸、甘、涩、平，归肾、膀胱、大肠经，具有固精缩尿、固崩止带、涩肠止泻等功效，用于遗精滑精、遗尿尿频、崩漏带下、久泻久痢[1]	β-谷甾醇等生物活性成分以及各种必要的微量元素。还含有枸橼酸、仙鹤草素、菱灵莱酸-6-甲氧基-β-D-吡喃葡萄糖酯、熊果酸、金樱子鞣质A等成分[1]	浊通脉方)、慢性腹泻(升阳益胃汤、四神丸加减)、老年性尿失禁、慢性支气管炎(金樱子配合白术、党参、茯苓、陈皮、白芥子，以达到祛风止咳、化痰清热的作用)。常见的中成药产品有更年乐片、西帕依麦孜孜彼子口服液、八子补肾胶囊、健脑补肾丸等[2]。 其他领域：开发为药膳食品、酸奶、保健饮料、保健酒、果干、蜜饯及食品色素添加剂[3]，生态利用等[4]
功劳木	小檗科植物阔叶十大功劳细叶十大功劳的干燥茎。味苦、寒，具有清热燥湿、泻火解毒之功效，主治湿热泻痢、黄疸、目赤肿痛、疮疖、痈肿、黄疸型肝炎[5]	主要化学成分有生物碱类(黄连碱、黄树皮碱、药根碱、水叶碱、巴马亭、氧化小檗碱与阿莫灵等)，非生物碱类化合物(主要包括芳樟醇、4-松油醇与叶醇等挥发油)[5]	疾病领域：具有消炎抑菌、降血糖与血脂、抑制肿瘤细胞生长与促进肿瘤细胞凋亡等作用，在临床上以中成药形式用于治疗风寒湿痹所致的关节疼痛(关通舒口服液)、乳癖、乳腺小叶增生、卵巢囊肿、子宫肌瘤(消结安口服液)、泄泻及小儿消化不良(胃肠宁片、胃肠宁冲剂)、慢性支气管炎(百贝益肺胶囊)等[6]。 其他领域：可应用于养殖业，功劳木的提取物可以逆转细菌耐药性，消除大肠杆菌的耐药性；也可以作为盆景[7]
百部	百部科植物对叶百部的干燥块根[8]，具有润肺止咳、杀虫等功效，临床用于新久咳嗽、肺痨咳嗽、百日咳等症，外用于治疗头虱、体虱、蛲虫病和	主要成分为生物碱类、联苯类化合物和对百部醇等[8]	疾病领域：具有镇咳、祛痰、杀虫、抗菌等药理作用。在临床上，可用于治疗咳嗽(百部止咳糖浆、百部丸、百部止咳汤、百部止咳颗粒、百部止咳胶囊、清金糖浆、消炎止咳片、三蛇胆川贝糖浆、强力枇杷露等百部各类剂型治疗咳嗽、小儿百日咳、急慢性支气管炎等病症)、脑膜

[1] 樊小瑞，李娆娆，林丽美，等．金樱子药材研究进展[J]．中国药学杂志，2018，53(16)：1333-1341．
[2] 黄海婷．中药金樱子的研究现状及综合利用[J]．中国医药指南，2014，12(28)：76-78．
[3] 刘学贵，李佳骆，高品一，等．药食两用金樱子的研究进展[J]．食品科学，2013，34(11)：392-398．
[4] 田耀平，李忠芳．浅谈金樱子开发应用前景[J]．安徽农学通报(上半月刊)，2012，18(5)：113+121．
[5] 丛悦，王艳，王天晓，等．功劳木的化学成分研究[J]．中成药，2011，33(6)：1008-1010．
[6] 刘圆圆，易春霞，谢赛华．功劳木的临床应用研究进展[J]．临床合理用药杂志，2019(25)：2
[7] 张秀英，高光，段文龙，等．十大功劳对大肠杆菌耐药性的消除作用[J]．中国兽医学报，2012，32(1)：3．
[8] 向娟，余平，李明丹，等．百部生物碱对博来霉素诱导肺纤维化小鼠的保护作用[J]．中国药科大学学报，2017，48(1)：76-81．

(续表)

名称	主要功用	主要化学成分	综合利用情况
百部	阴痒[1]		炎(百部水煎液喉头喷雾),外用主要用于治疗头虱、阴虱、螨虫病、疥疮、痤疮、酒糟鼻和真菌感染等[1]。 其他领域:可以作为生物农药有较强的毒杀和拒食活性,是一种天然植物杀虫剂[2]
滑石粉	硅酸盐类矿物滑石族滑石,其味甘、淡,性寒,归膀胱、肺、胃经,具有利尿通淋、清热解暑的功效,外用可祛湿敛疮。可用于热淋、石淋、尿热涩痛、暑湿烦渴、湿热水泻,外治主要用于湿疹、湿疮、痱子等病证[3]	主要含水硅酸镁、氧化铝、氧化镍等成分[3]	疾病领域:具有保护皮肤黏膜,抗菌作用。临床上可应用于治疗褥疮[4]、暑热症(六一散,碧玉散)、慢性牙周炎(固齿散)、胆结石、肾结石、膀胱结石、尿道结石、阻塞性黄疸及肾炎、胆囊炎(益胆丸)、尿布炎(痱子粉)、心火旺引起的口腔溃疡(导赤散)等[3]。 其他领域:可应用到防火涂料(协助阻燃和抑烟)[5]、建筑层压板[6]等
广山药	薯蓣科植物褐苞薯蓣的干燥根茎,具有益胃气、健脾胃、止泻痢、化痰涎、润皮毛等功效[7],可用于脾胃虚弱,肺虚喘咳,肾虚遗精、久泻、带下、尿频,虚热消渴等症[8]	主要含薯蓣皂苷元、多巴胺、盐酸山药碱、多酚氧化酶、尿囊素、止权素Ⅱ等[8]	疾病领域:具有健脾养胃、补肾涩精、降低血糖等作用,临床上用于治疗肾阳虚、降低血糖、治疗糖尿病等方面,常见的中成药有骨松康合剂、千金肾安宁胶囊等[9]。 其他领域:可食用,例如壮医特色食疗方广山药沙骨汤

[1] 樊兰兰,陆丽妃,王孝勋,等.百部药理作用与临床应用研究进展[J].中国民族民间医药,2017(8):55-59.

[2] 张雷,邱乾栋,张晓林,等.中国百部属植物的研究进展[J].北方园艺,2009(4):105-108.

[3] 朱禹,岳仁宋.滑石的历史沿革、化学成分及其致癌性的研究进展[J]中药材,2021(5):1278-1283.

[4] 王青丽,夏秋江.滑石粉治疗Ⅱ期褥疮临床疗效观察[J].中华护理杂志,2004(2):75.

[5] 徐志胜,谢晓江,颜龙,等.滑石粉在膨胀型透明防火涂料中的协效阻燃和抑烟作用[J].中南大学学报:自然科学版,2020,51(4):10.

[6] 刘洋,朱明野,乔渊.聚乙烯/滑石粉/聚丙烯纤维复合材料的制备及其在建筑层压板中的应用[J].塑料科技,2022,50(3):13-16.

[7] 陈华龙.不同生长期的粤北产广山药中尿囊素的含量动态研究[J].中国药房,2015,26(12):1698-1699.

[8] 高慧新,周敏,田慧,等.广山药的现代研究概况[J].解放军药学学报,2017,33(1):72-74.

[9] 杨燕梅,郑学东,王海涛,等.山药和广山药的生药鉴别研究[J].中兽医医药杂志,2020,39(3):87-89.

（续表）

名称	主要功用	主要化学成分	综合利用情况
茉莉花	木樨科植物茉莉的花，味辛、微甘，性温，归脾、胃、肝经；具有理气止痛、辟秽开郁之功效；主湿浊中阻、胸膈不舒、泻痢腹痛、头晕头痛、目赤、疮毒[1]	含有多糖、苷类、有机酸、黄酮类、酚类、香豆素与内酯、植物甾醇、三萜类、生物碱、挥发油及油脂等化学成分[1]	疾病领域：具有抗菌、抗炎、抗氧化、免疫调节、抗肿瘤、降血脂、加强睡眠质量等药理作用，临床上可用于外感发热、肠炎、痢疾、麻疹、腮腺炎、外伤感染，可预防中暑、风热感冒（金花茶），可治疗黄疸、胆囊炎、胆石症、肝炎（金钱柴胡茶），可治疗失眠（连心茶）、月经不调、经期浮肿、肾炎水肿、肝病水肿、慢性泻痢（泽归茶），可治疗郁症（茉莉花糖水、桑葚茉莉饮）等[2]。 其他领域：在食品（茉莉花酱、茉莉花冰淇淋、茉莉花糯米酒、茉莉花酸牛奶等）、茶叶、香烟、日用品、化妆品、保健品（天然熏香、中药护肤乳、防脱发生发液、天然植物洗面晶）等中应用，还可制备精油[3]
姜黄	姜科植物姜黄的干燥根茎，最早记载于《新修本草》，具有破血行气、通经止痛之功效，可用于血瘀气滞诸证、胸腹胁痛，妇女痛经、闭经、风湿痹痛、跌打肿痛、厌食、鼻炎、肝胆疾患、风湿病等疾病[4]	主要化学成分为姜黄素类化合物，包括姜黄素、去甲氧基姜黄素和双去甲氧基姜黄素[5]	疾病领域：具有抗肿瘤（抑制肿瘤细胞侵袭和转移，抑制肿瘤细胞增殖和分化，促进癌细胞自我凋亡，增强肿瘤细胞的化疗敏感性），抗炎、抗氧化、抗病毒、神经保护等药理作用[6]。临床上以中成药的形式用于治疗风湿性关节炎（风痛安胶囊），肝胆湿热（乌军治胆片），脾胃寒凝血瘀（丹桂香颗粒），急、慢性扭挫伤，冻疮（无敌止痛搽剂），原发性肝癌、肺癌（回生口服液），关节炎（关节克痹丸）等[7]。

［1］ 卢柳拂，林梦瑶，黄锁义，等. 少数民族地区右江流域特色民族药研究进展[J]. 中国实验方剂学杂志，2018，24(1)：10.

［2］ 唐雅园，何雪梅，孙健，等. 茉莉花非挥发性成分及其功能活性研究进展[J]. 食品研究与开发，2021，42(11)：189－195.

［3］ 徐晓俞，李爱萍，郑开斌，等. 茉莉花香气成分及其加工应用研究进展[J]. 中国农学通报，2017，33(34)：159－164.

［4］ 杨长军，马云，李铁柱，等. 姜黄保健功效研究及市场前景分析[J]. 食品研究与开发，2016(6)：218－220.

［5］ 李玉倩，李学军. 姜黄素抗肿瘤作用基础与临床研究进展[J]. 中国药理学与毒理学杂志，2020，34(5)：321－335.

［6］ 李伟锋，蒋建兰. 姜黄素药理作用的研究现状[J]. 中国临床药理学杂志，2017，33(10)：957－960.

［7］ 陈美霓，郭巍，郝琴，等. 姜黄素的药理作用，临床应用及机制研究进展[J]. 延安大学学报：医学科学版，2021，19(3)：4.

（续表）

名称	主要功用	主要化学成分	综合利用情况
姜黄			其他领域:可应用于食品保鲜、米面着色剂、饮料、保健品[1],也可应用于动物生产(鸡蛋、肉鸡和猪等)[2]
益智仁	益智仁为姜科植物益智的干燥果实,具有暖胃固精、温脾止泻、摄唾涎等功效,用于治疗肾虚遗尿、小便频数、遗精白浊、脾寒泄泻、腹中冷痛、口多唾涎等症[3]	主要化学成分为半萜类、二苯庚烷类、黄酮类(括杨芽黄素、白杨素、良姜素、山柰酚-4′-O-甲醚)、挥发油类、甾体及其苷类等[3]	疾病领域:具有抗菌、调节排尿、抗糖尿病肾病、保护神经、抗氧化应激、改善肠胃功能、抑制血管生成、镇静催眠、抗肿瘤等作用,临床上治疗健忘、失智、痴呆等相似疾病(缩泉丸、健脾丸、益智散、健脑丸、健脑合剂等)[3]。常见的中成药产品有宁心益智口服液、补肾康乐胶囊、妇宝金丸、首志健脑颗粒、健脑片、降糖舒丸等。 其他领域:其鲜果具有较高的营养价值,富含粗蛋白和粗脂肪和丰富的维生素。可以以鲜果腌渍方式食用,加入白砂糖和葡萄糖浆后成型包装成益智糖;经糖渍等工艺后制成益智蜜饯;浸泡发酵后也可制成益智酒;将茶叶与益智鲜果混合蒸煮,滤过茶渣后添加蜂蜜后即可得益智茶等[4]
蛤蚧	壁虎科动物蛤蚧的干燥体,有补肺益肾、纳气定喘、助阳益精等作用,常用于治疗肺肾不足、虚喘气促、劳嗽咳血、阳痿遗精等症[5]	主要化学成分以氨基酸、脂类、脂肪酸类以及常量和微量元素为主[5]	疾病领域:具有平喘、免疫调节、抗肿瘤、延缓衰老、降血糖、抗肿瘤、促生长、性激素样作用及保肝等方面作用,临床上多用于治疗肺系疾病,如支气管哮喘(蛤蚧定喘胶囊[6]、参七蛤蚧散)、慢阻肺(金龙蛤蚧平喘胶囊、复方蛤蚧胶囊、扶正定喘汤、人参蛤蚧散配伍沙参麦冬汤)、肺源性心脏病(参蛤益肺胶囊、肺心

[1] 苟梦星,卢安琪,翟江洋.姜黄素的功能特性及其在食品领域的应用现状[J].食品科技,2021,46(11):264-268.

[2] 张红,肖定福.姜黄素的生理功能及其在养殖业中的应用[J].饲料研究,2021,44(5):133-136.

[3] 赵梦帆,杜秋争,左莉华,等.益智仁在神经系统中作用机制的研究进展[J].中药药理与临床,2021,37(3):230-235.

[4] 阮心眉.广西益智仁活性成分研究及产品开发[D].南昌:南昌大学,2021.

[5] 赵成坚,霍娟,徐永莉,等.近20年蛤蚧的研究进展[J].中国药房,2021,32(22):2798-2802.

[6] 余嗣崇.蛤蚧定喘胶囊治疗支气管哮喘缓解期患者60例的临床疗效观察[J].数理医药学杂志,2018,31(9):1366-1367.

（续表）

名称	主要功用	主要化学成分	综合利用情况
蛤蚧			舒胶囊、扶正固本散）、肺结核（利肺片、益肺抗痨散）[1]、老年慢性支气管炎（蛤蚧加小青龙汤与玉屏风散联合西医治疗）等[2]。常见的中成药产品有利肺片、海狗丸、补金胶囊、参蛤胶囊、壮元强肾颗粒等。 其他领域：可以制成蛤蚧干、蛤蚧酒、蛤蚧糖浆和蛤蚧精等[3]

二、中药壮瑶药创新药研发及特色中成药二次开发

近年来，国家发布了系列政策文件指导中医药工作，明确将中药新药创制作为中医药发展的重点任务之一，2019年10月发布的《中共中央　国务院关于促进中医药传承创新发展的意见》，提出了"三结合"审评证据体系的要求。坚持以临床价值为导向，构建中医药理论、人用经验和临床试验"三结合"的中药审评证据体系，推动建立与中药临床定位相适应、体现其作用特点和优势的疗效评价标准正在成为新时期中医药迈向高质量发展的重要创新路径，为中药新药研发带来了新的历史发展机遇。截至2022年8月，近5年来国家药监局共批准了20个中药新药上市，其中仅2021年就批准了12个中药新药，成为近5年来获批中药新药最多的一年，获批数量超过去4年之和，值得关注的是，其中12个品种均是在中医临床经验方基础上研制的中药创新药，通过开展随机、双盲、多中心临床研究取得的现代循证证据，获得了药品监管部门的认可。医疗机构制剂来源于临床医疗，经过反复辨证论治进行总结归纳后形成的制剂，是继承和创新的重要物质载体，是中药新药开发的一个重要平台和"孵化器"，医疗机构制剂向中药新药转化将成为重要研究方向之一。但目前存在临床评价体系不够规范的问题，如临床试验设计不规范、对制剂的不良反应缺少规范的监测、临床应用定位不明确、适应证过于宽泛缺乏研究依据、缺乏科学的评价体系、制剂质量评价体系不完善等，成为阻碍医疗机构制剂向新药转化的最主要因素。

[1]　陈晶晶,刘玲,董梅,等.蛤蚧治疗肺病研究进展[J].中医学报,2019,34(8):1634-1637.

[2]　吕彩虹.老年慢性支气管炎应用蛤蚧加小青龙汤与玉屏风散联合西医治疗的临床效果分析[J].中医临床研究,2020,12(23):29-31.

[3]　韩学俭.蛤蚧采收与加工[J].中小企业科技,2002(8):12.

广西已开发的创新药物多达上百种,其中三金片、湿毒清胶囊、西瓜霜系列、金嗓子喉宝、肤阴洁、花红片、妇血康、骨通贴膏、复方扶芳藤合剂、正骨水等品种在产品质量,市场占有率和资源利用等多方面占有优势,但近年来在壮瑶药创新药物研发方面,还略有欠缺。二次开发方面,湿毒清胶囊、复方鸡骨草胶囊、滴通鼻炎喷雾剂等一批具有广西特色的中药制剂也在进行中。在医疗机构制剂方面,广西中医药大学第一附属医院、柳州市中医医院、广西钦州市中医院等取得了可喜成绩。

(一) 创新药物及中成药二次开发情况

广西自行开发的中成药(试剂)有龙血竭、复方扶芳藤合剂、青蒿琥酯、中华跌打丸、炎见宁片、妇炎净胶囊、云香精、正骨水、鸡骨草胶囊、湿毒清胶囊、三金片、肤阴洁、华佗风痛宝、西瓜霜润喉片、骨通贴膏、花红系列产品、金鸡系列产品等110多个品种,多是在壮医验方秘方或其他民间单方秘方的基础上,研制提高而成,具有地方和民族特色,功效显著。目前,广西已形成10多家大中型中成药工业企业带动一批新兴中小企业的良性发展趋势,驰名全国的中药品牌有"三金""玉林""天和""金嗓子""花红""半宙"等,中成药在产品质量、市场占有率、资源利用方面具有优势的品种有三金片、湿毒清胶囊、西瓜霜系列、金嗓子喉宝、肤阴洁、花红片、妇血康、骨通贴膏、复方扶芳藤合剂、正骨水等30多个品种。

新药研制与二次开发方面,已组织开展湿毒清胶囊、复方鸡骨草胶囊、滴通鼻炎喷雾剂等一大批具有广西特色的新药研制和中成药二次开发,复方鸡骨草胶囊、滴通鼻炎喷雾剂等2个品种已取得国家食品药品监督管理局颁发的形成批文并投产,万通炎康胶囊、五淋化石胶囊、痔疮胶囊、湿毒清薄膜衣片、骨通片等5个品种已申报新药形成,蚂蚁降糖胶囊、三金片2个品种已经获得临床研究批文,岩黄连缓释片、牛磺酸注射液抗SARS、骨通气雾剂、骨通软膏等4项已申报临床研究。

复方扶芳藤合剂是广西百年乐药业的主打产品,闻名全国,由红参、黄芪、扶芳藤中药组成,具有益气补血、健脾养心等功效。目前市场上主要剂型有硬胶囊、口服液,还没有软胶囊这一新剂型。广西中医药大学附属瑞康医院承担的"广西复方扶芳藤的复方化学成分及新药扶芳藤软胶囊的研究"课题,从复方扶芳藤的三味药中提取天然有效化学成分,纯度高,成功研制出新药扶芳藤软胶囊。

南宁多灵生物科技有限公司的抗癌壮药新药金草消毒颗粒,前期以医疗机构制剂的形式应用于临床,观察发现,该产品安全有效,无明显毒副作用,目前累计服务各种晚期癌症患者500余人,全部为三级甲等医院确诊,被认为无治疗价值或临床治疗失败的患者。广西五和博澳药业公司和北京五和博澳药业公司申报的中药五类新药桑枝总生物碱和桑枝总生物碱片获得国家药监局批准上市,这是近 10 年来首次获批的糖尿病中药新药。广西玉林制药集团有限公司研制了新药鸡骨草胶囊、广西金嗓子集团研发了金银三七胶囊新药。

广西玉林制药集团有限公司主要产品有正骨水、湿毒清胶囊、鸡骨草胶囊、云香精、银蒲解毒片、珍黄胶囊(珍黄丸)、三七伤药胶囊等 9 个剂型 74 个品种,其中国家中药保护品种有正骨水、湿毒清胶囊、鸡骨草胶囊等 12 个品种,正骨水入选《中国地理标志产品大典》。广西梧州制药集团有限公司的产品注射用血栓通、中华跌打丸、妇炎净胶囊、结石通片被评为广西高新技术产品。广西桂西制药有限公司先后独家研制了女性止血药品滇桂艾纳香颗粒、四类新药妇炎康胶囊及国家中药保护品种新立治芒果止咳片等多个疗效独特的中成药品;同时开发生产跌打扭伤灵酊、强力枇杷露、脑得生片、妇康宁片、通脉颗粒等。见表 5-10。

表 5-10　近 5 年广西新药研制及二次开发产品情况

序号	产品名称	申报单位	进展情况
1	滴通鼻炎喷雾剂	广西厚德大健康产业股份有限公司	获批准文号
2	青蒿琥酯片	桂林南药股份有限公司	获批准文号
3	利奈唑胺片	桂林南药股份有限公司	获批准文号
4	鸡骨草胶囊	广西玉林制药集团有限公司	获批准文号
5	复方鸡骨草胶囊	广西玉林制药集团有限公司	获批准文号
6	金银三七胶囊	广西金嗓子有限责任公司	获批准文号
7	痔疮胶囊	广西嘉进药业股份有限公司	获批准文号
8	万通炎康胶囊	广西万通制药有限公司	获批准文号
9	三金片	桂林三金药业有限公司	获批准文号
10	湿毒清胶囊	广西玉林制药集团有限责任公司	获批准文号

(二)医疗机构制剂开发情况

医疗机构制剂是医院药学的重要组成部分,在美国约有 40% 的医院开展制剂,在日本 500 张病床以上的医院有 90% 以上开展了医疗机构制剂。随着医疗机构制剂的发展与其在临床药物治疗活动中地位的提升。医疗机构制剂通过长期的发展从无序到有序,积累了丰富的经验,形成了自身的特色,它不仅临床疗效确切、价格低廉、配制方便,尤其是一些特色制剂在临床治疗中发挥着不可替代的作用,是市售药品的重要补充,在保证人体健康、开发新药等方面也起着积极作用。

广西民族医药研究所近年来研究成功的"舒洁"药物文胸、"产妇春"浴液、"神女乐"洗浴液、"童热清"口服液、"胎黄消"口服液等药械,大都是在壮医验方秘方的发掘整理基础上提出来的,投入开发后已产生了较好的社会、经济效益。除了将壮医秘方制作成中成药外,广西特色中药民族药如田七、山芝麻、三姐妹、三叉苦、青天葵、龙脷叶、宽筋藤、黄花倒水莲、黄根、土茯苓、大驳骨、大罗伞、小罗伞、古羊藤、草鞋根等药材也被大量运用于医院制剂的生产及临床医疗。

广西中医药大学第一附属医院制剂室能够生产颗粒剂、胶囊剂、片剂、丸剂、软膏剂、酒剂、洗剂、酊剂、灌肠剂、茶剂、合剂、滴耳剂、滴鼻剂、乳膏剂等20个剂型。获得批准文号的有66个品种,在研制剂有10个品种,见表5-11。同时,配合重点专科建设,生产应用一批专科中医制剂五方膏、三黄软膏、复方槐花口服液、健脾益气合剂、健脾益气口服液、芪麦口服液、慢咽合剂、鼻炎水、咽痒咳合剂调脂口服液、养真丸、蚂蚁胶囊、抑霉洗剂、生发乌发合剂、过敏性鼻炎合剂等。其次,广中医专家名医方阵还积极挖掘历代医家膏方应用的成果,运用《黄帝内经》五运六气整体评估患者的体质特点,顺应四时,将"体质膏方""运气膏方"结合四季气候、气运变化开具个性化的膏方,将膏方中的药物与黄酒、蜂蜜等辅料熬制后,形成管理体质、调理体质的四季调理膏方系列佳品,得到了广大患者的欢迎。

表5-11 广西中医药大学第一附属医院院内中药(壮药)制剂

序号	制剂名称	功能主治	批准文号
1	十一方药酒	用于一切外伤、跌打、撞伤、红肿	桂药制字 Z01060025
2	五方散	行血散瘀、消肿止痛、接骨	桂药制字 Z01060028
3	熏洗舒筋汤	用于膝关节退行性骨折后期筋肉挛缩关节僵硬等症	桂药制字 Z01060069
4	骨质增生丸	主治肥大性脊椎炎	桂药制字 Z01060040
5	失笑胶囊	用于瘀血阻滞、胸肋腹腔疼痛,产后腹痛、痛经	桂药制字 Z01060066
6	三黄散	用于痈疖疮疡等症	桂药制字 Z01060029
7	拔毒生肌膏	用于疮疡溃烂、脓烂不脱、疼痛不止、新肌难生	桂药制字 Z01060038
8	烫伤膏	主治水火烫伤	桂药制字 Z01060033

（续表）

序号	制剂名称	功能主治	批准文号
9	复方槐花口服液	用于肠风便血、痔疮肿痛、痔核出血、便秘、肛口发炎、肛窦炎等症	桂药制字 Z01060050
10	痔疮消炎软膏	用于痔疮或痔疮复发术后的消炎、止痛、止血	桂药制字 Z01060051
11	养真丸	用于斑秃、油风	桂药制字 Z01060039
12	多效皮肤外洗液	清热解毒，祛风除湿。用于皮肤疮疡肿毒、湿疹、皮疹、体癣、性病及皮肤瘙痒症	桂药制字 Z01060157
13	抑霉洗剂	清热，解毒，杀虫止痒。用于治疗霉菌性阴道炎、淋病、尖锐湿疣等皮肤性病	桂药制字 Z01060156
14	乳结清胶囊	用于乳腺小叶增生、乳腺囊性小叶增生、乳腺纤维瘤等症	桂药制字 Z01060065
15	胃复康胶囊	用于慢性萎缩性胃炎、慢性浅表性胃炎、胃黏膜不典型增生、肠上皮化生、消化性溃疡	桂药制字 Z01060077
16	健脾益气合剂	用于肺脾气虚型复感儿	桂药制字 Z01060070
17	养阴益气合剂	用于肺胃阴虚型复感儿	桂药制字 Z01060071
18	健脾平肝合剂	用于脾虚肝旺型复感儿	桂药制字 Z01060072
19	毒结清口服液	用于各种癌症的治疗及预防癌症复发转移、乙型病毒性肝炎	桂药制字 Z01060068
20	咽痒咳合剂	用于急、慢性咽喉炎所致的咽痒咳嗽、咽干或有痰难咳者	桂药制字 Z01060058
21	过敏性鼻炎合剂	用于慢性鼻炎、过敏性鼻炎	桂药制字 Z01060076
22	鼻敏水	用于过敏性鼻炎	桂药制字 Z01060031
23	调脂口服液	用于高脂血症、动脉硬化症，对慢性肝炎、胃肠功能紊乱、妇女月经不调等症有一定疗效	桂药制字 Z01060049
24	芪麦口服液	用于脾胃虚弱、体倦无力、神经衰弱、记忆减退、腰膝疼痛	桂药制字 Z01060024

目前，柳州市中医医院拥有"桂药制字"批准文号中药制剂53种、化药制剂13种，涵盖外洗剂、酒剂、合剂、口服液、颗粒剂、茶剂、散剂等13种剂型。包括降糖灵口服液、银翘感冒袋泡剂、外感止咳露、通脉乐口服液、祛风活络精、祛瘀消肿精、固元口服液等。2020年，中药制剂降糖灵口服液入选"广西十大中药民族药院内制

剂"。近 5 年内计划挖掘、筛选名老中医验方,研发 10 个中药新制剂,目前在研新制剂 2 个。2020 年起,医院开展了临方制剂的研发工作,目前已完成 14 种临方制剂的开发研究,其中有 6 种已投入生产。

广西钦州市中医院采用人工种植的以桑树为寄主的桑寄生为主要原料,配伍其他中药,按院内制剂研制要求,采用超微粉碎等技术,开发出具有降血脂、降血压的"桑寄生降脂颗粒"、具有强筋健骨的"桑寄生健骨颗粒"及具有治疗风湿类风湿"桑寄生益痹颗粒"院内中药制剂 3 种。

广西壮族自治区中医药研究院对石斛五加方医疗机构制剂的开发,对亮叶杨桐叶提取物在制备抗炎镇痛药物中的应用获发明专利。同时,与广西强寿药业集团有限公司联合研制出治疗老年痴呆症的广西民族优势中成药——益智康脑丸。脑心宁片该药系柿叶提取物,是治疗脑、心血管痛的新药,治疗脑动脉硬化症、冠心病、心绞痛,对缺血性中风亦有一定疗效。

广西国际壮医医院壮瑶药研发中心以壮瑶药为特色,研发了包括武打将军酒、痛风立安胶囊、解毒生血颗粒、肝舒胶囊、排毒胶囊、扶正胶囊、蛭血通肠溶胶囊等 8 个品种。广西壮瑶药重点实验室研制的壮瑶药产业化成果百合玉竹产品、黄精桑椹产品、葛花露、九味茶、银花牛蒡茶、蒲丁茶等产品获批投入生产。

新冠肺炎疫情发生至今,全区药监部门共批准或备案 102 个防护药品医疗器械上市。其中,第二类医疗器械 39 个,第一类医疗器械 33 个、中药壮瑶药制剂 30 个。新冠肺炎防控期间,广西壮族自治区药监局实施应急审批,快速通过 7 家医疗机构 30 个中药壮瑶药制剂备案,见表 5 - 12。截至 2020 年 3 月 13 日,自治区药监局共完成 210 次区内医疗机构制剂调剂审批,全力服务疫情防控需要。

表 5 - 12　广西中药壮瑶药制剂

序号	制剂名称	所属医院
1	苏苍理气护肺汤	广西中医药大学第一附属医院
2	桂苍化湿清肺汤	广西中医药大学第一附属医院
3	清肺排毒汤	广西中医药大学瑞康医院
4	儿童预防疫肺汤	广西中医药大学瑞康医院
5	化湿清肺汤	广西中医药大学瑞康医院
6	解表畅肺汤	广西中医药大学瑞康医院
7	芪君益气合剂	桂林市中医医院

（续表）

序号	制剂名称	所属医院
8	麻石清热合剂	桂林市中医医院
9	麻薏化湿合剂	桂林市中医医院
10	苍术寒湿郁肺合剂	广西壮要方医院
11	杏仁疫毒闭肺合剂	广西壮要方医院
12	人参扶阳合剂	广西壮要方医院
13	半夏肺脾气虚合剂	广西壮要方医院
14	化饮通肺合剂	广西国际壮医医院
15	参芪补充合剂	广西国际壮医医院
16	退热止咳合剂	广西国际壮医医院
17	益肺合剂	广西国际壮医医院
18	清肺排毒合剂	广西国际壮医医院
19	杏石清肺合剂	广西国际壮医医院
20	苍陈化浊合剂	广西国际壮医医院
21	预防疫肺合剂	广西国际壮医医院
22	肺炎预防合剂	梧州市人民医院
23	清感宣肺汤	南宁市中医医院
24	清瘟化湿汤	南宁市中医医院
25	参芪补肺益脾合剂	广西中医药大学第一附属医院
26	竹麦益气养阴合剂	广西中医药大学第一附属医院
27	山芝麻薏仁合剂	广西国际壮医医院
28	六味祛瘴合剂	广西国际壮医医院
29	薏仁祛湿合剂	广西国际壮医医院
30	防瘴疫合剂	广西国际壮医医院

　　2020 年 12 月 30 日，自治区中医药局公布了广西十大中药民族药院内制剂名单，见表 5 - 13。

表5-13 广西十大中药民族药院内制剂

序号	制剂名称	申报单位
1	十一方药酒	广西中医药大学第一附属医院
2	止得咳颗粒	广西中医药大学附属瑞康医院
3	复方黄根颗粒	广西中医药大学附属瑞康医院
4	痛风立安胶囊	广西国际壮医医院
5	降糖灵口服液	柳州市中医医院
6	骨伤丸	桂林市兴安界首中西医结合医院
7	蛇药酒	梧州市中医医院
8	石崖茶清火胶囊	玉林市中医医院
9	骨疏宁片	玉林市中西医结合骨科医院
10	复方丹参川芎片	贵港市中西医结合骨科医院

(三) 保健品及其他产品开发

广西保健品生产企业15家,有批文的保健品17个,主要有广西金嗓子有限责任公司、柳州两面针股份有限公司、柳州华力家庭品业股份有限公司、真肽生物制品有限公司、博爱生物制品有限公司等几十家中药保健品和日用化工企业,生产的有金嗓子喉宝、两面针中药牙膏、α-亚麻酸、天成金芝养生液、茶树油香皂、肤朗祛斑面膜、惠好植物调理卫生巾、植物源卫生杀虫系列产品、蔗果低聚饮品、保健醋、黄栀子色素、灵芝茶等产品。

广西中医药大学制药厂目前生产的保健食品有年年乐口服液、百年乐酒等。秋潮集团下属企业广西医科大学制药厂主要从事中成药、化学药品和保健品的研制开发和生产销售,成功研制开发了胃乐胶囊、肝乐胶囊、龙珍胶囊、脑乐饮和一洗乐等40多个品种的药品和保健品。

第六章　广西中药资源的国际贸易

2021年广西中药类产品的进出口涉及117个国家(地区),其中出口涉及116个国家(地区),进口涉及23个国家(地区),进出口范围较广。2021年,广西出口中药类产品16 957.83吨,出口数量同比增长2.03%,出口金额40 290.74万美元,出口金额同比增长7.31%;广西进口中药类产品16 515.25吨,进口数量同比增长37.88%,进口额3 482.11万美元,进口金额同比减少69.53%。

广西还是与东盟国家海、陆、空口岸连接齐全的前沿地带,有8个边境县(市/区)与越南接壤,以及7个国家一类口岸,5个二类口岸和26个边民互市点,边境地区开放开发潜力巨大。2021年,广西以边境小额贸易的形式出口的中药类产品2 993.43吨,出口额16 952.71万美元。以边境小额贸易的形式进口的中药材及饮片数量较少,但广西还以保税监管场所进出境货物和海关特殊监管区域物流货物进口中药材及饮片。广西通过边境贸易口岸进口的中药材以常用植物药、海洋药物为主,包括砂仁、草果、没药、乳香、檀香、草豆蔻、白豆蔻等常见药材。

第一节　广西中药类产品的国际贸易现状

2021年,广西出口中药类产品16 957.83吨,出口金额40 290.74万美元,其中中药材及饮片出口13 030.31吨,出口金额24 966.05万美元;提取物出口1 728.82吨,出口金额8 221.68万美元;中成药出口2 198.70吨,出口金额7 103.01万美元。广西进口中药类产品16 515.25吨,进口额3 482.11万美元,其中进口中药材及饮片14 383.14吨,进口额2 531.83万美元;进口提取物2 130.32吨,进口额883.98万美元;进口中成药663.01吨,进口额66.30万美元。

姜、丁香、枸杞、当归、茯苓、黄芪、杜仲、地黄、党参、白术是广西主要出口的中药材品种,松脂、姜、大海子、姜黄、丁香、乳香、没药、血竭是广西进口的主要品种。广西出口的中药类产品主要集中在越南、美国、沙特阿拉伯、巴基斯坦等国家(地区),主要从越南、印度、美国、阿根廷、尼日利亚和中国香港等国家(地区)进口中药类产品。

一、数据说明

中药材及饮片、提取物、中成药的进出口数量、金额和国家（地区）数据来源于课题组整理的海关统计数据,整理方式为按照海关 HS 编码分类整理。中药材及饮片的出口数据统计自 44 个海关 HS 编码,提取物的出口数据统计自 9 个海关 HS 编码,中成药的出口数据统计自 4 个海关 HS 编码;中药材及饮片的进口数据统计自 13 个海关 HS 编码,提取物的进口数据统计自 8 个海关 HS 编码,中成药的进口数据统计自 2 个海关 HS 编码(附录三)。

需要特别说明的是,2021 年海关统计数据查询平台上 0906(肉桂及肉桂花)、0908(肉豆蔻、肉豆蔻衣及豆蔻)这 2 个海关 HS 编码下仅统计有进出口金额数据而没有统计进出口数量数据。

二、主要进出口品种

2021 年,广西出口中药类产品 16 957.83 吨,出口金额 40 290.74 万美元,其中中药材及饮片出口 13 030.31 吨,出口金额 24 966.05 万美元;提取物出口 1 728.82 吨,出口金额 8 221.68 万美元;中成药出口 2 198.70 吨,出口金额 7 103.01 万美元。广西进口中药类产品 16 515.25 吨,进口额 3 482.11 万美元,其中进口中药材及饮片 14 383.14 吨,进口额 2 531.83 万美元;进口提取物 2 130.32 吨,进口额 883.98 万美元;进口中成药 663.01 吨,进口额 66.30 万美元。

(一)中药材及饮片

剔除一个海关 HS 编码下统计多个品种的情况,姜、丁香、枸杞、当归、茯苓、黄芪、杜仲、地黄、党参、白术是 2021 年广西出口量最大的 10 个品种,见表 6-1。这 10 个品种的出口量之和达 6 625.64 吨、出口额达 2 587.99 万美元,占 2021 年中药材及饮片出口总量的 50.85%和出口总额的 10.37%。12119039(未列名主要用作药料的植物及其某部分)和 12119050(主要用作香料的植物及其某部分)这两个海关 HS 编码下统计到 2021 年广西的出口量分别为 4 078.12 吨和 986.47 吨,出口额分别为 2 376.58 万美元和 355.65 万美元,分别占当年中药材及饮片出口总量的 31.30%和 7.57%,出口总额的 9.52%和 1.42%。肉桂及肉桂花是 2021 年广西出口金额最大的品种,出口额达 19 141.82 万美元,占中药材及饮片出口总额的 76.67%。

表 6-1　2021 年广西中药材及饮片出口数量最大的 10 个品种

商品名称	数量（吨）	数量占比	金额（万美元）	金额占比
姜	4 233.50	32.49%	1 049.20	4.20%
丁香	554.66	4.26%	374.95	1.50%
枸杞	364.21	2.80%	405.68	1.62%
当归	285.24	2.19%	224.31	0.90%
茯苓	226.14	1.74%	111.12	0.45%
黄芪	210.07	1.61%	97.58	0.39%
杜仲	201.53	1.55%	60.17	0.24%
地黄	192.57	1.48%	63.37	0.25%
党参	192.30	1.48%	153.14	0.61%
白术	165.42	1.27%	48.48	0.19%
合计	6 625.64	50.85%	2 587.99	10.37%

2021 年在 13 个海关 HS 编码下统计有广西进口中药材及饮片，其中有 7 个海关 HS 编码统计有多种中药材及饮片进口。松脂、姜、大海子、姜黄、丁香、乳香、没药、血竭是进口的主要品种，特别是松脂，2021 年广西进口 885.83 吨，占广西中药材及饮片进口总量的 6.16%，进口额 78.99 万美元，占广西中药材及饮片进口总额的 3.12%。2021 年广西进口大海子 416.70 吨，占广西中药材及饮片进口总量的 2.90%，进口额 333.67 万美元，占广西中药材及饮片进口总额的 13.18%。

12119039（未列名主要用作药料的植物及其某部分）和 12119099（主要用作杀虫、杀菌等用途的植物及其某部分）这两个海关 HS 编码下统计到 2021 年广西的进口量分别为 8 627.85 吨和 2 447.00 吨，占当年广西中药材及饮片进口总量 59.99% 和 17.01%；进口额分别为 755.20 万美元和 99.05 万美元，占当年广西中药材及饮片进口总额的 29.83% 和 3.91%。广西进口的未列名主要用作药料的植物及其某部分主要来自印度、印度尼西亚和越南，主要用作杀虫、杀菌等用途的植物及其某部分广西主要进口自越南。2021 年广西进口的肉豆蔻、肉豆蔻衣及豆蔻金额高达 6 930 532 万美元，占当年广西中药材及饮片进口总额的 27.37%。

（二）提取物

2021 年广西出口的提取物统计在 9 个海关 HS 编码下，见表 6-2。29389090

(其他苷及其盐、醚、酯和其他衍生物)这一海关 HS 编码下统计到广西出口提取物 1 245.21 吨,占广西提取物出口总量的 72.03%,出口额 5 556.39 万美元,占广西提取物出口总额的 67.58%。13021990(其他植物液汁及浸膏)这一海关 HS 编码下统计到 2021 年广西出口提取物 330.00 吨,占广西提取物出口总量的 19.09%,出口额 2 290.40 万美元,占广西提取物出口总额的 27.74%。2021 年广西出口脂松节油、木松节油、硫酸盐松节油(38051000)105.00 吨,出口额 64.95 万美元,占 2021 年广西提取物出口总量的 6.07% 和出口总额的 0.79%。

表 6－2　2021 年广西提取物的出口量和出口金额

海关编码	商品名称	数量(吨)	金额(万美元)	数量占比	金额占比
29389090	其他苷及其盐、醚、酯和其他衍生物	1 245.21	5 556.39	72.03%	67.58%
13021990	其他植物液汁及浸膏	330.00	2 280.40	19.09%	27.74%
38051000	脂松节油、木松节油和硫酸盐松节油	105.00	64.95	6.07%	0.79%
33012930	茴香油	32.00	70.62	1.85%	0.86%
13021940	银杏液汁及浸膏	7.49	38.49	0.43%	0.47%
33012999	未列名非柑橘属果实精油	4.07	206.68	0.24%	2.51%
15153000	蓖麻油及其分离品	4.00	1.08	0.23%	0.01%
33012940	桂油	1.00	2.79	0.06%	0.03%
33019010	提取的油树脂	0.05	0.28	0.00%	0.00%

此外,茴香油、银杏液汁及浸膏、未列名非柑橘属果实精油、蓖麻油及其分离品、桂油、提取的油树脂也有少量出口,2021 年这 6 个提取物的出口量之和为 48.61 吨,出口额之和 319.94 万美元,仅占广西提取物出口总量的 2.81% 和 3.89%。

2021 年在 8 个海关 HS 编码下统计到广西进口提取物的数量及金额,其中 33011990(其他柑橘属果实精油)、33013090(其他香膏)、33012500(其他薄荷油)这三个海关 HS 编码统计到的进口量非常少,几乎可以忽略不计,因此 2021 年广西进口的提取物主要有其他苷及其盐、醚、酯和其他衍生物、桂油、其他植物液汁及浸膏、生漆、未列名非柑橘属果实精油。2021 年广西进口其他苷及其盐、醚、酯和其他衍生物 1873.69 吨,占广西提取物进口总量的 87.95%,进口额 388.45 万美元,占进口总额的 43.49%。与之相反的是桂油,2021 年广西进口桂油 182.56 吨,占广西提取物进口总量的 8.57%,但进口额达 455.68 万美元,占广西提取物进口总额的 51.55%。2021 年广西分别进口其他植物液汁及浸膏、生漆和未列名非柑橘属果实精油 54.68 吨、18.49 吨和 0.90 吨,占广西体提取物进口总量的 2.57%、0.87% 和 0.04%;进口额分别为 25.82 万美元、12.35 万美元和 1.54 万美元,分别占广西提取物进口总额的 2.92%、1.40% 和 0.17%。

(三)中成药

2021 年广西出口的中成药主要有中药酒、安宫牛黄丸、其他中式成药,以及统计在 30046010 编码下的含有青蒿素及其衍生物的药品(已配定剂量或制成零售包装)。含有青蒿素及其衍生物的药品(已配定剂量或制成零售包装)是广西出口量最大的中成药,2021 年出口 1 716.95 吨,占广西中成药出口总量的 78.09%,出口额 5 611.04 万美元,占广西中成药出口总额的 79.00%。其次为其他中式成药(30049059),2021 年出口量 479.86 吨,占广西中成药出口总量的 21.82%,出口额 1 489.38 万美元,占广西中成药出口总额的 20.97%。2021 年广西出口的中药酒(1.87 吨)和安宫牛黄丸(0.03 吨)数量较少,仅占广西中成药出口总量的 0.09%,且均是出口至中国香港。

2021 年广西进口的中成药统计在两个海关 HS 编码下,分别是 30036010(含有青蒿素及其衍生物的药品,未配定剂量或制成零售包装)和 30049054(清凉油),但清凉油的进口量非常少,几乎可忽略不计。2021 年广西进口含有青蒿素及其衍生物的药品(未配定剂量或制成零售包装)1.8 吨,进口额 66.29 万美元。

三、主要进出口国家

2021 年广西中药类产品的进出口涉及 117 个国家(地区),其中出口涉及 116 个国家(地区),进口涉及 23 个国家(地区)。按照产品类型,中药材及饮片的进出口涉及 68 个国家(地区),其中出口涉及 62 个国家(地区),进口涉及 13 个国家(地区);提取物的进出口涉及 49 个国家(地区),其中出口涉及 46 个国家(地区),进口涉及 15 个国家(地区);中成药的进出口涉及 77 个国家(地区),其中出口涉及 75 个国家(地区),进口涉及 3 个国家(地区)。

越南、美国、沙特阿拉伯、巴基斯坦和中国香港是广西中药类产品出口量最多的 5 个国家(地区),2021 年广西出口至这 5 个国家(地区)的中药类产品之和达 10 913.22 吨,占 2021 年广西中药类产品出口总量的 64.36%;出口额之和 27 245.37 万美元,占 2021 年广西中药类产品出口总额的 67.62%。特别是越南,2021 年广西出口 7 495.56 吨中药类产品至越南,占当年广西中药类产品出口总量的 44.20%,出口额 19 349.35 万美元,占当年广西中药类产品出口总额的 48.02%。

越南、印度、美国、阿根廷、尼日利亚是广西进口中药类产品数量最多的 5 个国家,2021 年广西从这 5 个国家进口 15 986.48 吨中药类产品,占当年广西中药类产品进口总量的 96.80%;进口额合计 2 381.96 万美元,占当年广西中药类产品进口总额的 68.41%。特别是越南、印度和美国,2021 年广西分别从这 3 个国家进口中药类产品 9 246.87 吨、4 254.01 吨和 1 847.84 吨,占当年广西中药类产品进口总量的 55.99%、25.76%和 11.19%;2021 年广西从这 3 个国家进口中药类产品的进口额分别为 1 377.73 万美元、596.43 万美元和 342.16 万美元,分别占广西中药类产品进口总额的 39.57%、17.13%和 9.83%。

(一) 中药材及饮片

越南、沙特阿拉伯、巴基斯坦、美国、阿联酋、德国、孟加拉国、阿尔及利亚、日本和中国香港是 2021 年广西出口中药材及饮片数量最多的 10 个国家(地区),特别是越南从广西进口中药材及饮片 7 488.14 吨,进口量占广西中药材及饮片出口总量的 57.47%;越南从广西进口中药材及饮片的金额达 19 342.67 万美元,占 2021 年广西中药材及饮片出口总额的 77.48%。除越南外,广西出口至另外 9 个国家(地区)的中药材及饮片之和为 3 751.23 吨,出口量占 2021 年广西中药材及饮片出口总量的 28.79%,出口额之和为 3 358.17 万美元,占 2021 年广西中药材及饮片出口总额 13.45%,见图 6-1。

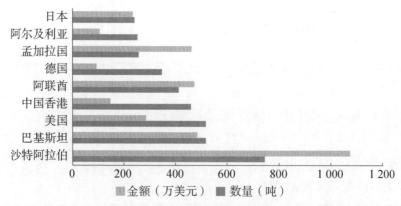

图 6-1 2021 年广西出口中药材及饮片数量最多的 9 个国家(地区)

2021 年广西从越南和印度进口的中药材及饮片数量最多,分别进口 9 045.82 吨和 4 251.80 吨,占广西中药材及饮片进口总量的 62.89%和 29.56%;广西从越南和印度进口的中药材及饮片金额分别为 909.69 万美元和 494.74 万美元,占广西中药材及饮片进口总额的 35.93％和 19.54％。2021 年广西从印度尼西亚进口中药材及饮片 162.68 吨,占广西中药材及饮片进口总量的 1.13％,但进口额高达 939.69 万美元,占广西中药材及饮片进口总额的 37.12％。

（二）提取物

美国、意大利是广西出口提取物数量最多的 2 个国家,2021 年出口至这两个国家的提取物分别是 733.20 吨和 196.12 吨,占广西提取物出口总量的 42.41％和 11.34％;出口额分别为 3 791.32 万美元和 770.52 万美元,占广西提取物出口总额的 46.11％和 9.37％,见表 6-3。2021 年广西出口至马来西亚、西班牙和中国香港这三个国家（地区）的提取物数量分别为 123.84 吨、107.15 吨、104.61 吨,占广西提取物出口总量的 7.16％、6.20％、6.05％;出口额分别为 611.35 万美元、988.89 万美元、209.60 万美元,占广西提取物出口总额的 7.44％、12.03％、2.55％。除此之外,2021 年广西出口至韩国、巴西、以色列、墨西哥、法国的提取物数量较多,年出口量均超过 35 吨,分别占广西提取物出口总量的 5.43％、3.02％、2.67％、2.66％、2.17％,见表 6-3。2021 年广西出口至智利、孟加拉国、巴林、斯洛文尼亚、斯里兰、捷克、阿联酋、爱尔兰、奥地利这 9 个国家的提取物数量不超过 0.05 吨,数量较少,几乎可以忽略。

表 6-3　2021 年广西出口提取物数量最多的 10 个国家（地区）

贸易伙伴名称	数量（吨）	金额（万美元）	数量占比	金额占比
美国	733.20	3 791.32	42.41％	46.11％
意大利	196.12	770.52	11.34％	9.37％
马来西亚	123.84	611.35	7.16％	7.44％
中国香港	107.15	988.89	6.20％	12.03％
西班牙	104.61	209.60	6.05％	2.55％
韩国	93.91	344.20	5.43％	4.19％
巴西	52.18	149.34	3.02％	1.82％
以色列	46.16	93.39	2.67％	1.14％
墨西哥	46.00	131.39	2.66％	1.60％
法国	37.48	264.99	2.17％	3.22％
合计	1 540.67	7 354.99	89.12％	89.46％

2021年广西从美国、越南、澳大利亚、马来西亚、刚果(金)这5个国家进口的提取物数量之和达2129.02吨,占广西提取物进口总量的99.94%;从这5个国家进口的提取物金额合计848.16万美元,占广西进口提取物总额的95.95%,见表6-4。特别是美国和越南,2021年广西从美国和越南分别进口提取物1847.54吨和201.05吨,占广西提取物进口总量的86.73%和9.44%;进口额分别是341.98万美元和468.04万美元,占广西提取物进口总额的38.69%和52.95%。

表6-4 2021年广西进口提取物数量最多的5个国家

贸易伙伴名称	数量(吨)	金额(万美元)	数量占比	金额占比
美国	1847.54	341.98	86.73%	38.69%
越南	201.05	468.04	9.44%	52.95%
澳大利亚	40.69	9.56	1.91%	1.08%
马来西亚	25.74	11.18	1.21%	1.26%
刚果(金)	14.00	17.40	0.66%	1.97%
合计	2129.02	848.16	99.94%	95.95%

(三)中成药

法国、刚果(金)、布基纳法索、坦桑尼亚、喀麦隆、马拉维、尼日尔、安哥拉、印度尼西亚和中国香港是2021年广西出口中成药数量最多的10个国家(地区),出口至这10个国家(地区)的中成药合计1486.46吨,占2021年广西中成药出口总量的67.61%;出口额合计4833.06万美元,占2021年广西中成药出口总额的68.04%,见图6-2。2021年广西出口至赤道几内亚、圣多美和普林西比、贝宁、英国、毛里塔

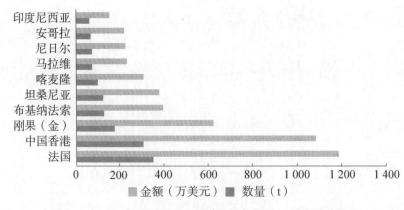

图6-2 2021年广西出口中成药数量最多的10个国家(地区)

尼亚、乍得、约旦、孟加拉国、东帝汶、尼泊尔联邦民主共和国这十个国家(地区)的中成药数量均不足 0.1 吨,出口量合计 0.26 吨,仅占广西中成药出口总量的 0.01%,几乎可以忽略。

2021 年广西仅从印度、德国、美国进口中成药,从印度进口的中成药为含有青蒿素及其衍生物的药品(未配定剂量或制成零售包装),进口量 1.8 吨,进口额 66.29 万美元;从德国和美国进口的中成药为清凉油,但进口量非常少均不足 1 kg,进口额仅 61 美元。

四、进出口价格

2021 年广西出口中药类产品的平均单价为 23.76 美元/kg,其中中药材及饮片的平均出口单价 19.16 美元/kg,提取物的平均出口单价 47.56 美元/kg,中成药的平均出口单价 32.31 美元/kg。2021 年,广西进口中药类产品的平均单价为 2.11 美元/kg,其中中药材及饮片的平均进口单价 1.76 美元/kg,提取物的平均进口单价 4.15 美元/kg,中成药的平均进口单价 368.34 美元/kg。

(一) 中药材及饮片

人参、贝母、天麻、三七、黄连是出口单价最高的 5 个品种,平均出口单价分别为 65 美元/kg、27.74 美元/kg、24.81 美元/kg、21.75 美元/kg、19.93 美元/kg。姜、枸杞、当归、茯苓、黄芪、杜仲的出口量较大,但出口单价较低,2021 年的平均出口单价分别为 2.43 美元/kg、11.14 美元/kg、7.86 美元/kg、4.91 美元/kg、4.64 美元/kg、2.99 美元/kg。

2021 年广西出口至韩国、以色列、英国、巴林、约旦的中药材及饮片价格最高,平均出口单价分别为 717.19 美元/kg、247.44 美元/kg、129.34 美元/kg、121.58 美元/kg、115.74 美元/kg,但出口量均较少。出口至越南、沙特阿拉伯、巴基斯坦、美国和中国香港的中药材及饮片价格低于平均出口单价,出口单价分别为 25.83 美元/kg、14.40 美元/kg、9.33 美元/kg、5.50 美元/kg、3.22 美元/kg。

乳香、没药及血竭和未列名配药用腺体及其他动物产品是 2021 年广西进口中药材及饮片单价最高的品种,平均进口单价分别为 102.42 美元/kg 和 39.54 美元/kg;姜黄、松脂、姜的进口价格较低,分别为 0.52 美元/kg、0.89 美元/kg、2.17 美元/kg。2021 年广西从马来西亚和印度尼西亚进口的中药材及饮片单价最高,平均进口价格分别为 108.68 美元/kg 和 57.76 美元/kg;从缅甸、阿根廷、马达加斯加进口的中药材及饮片价格较低,进口价格分别为 0.52 美元/kg、0.61 美元/kg、0.90 美元/kg。见图 6-3。

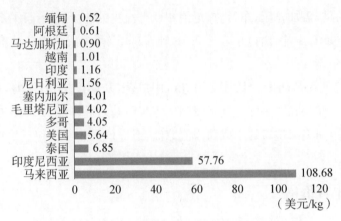

图 6-3 2021 年广西从各国进口的中药材及饮片价格

(二)提取物

2021 年广西出口的提取物种类较少,平均出口单价分别为 51.41 美元/kg(银杏液汁及浸膏)、69.10 美元/kg(其他植物液汁及浸膏)、2.69 美元/kg(蓖麻油及其分离品)、44.62 美元/kg(其他苷及其盐、醚、酯和其他衍生物)、22.07 美元/kg(茴香油)、27.87 美元/kg(桂油)、507.94 美元/kg(未列名非柑橘属果实精油)、56.32 美元/kg(提取的油树脂)、6.19 美元/kg(脂松节油、木松节油和硫酸盐松节油)。

2021 年广西出口至巴林、智利、菲律宾、中国台湾、加拿大、阿根廷、日本的提取物价格最高,平均出口单价分别为 1 520.60 美元/kg、905.04 美元/kg、278.98 美元/kg、217.16 美元/kg、198.58 美元/kg、165.08 美元/kg、100.59 美元/kg;出口至波兰、阿联酋、哥伦比亚、越南、斯洛文尼亚的提取物价格较低,平均出口单价分别为 15.00 美元/kg、11.00 美元/kg、10.22 美元/kg、3.05 美元/kg、1.60 美元/kg。

2021 年广西进口的提取种类较少,平均进口单分别为 384.33 美元/kg(其他柑橘属果实精油)、176.00 美元/kg(其他香膏)、24.96 美元/kg(桂油)、17.15 美元/kg(未列名非柑橘属果实精油)、6.68 美元/kg(生漆)、4.72 美元/kg(其他植物液汁及浸膏)、2.07 美元/kg(其他苷及其盐、醚、酯和其他衍生物)。2021 年广西从印度进口的提取物数量较少,但进口价格高达 863.41 美元/kg;从澳大利亚、泰国、美国进口的提取物价格较低,进口单价分别为 2.35 美元/kg、1.87 美元/kg、1.85 美元/kg。

(三)中成药

2021 年广西出口的中成药平均单价分别为 32.68 美元/kg(含有青蒿素及其衍生物的药品,已配定剂量或制成零售包装)、6.36 美元/kg(中药酒)、521.15 美元/kg

（安宫牛黄丸）、31.04 美元/kg（其他中式成药）。2021 年广西出口至尼泊尔联邦民主共和国、赞比亚、缅甸、科摩罗、东帝汶、澳大利亚的中成药价格较高，平均出口单价分别为 83.00 美元/kg、77.27 美元/kg、53.01 美元/kg、45.67 美元/kg、44.00 美元/kg、40.55 美元/kg；出口至英国、厄瓜多尔、贝宁、秘鲁、毛里塔尼亚、乍得、孟加拉国的中成药价格较低，平均出口单价分别为 3.96 美元/kg、3.84 美元/kg、3.35 美元/kg、3.28 美元/kg、2.13 美元/kg、2.00 美元/kg、1.00 美元/kg。

2021 年广西从印度、德国、美国进口中成药，从印度进口的中成药价格为 368.30 美元/kg，而从德国、美国进口的中成药不足 1 kg，其进口单价无法计算。2021 年广西进口的含有青蒿素及其衍生物的药品（未配定剂量或制成零售包装）平均进口单价为 368.30 美元/kg，进口的清凉油因数量不足 1 kg，其进口单价无法计算。

第二节　广西中药类产品国际贸易变化分析

与 2020 年相比，2021 年广西出口的中药类产品数量同比增长 2.03%，其中中药材及饮片出口数量同比增长 0.12%，提取物出口数量同比增长 16.26%，中成药出口数量同比增长 3.77%；2021 年广西出口的中药类产品出口金额同比增长 7.31%，其中中药材及饮片出口额同比增长 11.76%，提取物出口额同比减少 2.65%，中成药出口额同比增长 5.07%。

2021 年广西进口的中药类产品数量同比增长 37.88%，其中中药材及饮片进口量同比增长 40.68%，提取物进口量同比增长 55.67%，中成药进口量同比下降 13.04%；2021 年广西进口的中药类产品进口额同比下降 69.53%，其中中药材及饮片进口额同比下降 60.57%，提取物进口额同比下降 33.33%，中成药进口额同比下降 4.85%。

2021 年广西出口的中药类产品平均出口单价同比增长 5.17%，其中中药材及饮片的平均出口单价同比增长 11.62%，提取物的平均出口单价同比下降 16.26%，中成药的平均出口单价同比增长 1.25%；2021 年广西进口中药类产品的平均进口单价同比下降 68.72%，其中中药材及饮片的平均进口单价同比下降 71.97%，提取物的平均进口单价同比下降 57.17%，中成药的平均进口单价同比增长 9.42%。

一、中药材及饮片

与 2020 年相比，2021 年广西出口的中药材及饮片新增 35030090（鱼胶；其他动物胶)、12119022(天麻)和12119035(青蒿),而2020年有出口的12119034(沙参)在2021年则没有出口;2021年广西进口的中药材及饮片新增09103000(姜黄),而2020年有进口的12119091(鱼藤根、除虫菊)、09101200(已磨的姜)、12112010(西洋参)在2021年则没有进口。

(一) 数量同比

按照海关HS编码统计,2021年广西出口数量同比增长最大的10个品种依次是05080090(珊瑚及类似品;软体、甲壳或棘皮动物壳,墨鱼骨)、25309010(矿物性药材)、09071000(未磨的丁香)、05100090(未列名配药用腺体及其他动物产品)、12119024(大黄、籽黄)、12129994(莲子)、12119031(枸杞)、12129911(苦杏仁)、12119027(槐米)、12119013(党参),出口数量分别同比增长38 299.74%、3 796.00%、433.28%、415.08%、272.80%、259.68%、226.46%、205.29%、178.78%、170.82%。

剔除1个海关HS编码下统计多个品种的情况,出口数量同比增长最大的10个品种分别是未磨的丁香、大黄(籽黄)、莲子、枸杞、苦杏仁、槐米、党参、三七(田七)、菊花、甜叶菊叶,见图6-4。2021年广西出口的中药材及饮片出口数量同比下降最大的10个品种依次是大海子、杜仲、地黄、当归、白芍、未磨的姜、甜杏仁、川芎、未列名人参、已磨的姜,分别同比下降5.22%、10.45%、12.47%、13.72%、15.39%、33.50%、34.39%、49.06%、78.40%、79.28%。

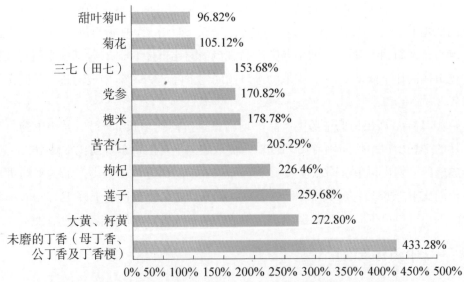

图6-4 2021年广西中药材及饮片出口数量同比增长最大的10个品种

按照海关 HS 编码统计,2020 年和 2021 年广西都有进口的中药材及饮片有 12 种,但 0908(肉豆蔻、肉豆蔻衣及豆蔻)没有统计到进口量数据,进口的其他 11 个品种分别是 05100090(未列名配药用腺体及其他动物产品)、12119050(主要用作香料的植物及其某部分)、09101100(未磨的姜)、09096190(未磨的茴芹子、页蒿子或小茴香子、杜松果)、05080090(珊瑚及类似品;软体、甲壳或棘皮动物壳,墨鱼骨)、12119099(主要用作杀虫、杀菌等用途的植物及其某部分)、12119039(未列名主要用作药料的植物及其某部分)、13019040(松脂)、12119032(大海子)、13019020(乳香、没药及血竭)、09071000(未磨的丁香),进口数量分别同比增长 1 146.02%、 399.33%、 153.59%、 104.40%、 99.31%、 92.22%、 78.12%、 49.15%、 −70.91%、 −96.57%、 −96.79%。'

(二) 金额同比

按照海关 HS 编码统计,2021 年广西出口的中药材及饮片出口金额同比增长最大的 10 个品种依次是 05080090(珊瑚及类似品;软体、甲壳或棘皮动物壳,墨鱼骨)、25309010(矿物性药材)、09071000(未磨的丁香)、12119031(枸杞)、05100090(未列名配药用腺体及其他动物产品)、12119024(大黄、籽黄)、12119013(党参)、12119015(菊花)、12129996(甜叶菊叶)、12119027(槐米),分别同比增长 12 340.65%、3 208.33%、1 816.33%、548.65%、412.47%、237.83%、159.04%、156.96%、155.47%、147.87%。剔除 1 个海关 HS 编码下统计多个品种的情况,出口金额同比增长最大的品种分别是未磨的丁香、枸杞、大黄(籽黄)、党参、菊花、甜叶菊叶、槐米、三七(田七)、莲子、半夏,出口金额同比下降最大的 10 个品种分别是杜仲、当归、白芍、大海子、川芎、姜黄、未磨的姜、甜杏仁、已磨的姜、未列名人参。见图 6 - 5。

按照海关 HS 编码统计,2021 年进口的 12 个品种按照进口金额同比变化从大到小排列依次是 05100090(未列名配药用腺体及其他动物产品)、12119050(要用作香料的植物及其某部分)、09101100(未磨的姜)、09096190(未磨的茴芹子、页蒿子或小茴香子、杜松果)、05080090(珊瑚及类似品;软体、甲壳或棘皮动物壳,墨鱼骨)、12119039(未列名主要用作药料的植物及其某部分)、13019040(松脂)、12119099(主要用作杀虫、杀菌等用途的植物及其某部分)、12119032(大海子)、13019020(乳香、没药及血竭)、0908(肉豆蔻、肉豆蔻衣及豆蔻)、09071000(未磨的丁香),进口金额分别同比增长 3 874.69%、358.41%、245.80%、166.93%、163.65%、62.75%、56.28%、51.18%、− 64.02%、− 70.22%、− 83.10%、−97.23%。

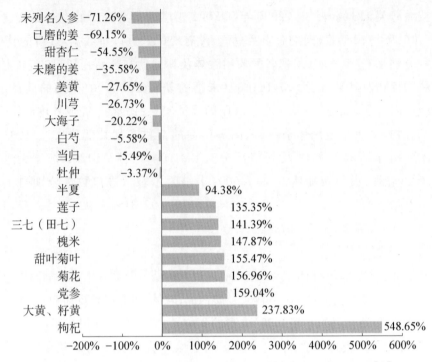

图6-5 2021年广西出口金额同比增长和下降最大的10个品种[1]

二、提取物

与2020年相比,2021年广西出口提取物新增33012940(桂油),而2020年有出口的33012950(山苍子油)、33013090(其他香膏)、29061100(薄荷醇)、33012960(桉叶油)在2021年则没有出口。2021年广西进口的提取物新增33013090(其他香膏)、33012500(其他薄荷油),而2020年有进口的33012960(桉叶油)、13021940(银杏液汁及浸膏)、15121900(其他葵花油或红花油及其分离品)、33011300(柠檬油)在2021年则没有进口。

(一) 数量同比

按照海关HS编码统计,2020年和2021年广西均有出口的提取物有8种,分别是13021940(银杏液汁及浸膏)、33012999(未列名非柑橘属果实精油)、33012930(茴香油)、38051000(脂松节油、木松节油和硫酸盐松节油)、29389090(其他苷及其盐、

---

[1] 2021年广西出口的未磨的丁香(母丁香、公丁香及丁香梗)口金额同比增长1 816.33%,将其与图6-5中的其他品种同比增长情况放在同一个图表中,会导致其他品种的同比增长情况在图6-5中无法显示,故将其在图6-5中剔除。

醚、酯和其他衍生物）、13021990（其他植物液汁及浸膏）、15153000（蓖麻油及其分离品）、33019010（提取的油树脂），出口数量分别同比增长 218.60%、159.01%、116.95%、75.44%、16.09%、0.31%、0%、-87.50%。

2020 年和 2021 年广西均有进口的提取物有 6 种，分别是 13021910（生漆）、33012999（未列名非柑橘属果实精油）、33011990（其他柑橘属果实精油）、33012940（桂油）、29389090（其他苷及其盐、醚、酯和其他衍生物）、13021990（其他植物液汁及浸膏），进口数量分别同比增长 429.65%、376.06%、200.00%、65.89%、54.47%、31.16%。

（二）金额同比

按照海关 HS 编码统计，2020 年和 2021 年广西均有出口的 8 种提取物按出口金额同比变化从大到小排列依次是 38051000（脂松节油、木松节油和硫酸盐松节油）、13021940（银杏液汁及浸膏）、33012930（茴香油）、33012999（未列名非柑橘属果实精油）、15153000（蓖麻油及其分离品）、29389090（其他苷及其盐、醚、酯和其他衍生物）、13021990（其他植物液汁及浸膏）、33019010（提取的油树脂），出口金额分别同比增长 198.44%、163.37%、145.82%、127.38%、7.38%、3.81%、-22.11%、-63.85%。

2020 年和 2021 年广西均有进口的 6 种提取物按进口金额同比变化从大到小排列依次是 33011990（其他柑橘属果实精油）、13021910（生漆）、33012940（桂油）、33012999（未列名非柑橘属果实精油）、13021990（其他植物液汁及浸膏）、29389090（其他苷及其盐、醚、酯和其他衍生物），进口金额分别同比增长 2 302.08%、417.24%、128.45%、37.98%、-52.28%、-63.66%。

三、中成药

与 2020 年相比，2021 广西出口的中成药新增 30049055（安宫牛黄丸），2021 年广西进口的中成药新增 30049054（清凉油）。

按照海关 HS 编码统计，2020 年和 2021 年均有出口的中成药有 30049051（中药酒）、30049059（其他中式成药）、30046010（含有青蒿素及其衍生物的药品，已配定剂量或制成零售包装），出口数量分别同比增长 115.57%、15.20%、0.91%，出口金额分别同比增长 179.00%、43.59%、-1.95%。2020 年和 2021 年均有进口的中成药仅有 30036010（含有青蒿素及其衍生物的药品，未配定剂量或制成零售包装），进口数量同比下降 13.04%，进口金额同比下降 4.88%。

第三节　边境口岸中药资源贸易现状与发展趋势

　　广西是与东盟国家海、陆、空口岸连接齐全的前沿地带,共有东兴市、防城区、宁明县、凭祥市、龙州县、大新县、靖西市、那坡县8个边境县(市区)与越南接壤,共有7个国家一类口岸,5个二类口岸和26个边民互市点,边境地区开放开发潜力巨大。广西的7个国家一类口岸,包括1个铁路口岸(凭祥口岸)和6个公路口岸,分别是友谊关口岸、东兴口岸、水口口岸、龙邦口岸、平孟口岸、爱店口岸;5个二类口岸均是公路口岸,分别是峒中口岸、硕龙口岸、岳圩口岸、科甲口岸、平而口岸。

　　自改革开放以来,我国与越南及东南亚各国的货物贸易在不断发展,通过广西口岸进入我国的中药材也不断增加,通过边境贸易进口中药材是广西口岸众多入境货物中的特色产品。据南宁海关多年的不完全统计显示,从广西各口岸入境的中药材品种多达上百种,其中贸易量平稳且大宗的品种有20~30种,如胖大海、草果、砂仁、百部、豆蔻类、鸡血藤、三叉苦、千年健、鸡蛋花、土茯苓等。

一、广西中药资源边境贸易现状及发展趋势

　　2021年,广西以边境小额贸易的形式出口中药类产品2 993.43吨,出口额16 952.71万美元,其中出口中药材及饮片2 990.47吨,出口额16 947.71万美元;出口提取物0.88吨,出口额0.32万美元;出口中成药2.08吨,出口额4.69万美元。与广西开展边境小额贸易的贸易伙伴仅有越南,而广西以边境小额出口的中药类产品主要是中药材及饮片,以边境小额贸易形式出口的提取物仅有3301299(未列名非柑橘属果实精油)、中成药仅有30049059(其他中式成药)。

　　2021年广西以边境小额贸易形式进口的中药类产品主要有13021910(生漆)和33012940(桂油),进口量分别为10.35吨和153.91吨,进口额分别是7.11万美元和394.64万美元。广西以边境小额贸易形式进口的生漆和桂油均来自越南,广西还以保税监管场所进出境货物的形式从印度和印度尼西亚分别进口12119039(未列名主要用作药料的植物及其某部分)和0908(肉豆蔻、肉豆蔻衣及豆蔻),进口额分别为31.08万美元和38.89万美元。此外,广西还以海关特殊监管区域物流货物进口中药材及饮片3 848.58吨,进口金额1 266.94万美元,进口的品种分别是0908(肉豆蔻、肉豆蔻衣及豆蔻)、05100090(未列名配药用腺体及其他动物产品)、09071000(未磨的丁香)、09101100(未磨的姜)、09103000(姜黄)、12119032(大海子)、12119039(未列名主要用作药料的植物及其某部分)。

与 2020 年相比,2021 年广西以边境小额贸易形式出口的中药类产品出口数量同比减少 1.33%,出口金额同比增长 12.67%,平均出口单价同比增长 14.18%;2021 年广西以边境小额贸易形式进口的中药类产品进口数量同比增长 110.40%,进口金额同比增长 199.18%,平均进口单价同比增长 42.40%。2021 年广西以保税监管场所进出境货物形式进口的中药类产品进口数量同比增长 195.72%,进口金额同比增长−61.50%,平均进口单价同比减少 86.98%;广西以海关特殊监管区域物流货物形式进口的中药类产品进口数量同比减少 40.85%,进口金额同比减少 75.59%,平均进口单价同比较少 58.73%。

二、中药材进出口主要边境贸易口岸

广西进出口中药材及饮片数量较多且频繁的边境贸易口岸有凭祥市的弄尧口岸、浦寨口岸,宁明县的爱店口岸,靖西市的龙邦口岸和那坡县的平孟口岸,特别是爱店口岸,是广西从越南进口中药材及饮片的主要口岸。广西从爱店口岸进口的中药材及饮片以常用植物药、海洋药物为主,包括砂仁、草果、没药、乳香、檀香、草蔻、白豆蔻等。此外,位于广西中越边境边民互市点如硕龙、德天、凭祥等也有部分中药材及饮片进口,进口的品种包括大青叶、钩藤、莪术、佛手、扶芳藤、三叉苦、姜黄、骨碎补、大血藤等常见药材。

(一)宁明县爱店口岸

爱店口岸是我国边境陆路一类口岸,为双边常年开放公路客货运输口岸,地处广西崇左市宁明县爱店镇,位于中越边境广西东路 1223 - 1224 号界碑处,与越南峙马口岸相对。爱店口岸是广西第一个获得国务院批准的中药材及饮片进出口口岸,也是我国中药材及饮片销往东南亚国家的最大集散地。全国各地及东盟国家在爱店口岸经营中药材的商家达 100 多家,每年中药材及饮片成交量达 4 万吨以上,成交额在 4 亿元以上。平均每日有近 200 吨中药材及饮片从爱店口岸出口越南,然后运往东南亚各国,而以越南、老挝、柬埔寨为主的东南亚也有大批中药材及饮片经此口岸进口到中国。

爱店口岸已发展成为广西连接越南乃至东盟各国最大的中药材及饮片边贸市场,年进口药材可达 2.5 万吨,涉及种类有 100 多种,其中以野生药材为主,栽培药材占少量。进口的中药材及饮片植物类药材 80～100 种,其中全草类药材有石斛、野生鸡骨草、板蓝根、海风藤、金钱草、穿心莲等,根及根茎类药材有鸡血藤、山豆根、黄藤、千年健、金毛狗脊、砂仁、姜黄、莪术、姜、天南星、百部、黄精、骨碎补、巴戟天等,果实种子类药材有八角、胖大海、草豆蔻、白豆蔻、红豆蔻、益智、草果、花椒、鸦胆子、槟榔、佛手、荜拔、白胡椒、龙眼、诃子等,花类药材有红花、木棉、槐花等。动物类药材约 20 种,包括海马、海螵蛸、海蛇、红斑蛤蚧等。

(二) 那坡县平孟口岸

平孟口岸位于那坡县南部平孟镇,中越边界第 114 号界碑处,与越南高平省河广县朔江口岸相对应,是广西最西端的国家一类陆路边境口岸,是通往越南及东盟各国的重要陆路通道。平孟口岸是中越边民的主要贸易点,市场活跃,自投入使用以来就成为国内外经济贸易活动窗口。

平孟口岸年进口药材可达 3 900 余吨,涉及种类有 50 多种,以野生药材为主,栽培药材占少量,进口的药材通关后在口岸边贸商品交易市场进行交易,药材种类主要有白胶藤、黄藤、金沙藤、鸡血藤、海风藤、土茯苓、杨梅皮、水麻皮、板蓝根、甘草、大青叶、鸦胆子、钩藤、九节茶、莪术、过江龙、大良姜、猴耳环、黑老虎藤、九节风、莪术、杨梅皮、苦木、没药、软紫草、贯众、黄药子、土甘草、三叉苦、救必应、干玫瑰花、黄精、百部(干)、大海子、千层纸、蔓荆子、谷精子、黑老虎、春砂仁、两面针、蜀葵子、补骨脂、大风子、番泻叶、骨碎补、诃子、马钱子、砂仁、小茴香、紫草、辣木籽、陈皮等。

(三) 凭祥市友谊关口岸

友谊关口岸坐落在广西凭祥市西南端,被国务院批准为中药材进出口通关口岸,322 国道终端穿过友谊关拱城门,与越南公路相接,是中国通往越南的重要陆路通道。友谊关口岸进口的中药材及饮片主要来自越南、老挝、柬埔寨、泰国等国,主要有鸡血藤、三叉苦、百部、千年健、仙茅、鸡蛋花、黄精、土茯苓等常用药材。

凭祥市还有一个国家二类口岸——平而关口岸,平而关口岸以边民互市为主,主要进口越南的木材、农产品等,也有少量越南或东盟国家的中药材及饮片进口,进口的中药材及饮片品种与凭祥其他口岸和边贸点进口的品种类似,主要有白豆蔻、红豆蔻、草豆蔻、鸡血藤、鸡蛋花、千年健、草决明等。

(四) 其他有少量中药材及饮片进出口的口岸

龙邦口岸位于广西靖西市龙邦镇中越边境 741 号界碑,是国家一类陆路边境口岸,是我国西南地区滇东、黔南、桂西通往越南及东南亚各国便捷陆路通道和主要边境口岸之一。通过龙邦口岸进入广西的药材很少,大多在边民互市上进行小额交易。

硕龙口岸位于大新县硕龙镇硕龙街,位于广西与越南西路 49 号界碑处,与越南高平省里板口岸相连通,是广西四大陆路口岸之一,也是中国-东盟国际大通道的重要组成部分。硕龙口岸以国际出入境旅游业、矿产品进出口为主,兼具边境小额贸易和边民互市贸易,药材交易不是主流,口岸周边下雷、硕龙等乡镇药材收购站收购当地药材的同时也兼收越南边民的药材,主要收购品种有石斛、金樱子、土茯苓、两面针、八角、肉桂等,但总体交易量较少。

水口口岸位于广西龙州县西端水口镇与越南交界的边境线上,对应越南驮隆口岸,毗邻越南高平省省会,是广西对外开放的四大公路口岸之一,是中越贸易来往的重要通道。水口口岸主要进口冰鲜水产品、粮食等,中药材及饮片进口的种类和数量较少,进口的中药材及饮片仅有鸡血藤、苏木、苦玄参、灵芝等少数几个品种,且进口数量逐年减少。

(五) 边民互市点

1. **那坡县边民互市点**　越南北部的河广、通农、保乐与那坡县南部相连的百南、平孟、百省、百都等乡镇相连,该区植被保存较完好,蕴藏着丰富的药用资源,那坡县边民互市点常见的中药材交易种类有砂仁、何首乌、首乌藤、金银花、海金沙、金线兰、百部、石斛类、八角、肉桂、灵芝、蜈蚣、蛤蚧等。互市点上交易的药材只是少量的,通常由中方的药材收购店直接收购,当累积到一定数量后售往各地药材市场或药厂。

2. **靖西市边民互市点**　靖西市设立了4个边民互市点,即龙邦、岳圩、新兴、孟麻互市点。龙邦互市点交易的中药材及饮片主要有鸡血藤、山豆根、十大功劳等药材。岳圩口岸中越边民互市的中药材及饮片有金不换、何首乌、山豆根等,岳圩边民互市中药材及饮片交易量达250吨,贸易额不低200万元。通过孟麻互市进口的中药材及饮片主要有八角、苦木、石韦、十大功劳等。

3. **龙州县边民互市点**　龙州境内有4个边贸互市点,科甲边贸互市点、那花边贸互市点、布局边贸互市点、横罗边贸互市点、4个边贸互市点均与越南北部接壤。龙州县通过边贸互市点常年进口干或鲜的中药材及饮片3 000多吨,布局边贸互市点是主要的进口通道,平均每日有10～12吨鲜药材入境,主要进口品种有黑老虎(根)、鸡血藤(茎)、红藤(茎)、白藤(藤、根)、猴耳环(枝叶)、肿节风(全草)、土茯苓(块茎)、丁公藤(茎藤)、凉粉草(全草)、杨梅树皮(树皮)、黄连藤(根、茎藤)、苦木(茎)、三叉苦(枝叶)、白粉藤(枝叶)、苦玄参(全草)、百部(根)、没药等,其中鸡血藤、土茯苓、黑老虎和黄连藤占有了国内市场较大份额,因国内这些药材品种已基本无产出,几乎均从东南亚国家经中越边贸口岸进口。

4. **凭祥市边民互市点**　凭祥全市有弄尧(怀)、浦寨、凭祥(叫隘)、平而、油隘5个边民互市点,其中浦寨商贸城、弄怀边贸点是中越边境线上最大的边贸点。从浦寨、弄怀、平而关进出关的货物一般都是边民们进行的小额交易,特别是从浦寨入境的中药材及饮片约20余种,每月进口百吨级以上的主要有鸡血藤、三叉苦、千年健、鸡蛋花、土茯苓、草决明、三角草、胖大海(大海子),每月进口百吨以下的有百部、荜茇、白豆蔻、红豆蔻、草豆蔻、肉豆蔻、龙血树皮、羊开口、黑老虎、苏木条、九节风、诃子、黄藤根、骨碎补、姜黄、谷精子、九里香等常用药材。

5. 防城港边民互市点 防城港峒中口岸是双边性常年开放公路客货运输口岸,峒中口岸贸易方式为边境小额贸易和边民互市贸易,每年从口岸进口的中药材及饮片约4 000吨,主要品种有肉桂、骨碎补、番泻叶、丁香、槟榔壳、诃子、荜茇、槟榔核、红豆蔻、甘草、苦木、黑老虎、鸡血藤、豆蔻、胖大海、灵芝、百里香叶、乳香、墨鱼骨、决明子、鸭脚木皮、苦木、茯苓、救必应等。

第七章 "桂十味"道地药材品牌

道地药材是我国中医药的重要组成部分,是传统优质药材的代表。《神农本草经》指出:"土地所出、真伪新陈,并各有法",强调了药材产地的重要性。"药王"唐孙思邈在《千金翼方》中也提出了"用药必依土地",并首次以当时的全国地理行政区划"道"对药材产区进行了明确。近年来,党和国家高度重视中医药产业发展,在"十三五"建设期间相继出台了若干有关中药材良种繁育与规范化种植等相关的重要文件和系列举措。广西作为全国中药资源大省,自古以来拥有了众多疗效显著,品质优良,质量稳定、知名度高的药材,如肉桂、八角、广西莪术、两面针、山豆根等。进入新时代发展阶段,为落实《全国道地药材生产基地建设规划(2018—2025年)》,全力推进道地药材基地建设,广西结合自身地理优势和历史文化积淀提出了"桂十味"道地药材品牌,将肉桂(含桂枝)、罗汉果、八角、广西莪术(含桂郁金)、龙眼肉(桂圆)、山豆根、鸡血藤、鸡骨草、两面针、广地龙等10味药材品种列入"桂十味"道地药材名录。本章就"桂十味"道地药材的遴选、研究进展及种植基地等情况进行了归纳总结,以供读者参阅。

第一节 "桂十味"的遴选

为贯彻《中共中央 国务院关于促进中医药传承创新发展的意见》《中医药发展战略规划纲要(2016—2030年)》《关于促进中医药壮瑶医药传承创新发展的实施意见》精神,推进广西道地药材规范化、规模化和品牌化建设,广西壮族自治区中医药管理局联合自治区卫生健康委、发展改革委、工业和信息化厅、科技厅、农业农村厅、林业局、药监局等8个部门共同开展了"桂十味"道地药材遴选工作。确定了肉桂(含桂枝)、罗汉果、八角、广西莪术(含桂郁金)、龙眼肉(桂圆)、山豆根、鸡血藤、鸡骨草、两面针、广地龙等10种道地药材作为"桂十味"品种。

一、"桂十味"提出的背景

中共中央、国务院高度重视中医药发展,明确提出推进中药材规范化种植,全面提升中药产业发展水平。在"十三五"规划建设期间,相继出台了多个重要文件精神。2016年2月国务院印发了《中医药发展战略规划纲要(2016—2030年)》,文中指出"推进中药材规范化种植养殖。制定中药材主产区种植区域规划。制定国家道地药材目录,加强道地药材良种繁育基地和规范化种植养殖基地建设"。2018年12月国家农业农村部会同国家药品监督管理局、国家中医药管理局编制了《全国道地药材生产基地建设规划(2018—2025年)》,全力推进道地药材基地建设。2019年6月,受广西壮族自治区中医药管理局委托,"桂十味"道地药材专家研讨会在广西药用植物园正式召开。至此,创建广西"桂十味"道地药材品牌被正式提上日程,"桂十味"一词也被快速传播开来。同年10月《中共中央 国务院关于促进中医药传承创新发展的意见》正式发布,要求全国各地区"加强中药材质量控制""规划道地药材基地建设,引导资源要素向道地产区汇集,推进规模化、规范化种植"。2020年5月,广西壮族自治区党委、自治区政府印发《关于促进中医药壮瑶医药传承创新发展的实施意见》,大力推动中药壮瑶药质量提升和产业高质量发展,强化中药壮瑶药材道地产区环境保护。

二、"桂十味"道地药材名录遴选原则及过程

2019年6月,广西壮族自治区中医药管理局联合自治区卫生健康委、发展改革委、工业和信息化厅、科技厅、农业农村厅、林业局、药监局等8个部门共同印发《关于开展广西"桂十味"道地药材遴选工作的通知》(桂中医药规划发〔2019〕7号),开展了"桂十味"道地药材遴选工作。"桂十味"遵守"一脉相承,古今皆同""质量稳定,精益求精""物随地变,满足需求""时移物易,择优而用"的遴选原则,经过地方推荐、专家评审、部门审定、网络公示等程序,前后历时一年半,在充分考虑广西中药材品种多,但大宗药材少,产量、用量少的特点,并结合外省推出大宗道地药材与区域特色中草药的经验,2021年1月22日,广西壮族自治区中医药管理局等8个部门正式公布了10种道地药材作为"桂十味"品种。

三、"桂十味"道地药材名录

"桂十味"道地药材有肉桂(含桂枝)(*Cinnamomum cassia* Presl)、罗汉果〔*Siraitia grosuenorii* (Swingle) C. Jeffreyex A. M. Lu et Z. Y. Zhang〕、八角(*Illicium verum* Hook. f.)、广西莪术(含桂郁金)(*Curcuma kuuangsiensis* S. G. Lee et C. F. Liang)、龙眼肉(桂圆)(*Dimocarpus longan* Lour.)、山豆根(*Sophora tonkinensis* Gagnep.)、鸡血藤(*Spatholobus suberectus* Dunn)、鸡骨草(*Abrus cantoniensis* Hance)、两面针〔*Zanthoxylum nitidum* (Roxb.) DC.〕、广地龙

〔*Pheretima aspergillum*（E. Perrier）、*Pheretima vulgaris* Chen、*Pheretima guillelmi*（Michaelsen）、*Pheretima pectinifer*a Michaelsen〕。

第二节 "桂十味"研究进展

"桂十味"药材品种均属于我国常用中药材品种,但能列入大宗药材的品种较少,因此就"桂十味"道地药材品牌的整体研究而言,尚未形成较大的品牌效应。目前,"桂十味"的研究进展仍以单个药材品种的研究为主要形式。肉桂(含桂枝)、八角、罗汉果、广西莪术(含桂郁金)、两面针等5味药材品种研究基础较为夯实,涉及的研究领域也较广泛,属于我国中药研究的热点药材品种,研究内容包括了药材种质资源、药理药效、化学成分、药用资源开发利用与保护、品种繁育种植等,应用的领域覆盖了医药保健、日用化工、食品开发等。其他药材品种的研究则相对较少,研究的领域主要集中在药理药效和化学成分两个方面,应用领域除多在临床使用外,各个药材品种均有个体差异。

一、"桂十味"立项的课题及研究成果

自 2021 年 1 月 22 日广西壮族自治区中医药管理局等 8 个部门正式公布"桂十味"后,以"桂十味"药材及其相关研究作为广西中医药壮瑶医药产业领域研究的重点内容被列入了广西科技发展专项中。近日,从广西壮族自治区科学技术厅官网获悉,"桂十味"等广西特色药材产品开发已被作为主要研究方向列入了 2022 年广西中药民族药产业科技专项榜单。该榜单项目涵盖了"桂十味"在内的 7 个研究方向,资助经费总额最高可达 8 000 万元,采取前资助与后补助相结合的方式,给予专项经费支持。

在此"桂十味"正式公布之前,围绕"桂十味"所含的 10 个药材品种,广西壮族自治区政府从各行业领域均给予了经费支持,从药材品种整理、资源调查、质量标准研究、药理药效筛选评价与机制研究到药物制剂开发、新药研究、种质资源保护利用以及药材的栽培与规范化种植等,广西均有较好的前期研究基础。

在取得的研究成果方面,目前以"桂十味"品牌标注的研究成果尚不多见。但以"桂十味"单个药材研究取得研究成果还是较为丰硕,如罗汉果、两面针、八角等。

二、"桂十味"的研究热点及展望

目前,针对"桂十味"的整体研究仍较少,尚未形成与"浙八味""四大怀药"等同

的整体品牌效应,但由于"桂十味"所含的10个药材品种均为国内外常用大宗药材,具有非常好的研究基础和研究历史,因此,本文采取单个药逐一概括的方式,阐述"桂十味"的研究热点及近况。

(一) 肉桂(桂枝)

肉桂为樟科植物肉桂 *Cinnamomum cassia* Presl 的干燥树皮,为传统温里药,肉桂之名首见于《唐本草》。在《神农本草经》中列为上品[1]。肉桂性大热,味辛、甘,归肾、脾、心、肝经,具有补火助阳,引火归原,散寒止痛,活血通经等功效。中医临床常用于治疗阳痿,宫冷,腰膝冷痛,肾虚作喘,阳虚眩晕,目赤咽痛,心腹冷痛,虚寒吐泻,寒疝,奔豚,经闭,痛经等病症[2]。从近10年的研究报道来看,关于肉桂的研究主要有药效作用、化学成分、栽培种植技术及资源开发与利用等方面的内容。肉桂主要化学成分为挥发油、鞣质、生物碱、木脂素、黄酮、多糖、萜类(包括倍半萜、二萜)等[3]。现代药理学研究表明[4],肉桂及其主要成分具有抗肿瘤、抗菌、抗炎、抗氧化、抗酪氨酸酶、降糖、降脂、降尿酸等多种药理作用,可治疗多种疾病,具有多种用途。肉桂的挥发性成分也是其主要活性成分之一,桂皮醛是其挥发油的主要成分。近年来,为了提高肉桂药用资源的可持续性开发,有研究学者对肉桂植物的叶进行了化学成分研究,实验结果表明肉桂叶的乙酸乙酯和正丁醇部位也有一定程度的免疫抑制活性4。也有研究人员以肉桂工厂提油残渣为原料,利用微生物催化反应,通过生物降解来分离筛选活性菌株,进而发现新的单体活性物质[5]。

桂枝为樟科植物肉桂 *Cinnamomum cassia* Presl 的干燥嫩枝。春、夏二季采收,除去叶,晒干,或切片晒干;味辛、甘,性温。归膀胱经,心经,肺经,具有发表解肌、温经通脉、助阳化气、平冲降气,属辛温解表药[6]。桂枝在药理作用方面主要有抗炎、抗菌、抗病毒、抗过敏、扩张血管、对中枢神经的镇静镇痛、解热、抗肿瘤的功效,同时还具有调节体温、抗神经毒、增强免疫、抗氧化、祛痰止咳、抗惊厥、降糖、抗凝血、抗

[1] 安迎凤,李根林,吴宿慧,等.肉桂及其有效成分治疗神经退行性疾病的研究进展[J].中国老年学杂志,2022,42(9):2282-2288.

[2] 国家药典委员会.中华人民共和国药典:一部[M].北京:中国医药科技出版社,2020.

[3] 曾俊芬.肉桂皮及叶化学成分和生物活性研究[D].武汉:华中科技大学,2014.

[4] 高铭哲,李婷,田晨琪,等.肉桂化学成分与药理作用研究进展[J].亚太传统医药,2021,17(11):201-205.

[5] 张笪晦,肉桂工厂提油残渣的生物降解产物及抑菌活性研究.广西壮族自治区,广西中医药大学,2019-05-21.

[6] 国家药典委员会.中华人民共和国药典:一部[M].北京:中国医药科技出版社,2020.

焦虑、神经保护等作用[1-3]。桂枝临床运用广泛,可用于治疗鼻炎、类风湿疾病,调节免疫功能,治疗和改善心脑血管疾病及并发症等[4]。桂枝所含化学成分与肉桂相似,均含有丰富的挥发油成分;桂皮醛也为其挥发油的主要活性成分。

(二)罗汉果

为葫芦科植物罗汉果 *Siraitia grosuenorii* (Swingle) C. Jeffreyex A. M. Lu et Z. Y. Zhang 的干燥果实。秋季果实由嫩绿色变深绿色时采收,晾数日后,低温干燥。性凉味甘,归肺、大肠经。具有清热润肺,利咽开音,滑肠通便的功效,常用于肺热燥咳,咽痛失音,肠燥便秘[5]。近十年研究报道显示,有关罗汉果的研究多集中于种植栽培技术、化学成分研究、药理药效评价及作用机制研究以及罗汉果资源的利用与开发等。

罗汉果在栽培方面种类较为繁多,主要是拉江果、长滩果、青皮果等品种较为常见。青皮果的产量最高、适应性强、结果早、丰产性好等特点被广泛用于生产和栽培。科研人员利用生物遗传技术研发了"普丰青皮"和"药园无籽1号",为罗汉果产业发展发挥了积极的推动作用[6,7]。罗汉果含有多种活性成分,如黄酮类、葫芦烷三萜类、蛋白质、氨基酸类、无机元素及有机酸类等[8]。罗汉果具有镇咳祛痰、降血糖、抗氧化、增强机体免疫功能、保肝、调节血脂、抗血小板聚集、防止血栓形成、抑菌、解痉等药理活性作用[9];研究资料显示其活性作用可能与其所含甜苷、皂苷、黄酮类化学成分有关[10]。此外,罗汉果果实、叶和茎提取物均具有一些较强生物活性。

(三)八角茴香

为木兰科植物八角茴香 *Illicium verum* Hook. f. 的干燥成熟果实。秋、冬二季果实由绿变黄时采摘,置沸水中略烫后干燥或直接干燥。辛,温。归肝、肾、脾、胃

[1] 韦露玲,张淼,黄飘玲,等.桂枝抗菌活性成分及其作用机制研究进展[J].湖北农业科学,2021,60(21):21-25.
[2] 钱纯果,金路,朱龙平,等.桂枝中化学成分及抗肿瘤和抗炎活性研究[J].中草药,2022,53(1):31-40.
[3] 朱华,秦丽,杜沛霖,等.桂枝药理活性及其临床应用研究进展[J].中国民族民间医药,2017,26(22):61-65.
[4] 李丽萍.桂枝的药理作用分析及其临床应用研究[J].中国医药指南,2017,15(4):180-181.
[5] 国家药典委员会.中华人民共和国药典:一部[M].北京:中国医药科技出版社,2020.
[6] 马小军,莫长明,白隆华,等.罗汉果新品种'普丰青皮'[J].园艺学报,2009,36(2):310+315.
[7] 莫长明,马小军,白隆华,等.罗汉果无籽新品种药园无籽1号的选育[J].中国果树,2014(1):12-13+85.
[8] 张宏,李啸红.罗汉果化学成分研究进展[J].安徽农业科学,2011,39(8):4555-4556+4559.
[9] 张维,王斌,周丽,等.罗汉果成分及药理研究进展[J].食品工业科技,2014,35(12):393-397.
[10] 赵秀玲.罗汉果生理活性成分研究进展[J].包装与食品机械,2015,33(3):54-57.

经。温阳散寒,理气止痛。用于寒疝腹痛,肾虚腰痛,胃寒呕吐,脘腹冷痛[1]。八角茴香为广西的特产中药材和香料,在中医药、食品及香料行业应用广泛。近十年来,对八角茴香的研究主要集中在化学成分和药理药效方面,而对八角茴香的临床应用研究相对较少。而在化学成分研究方面,八角茴香中莽草酸及八角茴香挥发性成分是研究的热点,故主要集中在对其挥发油和莽草酸的研究,对八角茴香其他化学成分的研究相对较少[2]。八角茴香挥发油(主要成分为反式茴香脑、茴香醛、桉树脑、柠檬烯、T蒎烯等)是其发挥药效的主要化学成分,因此具有重要的研究价值[3]。八角茴香有着复杂的化学成分,这些成分与八角茴香的药效关系密切。如八角总黄酮、酚苷类、多酚类等。八角茴香具有抗菌、抗病毒、抗氧化、缓解疲劳等活性作用[4]。

(四) 广西莪术(含桂郁金)

为姜科植物广西莪术 *Curcuma kuuangsiensis* S. G. Lee et. C. F. Liang 的干燥根茎。冬季茎叶枯萎后采挖,洗净,蒸或煮至透心,晒干或低温干燥后除去须根和杂质。味辛、苦,性温。归肝、脾经。行气破血,消积止痛。用于癥瘕痞块,瘀血经闭,胸痹心痛,食积胀痛[1]。

广西莪术的根茎含挥发油,包括莪术呋喃酮、表莪术呋喃酮、莪术呋喃烃、莪术双酮、莪术醇、樟脑、龙脑等[5]。不同产地广西莪术根茎中挥发油成分有差异。从广西8个产地的广西莪术根茎中发现,各产地共有的挥发油成分主要有桉油精、樟脑、异龙脑、β-榄香烯、莪术烯、吉马酮和α-松油醇等,且β-榄香烯、莪术烯为抗癌有效成分。广西莪术根茎中挥发油含量还会受到炮制方法的影响[6,7]。广西莪术中的莪术油、姜黄素对多种恶性肿瘤细胞的生长具有良好的抑制作用。莪术油活性成分的抗癌作用是"有效组分群"共同作用的结果,作用大小依次为莪术醇>莪术二酮>β-榄香烯>吉玛酮[8];广西莪术具有抗血小板聚集、对血液流变学影响及抗血

[1] 国家药典委员会.中华人民共和国药典:一部[M].北京:中国医药科技出版社,2020.

[2] 侯振丽,胡爱林,石旭柳,等.八角茴香的化学成分及生物活性研究进展[J].中药材,2021,44(8):2008-2017.

[3] 韩林宏.八角茴香挥发油提取方法与药理研究进展[J].中南药学,2018,16(11):1594-1597.

[4] 黄丽贞,谢滟,姜露,等.八角茴香化学与药理研究进展[J].辽宁中医药大学学报,2015,17(2):83-85.

[5] 张贵杰,黄克斌.广西莪术化学成分和药理作用研究进展[J].广州化工,2015,43(11):24-26.

[6] 刘雯,王建,张炜,等.广西不同产地莪术挥发油的含量测定及其GC-MS分析[J].广西中医学院学报,2006,9(3):73-74.

[7] 潘莹,覃葆,江海燕,等.广西莪术不同炮制品挥发油成分分析[J].中药材,2009,32(3):339-342.

[8] 曾建红,莫炫永,戴平,等.广西莪术挥发油抗肿瘤作用的谱效关系研究[J].中国实验方剂学杂志,2012,18(13):91-94.

栓作用,具有保肝降酶、改善蛋白质合成作用,挥发油对金黄色葡萄球菌、溶血性链球菌、大肠杆菌等病原菌有抑制作用,对呼吸道合胞病毒、流感病毒有抑制作用,对胃肠道有兴奋作用[1]。在临床应用方面,广西莪术可配伍生黄芪、党参、怀山药等益气舒胃,莪术油在儿科领域可用于治疗小儿流行性腮腺炎脑膜炎、病毒性肺炎、呼吸道感染、病毒性肠炎等[2]。

桂郁金来源于姜科植物广西莪术 *Curcuma kwangsiensis* S. G. Lee et C. F. Liang 的干燥块根,是《中国药典》规定的郁金的来源之一[3],是广西的道地药材,具有活血止痛,行气解郁,清心凉血等功效,主治胸胁刺痛、胸痹心痛等症。桂郁金的主要化学成分为挥发油及姜黄素类,其挥发油的药理作用包括保肝利胆、降血脂等,姜黄素类的药理作用包括抗肿瘤、抗炎、抗氧化等[4]。近年来在临床上得到广泛应用。但长期以来,桂郁金多为人工种植,基因和环境两方面共同作用导致药材品种混杂,品质良莠不齐,桂郁金的良种选育和改良工作未受到应有的关注[5]。

(五) 龙眼肉(桂圆)

为无患子科植物龙眼 *Dimocarpus longan* Lour. 的假种皮。夏、秋二季采收成熟果实,干燥,除去壳、核,晒至干爽不黏。甘,温。归心、脾经。补益心脾,养血安神。用于气血不足,心悸怔忡,健忘失眠,血虚萎黄[3]。笔者以"龙眼肉"作为关键词在中国知网、PubMed、Web of Science 等数据库中,检索 2012—2022 年相关文献,对龙眼肉的研究现状进行综述。龙眼肉是我国传统中药,具有悠久的用药历史。龙眼肉含有多糖、多酚、黄酮等多种有效成分,能够保护神经系统、调节免疫力、抗肿瘤、抗氧化、缓解疲劳等[6],在临床上用于益气补血、养血安神等[7]。为提高龙眼品质,采用多种育种手段选育综合性高的龙眼;并通过不断优化工艺提高龙眼肉品质[8];以及利用化学手段对龙眼肉多糖进行修饰从而增强其药理作用,但对龙眼肉

[1] 陈晓军,韦洁,苏华,等.莪术药理作用的研究新进展[J].药学研究,2018,37(11):664-668+682.

[2] 钟月平.莪术油在儿科领域的临床新应用[J].亚太传统医药,2009,5(9):112-113.

[3] 国家药典委员会.中华人民共和国药典:一部[M].北京:中国医药科技出版社,2020.

[4] 蔡艳虹,林坤河,甘国勇,等.桂郁金化学成分、药理作用及质量评价研究进展[J].中国药物评价,2018,35(6):423-427.

[5] 靳雅惠.桂郁金优良种质的筛选[J].陕西农业科学,2020,66(11):29-33+86.

[6] 盛康美,王宏洁.龙眼肉的化学成分与药理作用研究进展[J].中国实验方剂学杂志,2010,16(5):236-238.

[7] 祝之友.现代中医对龙眼肉补益心脾,养血安神的认识[J].中国中医药现代远程教育,2018,16(18):129.

[8] 刘丽琴,舒波,石胜友,等.我国龙眼育种研究进展[J].中国南方果树,2019,48(05):122-128.

的药理作用通路还不清晰,如何充分利用龙眼肉资源等还需进一步研究[1]。

桂圆(*Dimocarpus longan* Lour.),是龙眼经过烘干或晒干制成的干制品,因其营养丰富被誉为"南方人参"。药理研究证实,桂圆富含氨基酸、脂类、糖类、维生素 B 和维生素 C 等,还含有多糖、多肽、皂苷、胆碱、酒石酸等多种营养素[2]。中医认为桂圆性温味甘,具有壮阳益气、补益心脾、养血安神、润肤美容等多种功效,可治疗贫血、心悸、失眠、健忘、神经症及病后、产后身体虚弱等症[3]。我国是世界上桂圆栽种面积最大、产量最多的国家,福建、台湾、广东、广西、四川、贵州、云南等地均有分布。目前,市场已有桂圆复合果汁饮料、桂圆乳酸菌饮料、桂圆果酒、桂圆酸奶等多种桂圆产品。

(六) 山豆根

为豆科植物越南槐 *Sophora tonkinensis* Gagnep. 的干燥根和根茎。秋季采挖,除去杂质,洗净,干燥。苦,寒;有毒。归肺、胃经。清热解毒,消肿利咽。用于火毒蕴结,乳蛾喉痹,咽喉肿痛,齿龈肿痛,口舌生疮[4]。

目前已从山豆根中鉴定出 200 多种化合物,包括黄酮类、生物碱类、三萜类等,其中生物碱为山豆根主要活性成分,也是现在研究的热点[5]。有研究表明,黄酮类化合物,具有十分广泛的生物活性,在抗菌、抗病毒、抗氧化、抗癌和抗肿瘤方面具有很大的潜力[6]。山豆根的根、茎、叶均含有生物碱、黄酮、皂苷、蛋白质、多糖等化学成分,但其含量在不同部位存在一定差异,叶中蛋白质和黄酮含量高于根和茎,而皂苷和多糖含量则低于根和茎[7]。山豆根药理作用广泛,具有抗肿瘤、抗炎、抗氧化、抗菌、增强免疫、解痉止泻、升血糖等多种药理作用,对免疫系统、消化系统、循环系统等均有调节作用,临床上可用于治疗肿瘤、咽喉炎症、肝炎等疾病。近年来,有关服用山豆根出现中毒的临床报道逐渐增加,急性发作多以神经损伤和肝脏损伤为主,毒理学研究发现山豆根可对消化系统、神经系统、心血管系统、肝胆系统等产生毒性。治疗及时预后较好,但长期或大剂量服用者会引起不可逆的损伤,因此,山豆

[1] 宁苑灵.磷酸酯化和不同分子量片断龙眼肉多糖的制备及其免疫调节作用和抗氧化作用的研究[D].南宁:广西医科大学,2013.

[2] 黄志其,李兵,韦建华,等.桂圆的化学成分研究[J].广西师范大学学报(自然科学版),2016,34(4):46-49.

[3] 南京中医药大学.中药大辞典[M].2 版.上海:上海科学技术出版社,2006.

[4] 国家药典委员会.中华人民共和国药典:一部[M].北京:中国医药科技出版社,2020.

[5] 周思雨,陈金鹏,刘志东,等.山豆根的化学成分和药理作用的研究进展[J].中草药,2021,52(5):1510-1521.

[6] 李秋萍,缪剑华,宋志军,等.山豆根非生物碱化学成分研究进展[J].中国现代中药,2018,20(9):1169-1178.

[7] 李增林.山豆根的化学成分[J].科技创新与应用,2012(9):39-40.

根临床使用的安全性应该被重视起来[1]。

（七）鸡血藤

为豆科植物密花豆 *Spatholobus suberectus* Dunn 的干燥藤茎。秋、冬二季采收，除去枝叶，切片，晒干。苦、甘，温。归肝、肾经。活血补血，调经止痛，舒筋活络。用于月经不调，痛经，经闭，风湿痹痛，麻木瘫痪，血虚萎黄[2]。鸡血藤为我国传统的活血补血药物，所含化学成分种类繁多，主要有黄酮类、酚酸类、苯丙素类、蒽醌类、萜类及甾醇类等成分[3]。现代药理研究表明，鸡血藤具有造血补血、抗血小板聚集、调节脂质代谢、保护心脑血管、抗炎镇痛、抗肿瘤、抗氧化、抗病毒、调节酪氨酸酶活性以及抗抑郁等作用[4]。

（八）鸡骨草

为豆科植物广州相思子 *Abrus cantoniensis* Hance 的干燥全株。全年均可采挖，除去泥沙，干燥。甘、微苦，凉。归肝、胃经。利湿退黄，清热解毒，疏肝止痛。用于湿热黄疸，胁肋不舒，胃脘胀痛，乳痈肿痛[2]。经调研大量相关的文献发现，鸡骨草含有大量丰富的化学成分，如白桦酸等三萜类成分，儿茶素等黄酮类成分，相思子碱等生物碱类成分，大黄酚等蒽醌类成分以及无机元素[5]。鸡骨草丰富的物质基础使其具有广泛的药理作用，鸡骨草作为民间传统药材，临床上常用于湿热黄疸，胁肋不舒，胃脘胀痛，乳痈肿痛，脂肪性肝病、肝炎和跌打内伤的治疗。此外，鸡骨草还具有抗肿瘤、抗氧化、抗菌、抗病毒、抗炎镇痛、促进伤口愈合、免疫调节等多种药理作用[6]。目前，临床上有鸡骨草单味药或与中药复方联用，其中以与中药复方联用为主，鸡骨草通过与其他药材配伍更好地发挥药效。鸡骨草广泛的药理作用，加之廉价易栽培的特点，使其具有极高的经济价值和社会效益，有着巨大的开发潜力和广阔的市场前景[7]。

————————

[1] 王君明，崔瑛. 山豆根化学成分、药理作用及毒性研究进展[J]. 中国实验方剂学杂志，2011，17(4)：229-232.

[2] 国家药典委员会. 中华人民共和国药典：一部[M]. 北京：中国医药科技出版社，2020.

[3] 黄裕茵，赖正权，蔡雨峰，等. 鸡血藤化学成分及药理作用研究进展[J]. 按摩与康复医学，2022，13(5)：70-74+80.

[4] 崔亚珊，连凤梅，于同月，等. 鸡血藤的临床应用及其用量探究[J]. 长春中医药大学学报，2022，38(4)：374-377.

[5] 于苗苗. 鸡骨草化学成分研究[D]. 长沙：湖南师范大学，2019.

[6] 张孟丽，吴芳芳，谭栀恩，等. 鸡骨草胶囊及其临床应用的研究进展[J]. 广西医学，2021，43(24)：2981-2984.

[7] 李庭树，黄锁义. 鸡骨草的化学成分、药理作用及临床应用研究进展[J]. 中国实验方剂学杂志，2019，25(10)：226-234.

(九) 两面针

为芸香科植物两面针 *Zanthoxylum nitidum* (Roxb.) DC. 的干燥根。全年均可采挖,洗净,切片或段,晒干。苦,辛,平;有小毒。归肝、胃经。活血化瘀,行气止痛,祛风通络,解毒消肿。用于跌扑损伤,胃痛,牙痛,风湿痹痛,毒蛇咬伤;外治烧烫伤[1]。近年来,两面针的研究多聚焦在化学成分及药理作用以及其机制研究等方面[2]。

两面针含有多种化学成分,主要有苯并菲啶类生物碱、喹啉类生物碱、香豆素类、木脂素、有机酸及其他等,此外,两面针中还含有甾体类、黄酮类、酯类等成分。生物碱被认为是两面针最主要的活性成分之一;氯化两面针碱是两面针的化学成分中研究得较为深入的活性成分之一。现代药理研究表明,两面针及其提取物在体内外具有多种药理作用,如抗肿瘤、抗炎镇痛、止血、抑菌等活性。但目前对两面针的研究主要集中在具有广泛生物活性的生物碱类化合物上,其他类化学成分的研究较少,且大多数研究的有效单体化合物及其作用机制尚未明确。在临床应用方面,根据相关文献记载,以两面针作为主药或者辅以相关药材制成的制剂有两面针镇痛片、金鸡冲剂,以及消肿止痛酊等。而其在临床上常用于骨科痛症、内科感冒、妇科炎症、皮肤炎症等病症的治疗[3]。

(十) 广地龙

为钜蚓科动物参环毛蚓 *Pheretima aspergillum* (E. Perrier)、通俗环毛蚓 *Pheretima vulgaris* Chen、威廉环毛蚓 *Pheretima guillelmi* (Michaelsen)或栉盲环毛蚓 *Pheretima pectinifera* Michaelsen 的干燥体。地龙是传统中药,具有清热定惊、通络、平喘等功效,临床常用于治疗高热神昏、肺热咳喘、半身不遂等[1]。广地龙中化学成分包括蛋白质及多肽类、酶类、氨基酸及肽类、核苷类、脂肪酸类、甾体化合物、溶血磷脂、无机元素等。主要药理作用有平喘降压、解热镇痛、抗凝血、抗血栓、抗肿瘤、增强免疫等。临床广泛用于癫痫、高血压、血栓性疾病、微循环障碍、支气管哮喘等疾病的治疗。现代药理研究表明地龙具有抗炎、抗血栓、心脏保护、抗肿瘤和改善呼吸系统功能等作用[4]。地龙的主要药效成分包括地龙蛋白、

[1] 国家药典委员会.中华人民共和国药典:一部[M].北京:中国医药科技出版社,2020.

[2] 陈瑶,李梅珊,覃锋,等.近五年两面针的化学成分及药理活性研究进展[J/OL].广西师范大学学报(自然科学版):1-15.

[3] 扶佳俐,杨璐铭,范欣悦,等.两面针化学成分及药理活性研究进展[J].药学学报,2021,56(8):2169-2181.

[4] 李思维,郝二伟,杜正彩,等.广地龙化学成分和药理作用的研究进展及其质量标志物(Q-Marker)的预测分析[J].中草药,2022,53(8):2560-2571.

酶类、氨基酸、微量元素等,部分药理作用中有效成分及其作用机制尚未明确,还需进一步深入研究。随着生物信息学技术的发展,根据广地龙化学成分、药理作用的研究,分析酶类、核苷类、脂肪酸类等成分与药效的关联,并基于传统功效与现代药理作用预测其质量标志物(quality marker,Q-Marker),可初步确定纤溶活性蛋白、蚓激酶、蚯蚓纤溶酶、次黄嘌呤、肌苷、琥珀酸、多不饱和脂肪酸、超氨基酸及二肽类成分为其可能的 Q-Marker。为制定广地龙科学的质量评价体系,建议聚焦其有效成分,结合成分化学物质组入血后的协同作用以及化学成分建立专属性的测定方法。

三、"桂十味"道地药材研究展望

道地药材因其疗效好,质量佳,知名度高一直备受中医药各界人士的关注,也是中药研究的热点和难点。从当前的研究资料显示,"桂十味"道地药材的研究主要集中在 4 个方面,一是药材药理药效作用机制及化学成分研究;二是药材品质评价与质量控制研究;三是药材的引种栽培、人工繁育及药用资源开发研究;四是药材的临床配伍应用研究。与我国道地药材研究领域的关注热点相比较[1],其研究的趋向大体相同,但在单个药材品种的研究侧重点有所不同;就"桂十味"道地药材当前的研究概况来看,研究的深度和专业领域覆盖面还有不够深、不够广等问题。

道地药材的研究一直是中医药研究人员最关注的热点研究领域之一。道地药材的形成机制研究即药材的道地性是研究人员重点关注的一个方向。该研究方向力图利用生态学、遗传学、生物学、农学、分子生物学、微生物学、土壤学、中药学(药学)、药理学以及药物分析等多学科交叉的方法与途径揭示药材道地性的形成机制。该方向虽在一些关键技术问题上取得了突破性进展和成就,但仍未能系统地揭示药材道地性形成的科学内涵[2]。另一研究方向是野生道地药材的种质资源保护与人工引种栽培繁育研究。该研究方向主要从人工仿野生种植、野生药材引种驯化以及利用基因工程技术改良人工育种模式、药材规范化种植等几个方面开展道地药材的可持续性研究。目前,研究人员重点开展了中药资源普查、中药规范化栽培技术、野生抚育技术、种质资源保护技术、组培技术等方面的研究;中药资源普查和道地药材种质资源检测;青蒿、丹皮、防风、丹参、板蓝根等几十种道地药材规范化种植以及川贝母、茅苍术等十几种道地药材野生抚育等方面都取得突破,对推动野生道地药材

[1] 夏能能.基于 VOSviewer 和 CiteSpace 的我国道地药材研究热点分析[J].医学信息,2021,34(12):19-24,27.
[2] 陈欢,谭舒舒,罗小泉,等.中药道地药材的研究进展[J].时珍国医国药,2018,29(9):2228-2230.

的种质资源保护与人工引种栽培繁育研究发挥了积极的作用。

因此,就"桂十味"道地药材研究而言,我们可结合广西实际情况从以下几个方面开展深入研究:加强"桂十味"道地药材溯源和本草考证研究,打造"桂十味"品牌额中医药传承理论内涵;建立健全"桂十味"野生资源的保护和监测机制;利用广西自然资源优势大力发展仿野生种植,合理开发"桂十味"药用资源;采取"填平补齐,层层深入"的策略,夯实"桂十味"基础研究;结合广西地域特征,系统开展"桂十味"药材品种道地性的形成机制研究;加快"桂十味"道地药材产区规划建设,同时做好"桂十味"道地药材知识产权保护工作。

第三节 "桂十味"种植基地

广西具有悠久的中药种植历史,地理区位自然优势明显,产业基础良好,拥有一批具有一定规模的中药种植企业,众多大宗药材、常用药材及原料药均产自广西;肉桂、八角、罗汉果、鸡血藤、山豆根等"桂十味"药材品种在全国药材市场占有率极高,是我国主要的中药材种植及生产基地。当前,广西中药种植产业虽具一定规模,但与国内其他知名的中药种植产业和基地相比,仍然存在着种植模式单一、科学技术革新慢、种植基地标准化程度低、优良中药材品种选育滞后等问题。随着广西"桂十味"道地药材品牌战略的提出,广西中医药管理局大力发展广西道地中药材种植,推进中药材种植示范基地建设,相继遴选建设一批中药种植示范基地,同时开展定制药园工作,引导广西仙茱中药科技有限公司等知名中药材企业参与到示范基地与定制药园建设。广西中药种植基地建设和中药产业发展迎来了发展的新机遇。

一、"桂十味"种植概况

广西地处低纬度,北回归线横贯全区中部,亚热带季风气候区。广西北部属于中亚热带季风气候区,南部属南亚热带季风气候区,全面平均气温在 16.5～23.1℃ 之间。全区大部地区气候温暖,热量丰富,雨水丰沛,日照适中,自然环境优越,孕育着丰富的中药资源,是全国四大药材产区之一,被誉为我国的"天然药库""生物资源基因库""中药材之乡"。目前,全国流通的 70 多种常用中药及中药原料药材产自广西,其中"桂十味"中肉桂、八角、罗汉果、鸡血藤、山豆根的产量占到全国的 80% 以上,广西是其主产区、道地产区。

目前,"桂十味"中的药材品种是广西大规模种植的药材品种。根据自治区农业农村厅和自治区林业局统计数据显示,八角、龙眼、肉桂、广西莪术(含桂郁金)、鸡骨草等药材在广西的种植面积分别达到了396.2万亩、148万亩、120万亩、3.8万亩和1.1万亩。此外,罗汉果、山豆根、鸡血藤、两面针等药材在广西均有一定规模的种植。广西已成为"桂十味"道地药材品种的主要产区,在药材品种、种植规模等方面具有一定的优势和独有特色。

二、"桂十味"种植基地的分布区域与规范化种植

广西有中药和民族药种植基地600余家,种植面积近千万亩,年产值200多亿元。广西有中自治区级中药材示范基地50家,定制药园19家。

(一)"桂十味"种植基地分布情况

广西在结合全区中药种植历史和产业分布现状的基础之上,启动实施了一系列推进中药种植的重大举措和建设工程。"桂十味"作为广西道地药材的核心和典型代表,自然而然地成为发展中药种植的重点对象。结合当前广西"桂十味"药材品种种植的分布情况和近年来实施的一系列发展规划,未来一段时间内"桂十味"药材品种种植基地将形成"以桂南为核心,桂东南、桂西南、桂北特色发展"的分布格局(表7-1)。

表7-1 "桂十味"种植基地分布区域

药材品种	广西种植基地的分布区域
肉桂 (含桂枝)	广西肉桂种植面积占全国肉桂种植面积50%以上,肉桂种植主要分布于桂东南的大容山、大瑶山和十万大山南麓,东至贺州,西至百色,南至防城,北至三江,有40多个市(县)引种栽培;分为防城桂(东兴桂)、西江桂两大类型;防城港市、东兴市、玉林市、桂平市、北流市为肉桂主产区,其中防城港市及东兴市栽培的肉桂主要为防城桂(东兴桂)、玉林市及桂平市栽培的肉桂主要为西江桂[1]
罗汉果	广西桂林市永福县是罗汉果的原产地,被誉为"中国罗汉果之乡"。广西桂林是罗汉果的优势产区和人工栽培中心,种植面积、产量占全国的80%左右;广西全区已建立罗汉果栽培基地约10万亩,并建立相当数量的规范化种植基地。广西永福、临桂、融安三大产地,产量占全球90%;桂林已是全国最大的罗汉果出口生产基地,永福、阳朔、荔浦、临桂、灵川、兴安、资源、龙胜等县均有大面积种植[2,3]

[1] 伍彩红,舒眉,李倩,等.广东、广西产肉桂资源调查研究[J].现代中药研究与实践,2017,31(5):14-17+21.

[2] 杨浩明.广西罗汉果产业发展研究[J].企业科技与发展,2013(9):14-16.

[3] 曾祥林.广西特产植物罗汉果研究进展[J].广西医学,2009,31(8):1182-1186.

（续表）

药材品种	广西种植基地的分布区域
八角	广西是八角原产地也是主产区，有"世界八角之乡"的美称。广西八角栽种面积和产量分别占国内的86％和97％，产量占世界的70％以上。八角在广西的分布很普遍，多集中在南亚热带以南、北纬22°～23°之间，海拔1000 m以下的低山丘陵地区，产量较大的有防城、上思、浦北、宁明、德保、龙州、百色、凌云、上林、那坡、田东、藤县、玉林、天等、金秀和凭祥等县、区、市。广西的防城、玉林、藤县及宁明等地为八角优良种子的主要来源地。宁明县有"中国八角之乡"的雅称[1,2]
广西莪术（含桂郁金）	广西莪术是广西地道传统中药材植物，为广西大宗道地药材，栽培历史悠久，其产出的地下茎为药材"莪术"，农民称"莪术头"，简称"莪头"；长出的膨大根为药材"郁金"，农民称为"莪苓"。一种植物产出两种药材，即莪术、郁金。广西灵山县莪术栽培历史悠久，具有莪术生产的自然条件和种植习惯优势，是广西莪术最适生长区域。广西钦州、玉林、南宁、贵港等地也是广西莪术的主要产区[3]
龙眼肉（桂圆）	广西是龙眼主要产区之一。龙眼在广西的种植基地30多个，分布在博白、大新、武鸣、容县、北流、桂平等县（市）。其中，博白被誉为"中国桂圆之乡"，博白县是广西重要的桂圆产区；大新、武鸣两县被誉为"中国龙眼之乡"。广西玉林博白现有龙眼种植面积21.63万亩，年产龙眼2万吨左右[4]
山豆根	山豆根的适生区主要为广西壮族自治区西部地区，其中在全国范围内山豆根适宜度＞50％的地区集中在广西西北部地区，主要集中于罗城、南丹、凤山、靖西、那坡、德保、龙州、凌云、乐业、田林、田阳等地。自2003年开始，在广西那坡、靖西、马山和隆安等地，越来越多药农和公司开展山豆根的人工种植和种苗繁育，但目前尚未形成具有规模的大面积种植[5-7]
鸡血藤	2004年以来，广西药用植物园、广西灵峰药业有限公司等单位联合开展鸡血藤规范化种植研究，获得成功，已在广西贺州市累计推广种植面积约2万亩[8]
鸡骨草	鸡骨草在广西主要分布于玉林市、钦州市、南宁市、贵港市以及梧州市。广西玉林市是鸡骨草的主要产区。因产业发展利好，玉林市福绵区依托中国（玉林）中医药博览会的平台优势，大力发展鸡骨草产业，建成了樟木镇罗冲村、莘鸣村、塘基村，成均镇岭肚村、井龙村等一批鸡骨草生产基地。目前，福绵区鸡骨草种植面积近5000亩，亩产700 kg左右，亩产值8000元以上[9]

［1］赵丽滨.八角产业发展现状问题及对策分析——以广西宁明县为例[J].广西农学报,2021,36(2):51-55+63.

［2］马锦林,曾祥艳,李开祥,等.广西八角产业现状及发展战略[J].广西林业科学,2011,40(4):336-339.

［3］劳创波.莪术生产研究与产业发展设想——以灵山县为例[J].广西农学报,2016,31(3):4.

［4］陆小鸿."南方人参"桂圆[J].广西林业,2014(4):29-31.

［5］曾成.山豆根药材全国生产区划研究[D].桂林:广西师范大学,2015.

［6］黄宝优,农东新,黄雪彦,等.中药材山豆根资源调查报告[J].中国现代中药,2014,16(9):740-744.

［7］沈亮,罗苑,张平刚,等.山豆根资源现状及其质量标准研究进展[J].大众科技,2011(5):145-146.

［8］翟明.鸡血藤种质资源的鉴定与品质评价[D].广州:广州中医药大学,2010.

［9］覃杏柳.玉林市鸡骨草产业知识产权保护的问题及对策[J].南方农机,2022,53(8):78-81.

（续表）

药材品种	广西种植基地的分布区域
两面针	广西是两面针的主产地,主要分布于南宁、柳州、贵港、百色、贺州、来宾等地。柳州融水县南药种植示范基地,建立了两面针规范化生产基地 733 亩,其中核心示范区 147 亩,推广示范 586 亩[1]。自 2003 年以来,广西中医药研究院、柳州两面针股份有限公司、钦州市华年堂生物科技有限公司等单位联合开展两面针规范化种植研究,已获得成功,并已进行推广种植,面积达 3 000 亩[2]
广地龙	广西是广地龙的传统产地;玉林、钦州、贵港、崇左、北海、百色、梧州等地是广地龙的主产区;广西的广地龙以玉林、钦州两市产量最大。广西地区主产参环毛蚓 *pheretima aspergillum* (E. Perrier),此外还分布有较多数量的通俗环毛蚓 *P. vulgaris* (Chen)和白颈环毛蚓 *P. californica* (Kinberg),以及少量的威廉环毛 *P. guillelmi* (Michaelsen)和壮伟环毛蚓 *P. robusta* (E. Perrier)[3]。目前,在广西玉林北流、陆川、博白、容县均建立有一定规模的广地龙养殖基地或养殖合作社。据康美中药网初步估计,广西全区初步共计每年广地龙产量约 380 吨作用[4]

（二）"桂十味"规范化种植

中药材规范化种植是对中药材的生产全过程进行质量管理,是药学和农学结合的产物,是确保中药质量的一项绿色工程和阳光工程[5],也是保护和拓展中药资源的有效手段之一[6]。我国 1999 年启动中药材规范化种植推广工作,2002 年 6 月开始实行《中药材生产质量管理规范(试行)》(GAP)。截至 2012 年底,根据国家食品药品监督管理局官网公布数据显示,全国共有 103 家中药材企业通过中药材 GAP 认证。2016 年国家取消了中药材规范化种植基地 GAP 认证工作。遗憾的是,在历年通过国家认证的企业名录中,广西没有一家中药材种植企业通过 GAP 认证,而"桂十味"中仅有鸡血藤一味中药材获得了 GAP 认证,并且通过认证的企业也非广西企业。

广西作为全国中药资源大省,自国家开展中药材规范化种植研究及推广工作以来,一直参与其中。在国家推动中药材规范化种植初期,广西以地方政府和药材(医

[1] 蒋珍藕.两面针良种选育及规范化种植技术优化研究与示范.广西壮族自治区,广西壮族自治区中医药研究院,2019 - 05 - 16.

[2] 赖茂祥,林钻煌,卢栋,等.两面针规范化生产标准操作规程(SOP)[J].现代中药研究与实践,2011,25(5):3 - 3.

[3] 吴文如.地龙种质资源与品质评价研究[D].广州:广州中医药大学,2008.

[4] 康美中药网.浅析地龙产新[EB/OL].(2012 - 04 - 26)[2022 - 07 - 06].https://www.kmzyw.com.cn/news/20120426/1335439391000.2271.html.

[5] 潘艳丽.中药材规范化种植现状及分析[C].首届全国中医药博士后论坛,2013.

[6] 孙越,刘洋,方敏,等.中药材规范化种植基地的现状与发展趋势分析[J].国际中医中药杂志,2012(1):33 - 36.

药)公司为主导建立了一批具有生产规模的单品种药材基地[1]。在 2003 年立项的国家"十五"建设规划中药材种植研究课题名单中,由广西欢宝药业有限公司承担的广郁金种植研究获得立项资助。此后,两面针、罗汉果、鸡血藤等"桂十味"药材品种的种植研究也先后获得国家科技项目的支持,但广西的参与较少,大部分药材品种的研究仅获得子项目支持。

为贯彻《中医药发展战略规划纲要(2016—2030 年)》《全国道地药材生产基地建设规划(2018—2025 年)》精神,落实《广西壮族自治区人民政府关于加快推进广西现代特色农业高质量发展的指导意见》有关要求,自治区卫生健康委、中医药局、农业农村厅、工业和信息化厅、扶贫办、林业局、药监局于 2019 年联合印发的《关于开展中药材示范基地建设遴选的通知》(桂中医药发〔2019〕3 号),遴选确定了南宁市江南区弄峰山铁皮石斛种植示范基地等 25 家基地(公司)作为"广西第一批中药材示范基地";随后,2021 年遴选确定了南宁经济开发区七坡鸡血藤种植示范基地等 25 家基地(公司)作为"广西第二批中药材示范基地"。两批中药材示范基地种植的药材品种涵盖了八角、鸡血藤、郁金、肉桂、两面针、山豆根、罗汉果等 7 个"桂十味"药材品种,尚未发现龙眼肉、鸡骨草和广地龙三个药材品种的种植(养殖)示范基地建设。

三、"桂十味"GAP 种植基地面临的困难与挑战

《中药材生产质量管理规范》是为保证中药材质量,促进中药标准化、现代化,按照国际认可的标准进行中药材生产和质量管理的规范。广西作为全国中药资源大省,全国中药材的主要产区,中药材生产规范化与质量标准化的严重滞后是影响广西中药 GAP 种植的主要问题所在。如何处理好规模化种植与标准化、集约化种植则是关系广西"桂十味"GAP 种植基地建设的未来发展,也是广西中药 GAP 种植基地面临的机遇和挑战。

(一)"桂十味"GAP 种植基地面临的困难

GAP 种植是推动中药材规范化种植、保证药材质量的行业标准,是保证药材质量安全、有效、稳定、可控,达到绿色药材标准的重要措施[2]。推进"桂十味"GAP 种植对于打造广西"桂十味"道地药材品牌,提升广西中药材行业发展水平具有重要

[1] 吴忠,元四辉,钱卫.中药材规范化种植的现状与前景分析[J].中药材,2001(8):604-606.
[2] 黄轶.渝东北推行中药材生产质量管理规范(GAP)的困境及对策研究[D].重庆:重庆三峡学院,2019.

的战略意义。当前,广西尚未有一家中药种植企业获得 GAP 认证,这与广西作为全国中药资源大省的定位不相匹配,也是广西发展"桂十味"道地药材规范化种植亟需解决的一个棘手的问题。当前,"桂十味"GAP 种植基地面临如下困难[1]:野生药用资源开发过度且缺乏保护,生态环境遭受严重破坏;中药材种植基地建设虽初具规模,但整体布局不足,部分药材品种产业化程度低,发展不平衡,缺乏精细化产品,已有产品档次不高且品种单一;药材种植与经营模式有待优化;中药人工栽培种植病虫害时有发生,危害严重中药质量;药材品种选育滞后,资源开发无序;药材种子、种苗来源混杂,加工技术和栽培技术较为落后,优势品种规范化种植面积较小,未形成规模,并且种植技术不够规范;中药科研投入不足,支撑力量薄弱,药材品种基础研究不够全面扎实,同时专业化人才队伍发展后劲不足。

(二)"桂十味"GAP 种植基地面临的挑战

贯彻《中共中央 国务院关于促进中医药传承创新发展的意见》指示精神,按照《全国道地药材生产基地建设规划(2018—2025 年)》和《中药材生产质量管理规范》要求,广西中医药行业发展和"桂十味"GAP 种植基地建设迎来了新发展机遇,同时也面临着诸多挑战,主要有:如何利用好广西中药资源优势和生态优势,打造广西"桂十味"道地药材品牌,建立一批具有国际知名度和影响力的中药种植基地和中药生产企业;如何加快中药产业升级,建立健全"桂十味"道地药材产业链,开发一批具有广西特色和优势的拳头产品,形成"桂十味"道地药材种植"基地源头开发有活力,企业生产创收益,社会认可得满意"的良性循环发展好局面;如何做好"桂十味"道地药材种植基地及连锁产业发展的定位与规划,让广西"桂十味"道地药材品牌在南药整体区位发展中体现自我优势和特色。

---

[1] 陈素贤.广西中药种植业 SWOT 分析及对策研究[D].南宁:广西大学,2013.

专题报告一　广西玉林香料市场

香料植物的利用在我国有着悠久的历史,过去常被用于提神醒脑、驱除瘟疫等。《诗经》共载有植物178种,其中香料植物就有30种左右。《神农本草经》中记载了麝香、菖蒲、白芷、藁本、蜀椒等香料的产地和药用价值。广西具有"中国的天然植物香料库"之称,据《广西植物名录》记载,广西有香料植物270余种,其中广西特有种65种,比较知名的有肉桂、八角、沉香和茉莉花等,其中肉桂、八角是"桂十味"道地药材,特别是肉桂作为名贵香料,已有2400多年作为贡品的历史记载。依托得天独厚的资源优势和区位优势,广西香料产业规模不断扩大,并在长期的发展中成为面向东盟为主的海外各国香料汇聚地,对全国乃至全球香料产业发展均具有广泛影响力。

一、广西玉林香料市场发展现状

玉林不仅是中国乃至东盟地区八角、丁香、肉桂、香叶等香料植物的种植地,还是我国最大的香料集散地和定价中心,进口香料主要产地涉及印度尼西亚等"一带一路"国家和地区,香料制成品销往印度尼西亚、日本、韩国、越南、泰国、马来西亚、新加坡等国家[1]。近年来,玉林市以"香产业"为体、"香文化"为魂,以"南国香都"区域公用品牌建设为统领,全力将香料产业打造成在全国有影响的特色产业。

(一)主要香料品种

玉林有球花毛麝香、下田菊、藿香蓟、树兰、芦荟、苦艾、黄花蒿、艾叶、茵陈蒿、苍术、滇荆芥、艾纳香、香蕉、柏木、丁香、罗勒、白千层、白菖蒲、芳樟、栀子花、辣椒、小防风、胡萝卜、肉桂、芹菜籽、黄兰花、长白赤松、板栗、苦楝子等173种植物香料[2],其中八角、肉桂、沉香的种植尤为突出。

八角亦称大料,是世界主要香料植物之一,为广西名特优香料树种,是"桂十味"道地药材之一。八角为药食同源品种,广泛用于食品、饮料、香精、医药等产业,以玉林市大红八角品质最佳,玉林市现种植八角61.75万亩,占全区的10.6%。

[1]　禤繁.玉林香料香飘万里[EB/OL].(2021-01-13)[2022-08-08].http://nynct.gxzf.gov.cn/xwdt/gxlb/yl/t7640318.shtml.

[2]　广西中烟工业有限责任公司.广西天然香料[M].北京:科学出版社,2015.

肉桂也是世界主要香料植物之一，是广西名特优香料树种，列于"桂十味"道地药材之首，"广西肉桂"是全国仅有的 2 个以省（区）名命名的国家地理标志产品之一。肉桂主要用于医药和香料，是五香粉、十三香等调料及其他腌制食品和饮料增香剂必不可少的原料。肉桂油用于可口可乐、巧克力、跌打类药品及香烟香精及其他日用品香料，为广西重要出口产品。玉林市现有肉桂种植面积 11.27 万亩，占全区的 13.7％。

沉香为瑞香科植物沉香或白木香的含有树脂的木材，是常用名贵中药材和稀有香料，被誉为"香中之王"，玉林市现有沉香种植面积 9 万亩，其中 8 万亩在北流市。北流市石窝良冲沉香种植专业合作社、广西国际壮医医院、广西农业职业技术学院、广西仙茱中药科技有限公司共同合作将北流市石窝良冲沉香产业示范园列入广西第一批中药材示范基地和广西第二批"定制药园"建设基地。

（二）玉林香料产业发展现状

截至 2021 年底，广西有香精香料产业相关企业 100 余家，共囊括天然香精香料产业 9 个大系列 43 个类别，年总产量约 21 万吨，已初步形成以玉林、梧州、防城港为核心的八角、肉桂产业集群，以梧州、崇左、玉林为核心的松脂产业集群，以玉林北流、北海、崇左凭祥为核心的沉香产业集群，以南宁、柳州、玉林为核心的樟树产业集群等[1]。经过多年发展，广西形成了全国乃至全球的最大香料产业基地。

玉林市突出产业融合赋能，全力打造"香料产业共同体"，重点以八角、肉桂、沉香这"三大香"为基础、以"香料产业共同体"为抓手、以各镇村为支点，加快"扩一产""强二产""优三产"，着力推进香料产业规模化、工业化、金融化，促进实现香料一、二、三产深度融合、共同发展。根据各县、镇的资源优势，统筹优化全市香料种植布局，逐步形成香料一县一业、一镇一香。在培育龙头企业方面，重点在玉林国际香料交易中心规划建设香料特色产业加工园，培育深加工龙头[2]。在品牌建设方面，以"南国香都"区域公用品牌为文化引领，通过建设香料博物馆、产品体验馆，打造香料特色文化街区、推出"香文化"旅游专线、研发特色文旅产品等举措，加快推进"药、食、疗、美、旅"产业链融合发展，大力塑造玉林"香文化""药文化"。目前，在市城区已建成玉林香料科普展览馆 1 家，推出"南国香都——寻香之旅"美食文化游线路 5 条，挂牌药膳馆 2 家，研发一批精油、香囊等文旅产品，香料产业价值链

［1］蒋日红.香飘八桂——广西香料产业小记[J].生命世界，2021(9)：4-5.

［2］吴昕宇.瞄准 RCEP 机遇"南国香都"广西玉林聚力打造香料产业[EB/OL].(2022-07-14)[2022-11-09].https://mp.weixin.qq.com/s/mAkQjGv3cFSn3uP2Xt9tIw.

不断延伸。

(三)玉林香料交易市场

玉林市年交易中药材、香料 30 万至 60 万吨,交易金额约 300 亿元,我国约 80% 香料在玉林集散。玉林银丰国际中药港是全国最大的封闭式中药材(香料)专业市场,入驻经营户 2 000 多家,从业人员近万人,经营中药材(香料)4 000 多种,每年交易额超过 200 亿元,每年从东盟国家进口鸡血藤、凉粉草、豆蔻、番泻叶、胖大海、丁香等各类中药材(香料)约 20 亿元,南宁市作为全国最大的中药材进口口岸城市,其进口中药材(香料)90% 以上为玉林药材企业经南宁口岸进口后运转到玉林市场进行集散销售。

2021 年底建成的玉林国际香料交易市场成为玉林香料产业核心区重要组成部分,全市约 87% 的香料经营户搬迁入驻玉林国际香料交易市场集中经营。总投资 50 亿元的玉林国际香料交易市场暨福达农产品冷链物流园项目计划 2024 年 12 月建成,建成后可容纳 2 000 多家商户同时进场交易,将成为中国—东盟最大的现代集约型全品类香料交易中心。该项目建成后将改变玉林以往单一的香料原材料贸易模式,开启打造集香料交易、产品研发、精深加工、仓储物流、检测检验、国际会展、进出口保税仓等功能完备的香料全产业链。

二、玉林香料市场发展存在的问题

产业发展水平不高、附加值低、特色不明显,与新发展阶段的高质量发展要求不相适应是制约玉林香料市场发展的重要原因。要在新发展阶段更好推动香料产业做大做强、做出特色,成为了玉林上下的一个共识。

(一)硬件设施建设滞后

玉林香料市场存在门面形象档次差、道路狭窄、缺乏专业的冷链物流、市场消防设备落后等问题。由于缺乏标准的中药材(香料)仓储物流基地和冷链物流,不少经营户往往通过租用农户土地自建临时仓库或租用民房作为中药材(香料)仓库,稳定性较差,且影响仓储物流效率。特别是玉林还没有获批建设中药材(农副产品)保税物流中心(B)型,不是进口药材口岸城市,仅有的广西七方公用型保税仓库无法满足市场需求。

(二)产品附加值低

玉林市的香料主要以原材料的形式销售,特别是对外出口的香料,基本上都是原材料,产品附加值低。玉林的八角、肉桂、沉香等香料名声在外,但商标注册、标准制定等工作却差强人意,从事香料生产销售的企业品牌意识不强,生产处于产业链底端,缺乏市场竞争力[1]。

(三) 专业人才匮乏

玉林地处内陆,辖区内只有玉林师范学院一所高校,虽然该校设有"生物与制药学院",但本地医学类教育难以支撑中医药健康产业的发展,而玉林市吸引人才的力度也不够大,导致全市专业人才明显不足。从业人员研发设计能力不足,香料香精行业研发设计人才供需失衡,无法满足用户个性化需求,导致交付给消费者的设计产品匹配性不足。

(四) 技术水平低

我国市场上主要销售的香料产品为经由蒸馏得到的粗产品,技术水平较低,如桂油、生姜油等,与进口的香料制成品相比,我国市售香料产品生产理念落后、生产效率低、经济效益低,已不能满足国内的需求,直接导致了国外高级香料销量的增长。天然香料的精细加工已成为重要的课题,迫切需要高新技术的引进和高级人才的支持[2]。

以八角干果为例,其加工主要靠分散农户、小作坊采用的烫水晒干方法进行加工,此法加工获得的八角干果外观棕红或褐红,气味芳香,品质纯正,成为业内公认的大红八角标准。许多经销商为了降低人工成本,提高八角色泽美观度,减少霉变,还使用硫黄熏蒸八角,造成含硫超标,带来了食品安全问题。为解决八角干果加工生产分散、规模小、品质不匀和含硫超标等问题,从业人员开始研发八角干燥机械设备,目前一些设备已在实际生产试用,但加工出来的八角果色泽、气味等达不到传统水烫果的品质,市场认可度低。因此,如何控制机械设备的技术参数,确保八角产品各项质量指标达到大红八角的标准,是一个亟待解决的技术问题[3]。

三、推进玉林香料产业发展的经验与启示

广西香料产业发展存在一些问题,主要表现为:一产总体规模不大,三产融合程度低,产业科技含量不高,区域融合发展程度不深,缺乏产业控制力和产品定价权,品牌统领发展亟待加强等。为促进玉林香料产业发展,下面以玉林建设"南国香都"的实践为借鉴,总结玉林香料产业发展的经验与启示。

[1] 梁伟江. 做强做大玉林千亿元中医药大健康产业的战略构想[EB/OL]. (2020-05-14)[2022-11-09]. https://www.ddgx.cn/show/30995.html.

[2] 赖军丽. 中国香精香料行业出口竞争力与发展对策研究[D]. 杭州:浙江工业大学,2013.

[3] 黄开顺,黎贵卿,安家成,等. 八角特色资源加工利用产业发展现状[J]. 生物质化学工程,2020,54(6):6-12.

(一) 扩"一产",强"二产",优"三产"

1. 扩"一产" 根据各县、镇的资源优势,统筹优化全市香料种植布局,逐步形成"一县一业""一镇一香"发展格局。通过政府主导和"村集体＋公司＋农户""公司＋国有林场＋农户"等方式,在容县石头镇、福绵成均镇和樟木镇、北流市六靖镇、石窝镇、民乐镇和兴业县山心镇等布局建设一批镇村香料特色示范点,大力打造北流沉香、容县肉桂八角、福绵八角和兴业肉桂等特色香料种植集聚区,推动种植规模化、集约化,打造香料产业共同体。一产规模的巩固和扩大,对做大做强玉林"南国香都"具有举足轻重的意义。

2. 强"二产" 通过产业招商和培育龙头企业、推动精深加工等,改变以初加工、小作坊为主的粗放型发展现状,做大做强二产。研究出台政策扶持本地香料企业做大做强,在香料的初加工、深加工各环节,分别扶持培育一批龙头企业、规模企业。推进建设广西玉林特色香料产业园,大力发展香料产品的精深加工。利用作为广西药食同源商品进口通关便利化改革试点城市的有利条件,加快建设玉林药食同源加工园区,进一步推动了香料产业集聚发展。

3. 优"三产" 通过建设专业交易市场、优化进出口服务、强化金融引领等措施,推动香料贸易提档升级。制定出台通关、企业管理、生产流通、检验检测等系列配套制度,加强进出口贸易服务。积极搭建服务平台,加快建设玉林铁路口岸和海关铁路监管作业场所;积极优化营商环境,推动开通玉林至东南亚国家的铁路国际物流通道,实现玉林铁路国际联运货物出口,有力推动中药材(香料)出口贸易;以创新"区市共建异地实验室"方式,与自治区食品药品检验所共建玉林实验室;在香料交易市场配套建设香料科研检验检测技术中心,打造一站式高科技服务中心。积极招引海南国际商品交易中心进驻玉林,依托海南国际商品交易中心的场外衍生品交易政策,积极优化玉林农村产权交易中心的交易功能,探索挖掘中草药、香辛料等一级农业产品的金融要素特性,增加区域税收利得,推动香辛料等产品向玉林的全产业链导入和聚集,逐步在玉林形成单一农产品的世界级定价权。

(二) 推出"南国香都"品牌

2014年玉林市获得"中国南方药都"称号后,中药材(香料)市场发展迅猛,进一步巩固和提升了全国最大香料交易市场的地位。为更好地彰显地域特色,引领产业发展,充分发挥全国第三大药材专业市场——玉林中药港市场的平台优势,聚焦"东融""南向"开放战略,2021年玉林市政府在"中国南方药都"的基础上再创"南国香都",制定《玉林市"南国香都"公用品牌管理暂行办法》,规范品牌的管理和申报使用,指导服务生产企业申请使用"南国香都"区域公用品牌文字商标及图形商标,推进玉林香料产业做大做强。

把中药材和香料作为既紧密联系又相互区分的两个支柱产业来大力发展,并于2021年11月成功举办"南国香都"香料论坛,吸引香料产业知名企业、专家学者、行业协会汇聚玉林,品香话香,打响"南国香都"品牌。在"南国香都"品牌建设同时,不断完善配套设施,提升产业吸引力,打造消费新热点。

四、推进玉林香料产业发展的对策建议

近年来,玉林市委、市政府高度重视香料产业,专门成立玉林市中医药(香料)产业工作组,专项推进全市香料产业高质量发展。中医药(香料)产业工作组立足产业优势,积极谋划布局,着力以"南国香都"区域公用品牌为引领,根据各县、镇的资源特点,以镇村为支点,推进建设一批香料产业特色示范点,努力打造"一县一业""一镇一香"新发展局面,探索广西推进香料产业高质量发展的新思路。

(一)加强顶层设计,促进高质量发展

香料产业涉及农业、林业、工信、商务等多个部门,行业多头管理无法高效合理配置资源。因此,必须高位推进,通过自治区层面成立专门协调机构负责强化产业的宏观调控和监督管理,包括制定发展规划、推进政策实施、进行内外协调等,注重加强乡村振兴、国家储备林等政策的贯通运用,积极用好有关政策。

结合实施乡村振兴战略,进一步完善香料香精产业中长期发展规划,对中长期香料香精产业发展的目标、任务、政策、组织保障等做出全面安排部署,明确林业、工信、科技、商务、税务等相关部门职责,夯实做大、做强、做优香料香精产业的信心和决心。强化对香料香精适产区在品种改良、技术培训、融资、土地流转、税收等方面的支持措施,大力扶持专业大户、家庭农场、农民专业合作社等新型香料香精经营主体,培育龙头企业,引领产业发展。规划成立香料香精产业园,并制定专门的管理办法,既可承接长三角和珠三角等地区产业转移,也解决香料香精精深加工套用化工产品管理的问题。

(二)强化科技赋能,提升核心竞争力

鼓励高校、科研院所助力香料产业发展。加强栽培技术和病虫害防治科技的研究、推广普及,提升单产水平。注重运用先进技术和管理手段,引进和培育龙头企业,形成种植、研发、深加工及上下游配套的全产业链条。注重应用互联网、大数据等技术,搭建电商平台,实现产销精准对接,助力产品升级。加大科技攻关投入,设立专项资金扶持,实施一批重点科技项目,从源头上解决低值低效、产品附加值不高等问题。加强产学研合作,依托科研院所力量,重点加强对香料良种的培育繁育,原

料林抚育经营、精深加工、新产品开发和应用领域的扶持,增加科技含量,延伸产业链,提高产品附加值,加大力度建设香料种植示范基地,抓好特色示范区和科技园创建,推进香料标准化生产,抓好安全监管。引进一批具备深加工能力的香料香精加工企业,扶持壮大现有加工企业,推进香料香精产业同旅游、文化、健康养老等产业深度融合,强化行业人才支撑,将香料香精专业人才纳入自治区紧缺人才名录,拓宽人才引进渠道,加快培养壮大香料香精专业技术人员队伍。

(三)培育龙头企业,打造特色品牌

广西各市由于资源禀赋不同,发展香料产业具有不同的特色和优势,应因地制宜谋篇布局,支持各市、县扬长避短,科学布局一批香料种植基地、产品加工基地、商贸和物流平台等,避免同质化和无序竞争,形成一市一特色、一县一产业良性发展格局。

实施香料香精特色品牌战略,加强"三品"认证和农产品地理标志登记的引导和服务,积极推进认证登记工作,加大对香料香精产业注册商标资金扶持力度,对当年注册以及正常使用的香料香精产业商标给予一定数额的补助,对香料香精产业商标工作先进县(市、区)、乡镇以及相关部门给予奖励。加大品牌营销宣传力度,讲好香料香精故事,推动品牌营销社会化,全方位投放广告,投放香料香精的公益广告,不断扩大香料香精产品品牌知名度。大力发展会展经济,每年在东盟博览会设置香料香精专场暨香料香精节,用于展示东盟各国及世界特色香料香精,推介广西特色香料香精。通过组织大型展会、博览会等形式,大力宣传广西香料香精品牌产品,做好海内外推广宣传,吸引优势企业、国际财团来考察广西、投资广西。

(四)营造良好氛围,激发发展活力

推进产业金融化,倡导和支持香料产业与金融相互融合、互动发展。强化政策扶持,帮助解决产业发展的瓶颈问题。如玉林被誉为全国最大的香料集散地和交易中心,但由于不沿边沿海,没有口岸,进口香料要绕行南宁、钦州和广东等地办理通关手续,限制了大宗香料的进出口,严重制约集散地功能的发挥。建议自治区支持玉林建设综合保税区、中药材进口通关口岸、玉林铁路口岸、广西香料交易中心等,解决中药材和香料报关、通关等问题。

强化人才保障。通过开展国内外合作研究、与区内外高校合作培养、聘请国内外专家授课培训等,培养一批骨干人才和学科带头人。注重针对市县项目包装能力弱的问题,加大相关专业人才培养力度,及时选派专业人员到市县加强项目包装的培训和指导。

营造有序良好市场氛围。创新"公司+基地+农户"利益联结机制,减少香料种

植户经营风险,稳定种植收入。进一步规范市场管理,完善有关流通政策,减少流通成本,提高流通效率。加快培育香料香精产业营销主体,支持流通企业拓展产业链条,引导本地香料香精经销商和经纪人向实体化、规模化、产业化与品牌化发展。加快建设和完善具有一定规模的香料香精交易市场,统筹香料香精交易市场、行业展会和电子商务等渠道。创新流通方式,改善广西香料香精流通中硬环境建设不足、软环境建设不优、开放合作机制不活等问题,建设强大沿海港口、便捷通关自由,打破"广西货不走广西港"的困局,打造广西香料香精产品流通新业态,加快步伐开拓国内外市场,提升广西香料香精在"一带一路"商贸及文化促进的作用。

专题报告二　京族药发展现状与趋势

京族(中国标准罗马字母：Gin，越南语：người Kinh/ở 京，或称京人)是我国人口较少的少数民族，也是我国南方从事海洋渔业兼营盐业的海洋民族，同时是我国唯一的海洋民族，民族语言为京语(越南语)，属南亚语系越芒语族越语支。京族主体在东南亚，是越南的主体民族，占越南总人口的 86%。中国境内的京族主要分布在广西壮族自治区防城港市，主要聚居在东兴市江平镇的万尾、山心、巫头三个海岛上，三岛素有"京族三岛"之称。根据《中国统计年鉴 2021》显示，中国境内的京族总人口数为 33 112 人。京族三岛四面环水，背倚十万大山，出行不便，当地居民缺少药品，因此京族人民利用沿海一带富含海洋药物及滨海药用植物的优势，运用海洋药物及滨海药用植物进行疾病防治，积累了宝贵的防治疾病的经验，逐渐形成了以治疗地方疾病为特色的京族医药体系。

一、京族药的发展历史

京族医药的起源、发展与人类生产生活和社会活动密切相关，京族人民发现和使用当地药用资源治疗疾病的同时带动了京族药的形成和发展，京族人民利用简单的草药和海上动物治疗较常见的疾病，特别是对皮肤病、痢疾、痈疮肿毒等疾病的治疗积累了较为丰富的经验。此外，在龟鱼中毒、毒鱼刺伤、海蜇灼伤、急性胃肠炎、胃痛、风湿病等疾病的治疗有一套较好的诊治办法。但由于历史原因，京族医药缺乏文字记载，只通过口传心授，京族民间医药并没有形成较为系统的理论体系，只有对疾病的粗浅认识和民间使用草药的原始方法。

京族人民迁至"京族三岛"后，随着社会的发展和受到各民族医疗技术的影响，加上不断地和附近地区瑶族(瑶族医药学)、壮族(壮族医学)、彝族(彝族医药学)等医师居民的拜师交友和互相学习，丰富了京族医药的使用。随着文化交流的增加，一些京族医生将京医传统的治疗方法与中医理法方药结合，尤其是与易于学习与掌握的艾灸疗法、拔火罐疗法、刮痧疗法等疗法结合，大大促进了京族医药的发展。

中华人民共和国成立后，在上级党委和卫生部门的直接领导和关怀下，"京族三岛"的预防保健卫生工作得到极大发展。对于没有卫生所的村庄，抽派专人到技术水平高的上级医疗单位学习,回来后担任乡村医生,担负起卫生保健的工作。村医们在卫生学校从简单的医学理论和诊疗方法开始学习,使用血压计、体温计、听诊器等现代诊断用具,在诊治疾病的基础上,更注重防疫保健,预防重大传染病。

二、京族医药发展相关政策

2016 年 9 月广西壮族自治区政府出台《广西战略性新兴产业创新发展实施方案》,提出加快打造形成区域性休闲养生养老集聚区、北部湾国际滨海健康养老产业示范区等发展方案。康养成为广西未来的发展方向和龙头产业。京族作为广西唯一的海洋、边境、长寿民族,有独特而传统的康养文化资源,将这些文化资源与旅游、医疗、保健、教育相结合,打造康养文化产业,形成特色的康养文化品牌,将充实广西的康养产业内容,对于广西来说皆具有示范性的作用[1]。京族三岛凭借良好的生态环境、独特的民族文化和长寿优势被列入《东兴市城市总体规划 2012—2030》中,东兴市政府将大力发展京族风情旅游、文化旅游,将其打造成东兴试验区国际旅游基地。

2020 年 4 月,东兴市招商促进局发布东兴市中医药文化博览园项目,项目规划用地 200 亩,规划中医药种植展示园、京族文化旅游景观带、中医药文化博物馆、医学馆等[2]。2020 年 7 月广西壮族自治区第十三届人民代表大会常务委员会第十七次会议批准的《防城港市京族文化保护条例》就包含对京族传统医药的保护,指出"卫生健康主管部门应当会同科技等有关主管部门开展京族传统医药的调查、研究、保护与利用工作;对存续状态较好、具有生产性质和社会需求的京族传统技艺、传统医药药物炮制技艺等京族文化保护项目,实行生产性保护"。

2020 年 12 月,根据自治区党委、自治区政府和市委、市政府决策部署,市卫生健康委牵头起草了《关于促进中医药壮瑶京医药传承创新发展的实施意见》(以下简称《实施意见》)[3]。《实施意见》指出要健全中医药壮瑶京医药服务体系,发挥中医药壮瑶京医药独特作用,大力发展中医药壮瑶京医药养生保健服务,积极推动中药质量提升和产业化发展,加强中医药人才队伍建设,促进中医药壮瑶京医药传承与创新发展,完善中医药壮瑶京医药管理体制机制及政策措施。

[1]　周红梅.广西出台战略性新兴产业创新发展实施方案[EB/OL]. (2016 - 09 - 25)[2022 - 11 - 09]. http://www. gxnews. com. cn/staticpages/20160925/newgx57e7191c-15459114. shtml.

[2]　http://www. fcgs. gov. cn/zxzx/syqzc/xm/202005/t20200522_146489. html.

[3]　市卫生健康委.《关于促进中医药壮瑶京医药传承创新发展的实施意见》的解读[EB/OL]. (2020 - 12 - 28)[2022 - 11 - 09]. http://www. fcgs. gov. cn/wjw/zcfg/202012/t20201231_184535. html.

三、京族医药挖掘

为了解我国京族医药现状,2011 年在国家科技部"科技基础性工作专项"的支持和资助下,在中医药古籍与方志的文献整理项目中,将"广西三个特有少数民族仫佬、毛南、京族医药调查整理"作为子课题,由中国民族医药学会、广西民族医药协会、广西民族医药研究院和广西防城港市中医医院合作,承担了项目实施,该项目初步摸清了京族医药的历史、现状、特色[1]。在项目实施过程中,收集到古籍和手抄本 10 部,单方、验方、秘方 300 多条,民间疗法 16 种,以及常用草药、海洋药物等京医药资料;梳理出京医理论认识,归纳出京医重视食疗防病和调护、重视非药物疗法、喜用鲜草药和海洋药物等几个特点。根据该项目的研究成果,2014 年发表了《广西京族医药现状初探》和《京族特色医药——自制艾绒及民间点灸治病的应用》等 2 篇学术论文,同年 12 月,主编出版了第一本《京族医药》专著,填补了京族民族医药历史记载的空白。

2015 年 4 月召开了全国首届京族医药学术论坛暨《京族医药》首发仪式,并收录编撰京族医药学术论坛会议论文集,促进京族医药与民族医药的交流发展。2015 年 11 月,"京族特色用药"第一次走进首届壮医药(国际)学术论坛进行交流,并融入中国民族医药领域,引起马来西亚等 9 个国家和全国各地 200 名专家和代表关注。2016 年"京族医药"走进京族文化传承与边海经济带建设研讨会,填补了京族文化交流没有京族医药参与的空白[2]。

近 10 年来,不少专家学者投身于京族医药研究,并向社会展现了理论成果,为今后开展京族医药研究提供了重要参考,有关京医药方面的论文和著作不断涌现。2021 年 3 月,防城港市中医医院对医院京族医药标本制作项目进行公开招标采购,该项目是国家重点研发计划"中医药现代化研究"专项"民族医药传承研究"课题——"独龙族等 8 个民族医药抢救性发掘研究"子课题全国京族医药传承研究室建设内容,为打造医院京族医药特色文化,加快课题实施,开展京族医药琥珀包埋式药物标本制作。[3]

[1] 吴小红.京族医药调查报告[J].中国民族医药杂志,2016,22(3):57-59.

[2] 广西民宗委.防城港市连续五年挖掘整理京族医药[EB/OL].(2017-09-01)[2022-11-09].https://mp.weixin.qq.com/s/5hxX1lUoBmXiHU3B5iYcvA.

[3] 招标采购办.京族医药药物标本制作采购项目公告[EB/OL].(2021-03-23)[2022-11-09].https://mp.weixin.qq.com/s/5uyhkdmd9hyM2E6QNJ9b2g.

四、京族药药用资源概况

京族人民生活的地区,有着丰富的药材资源,尤其是独特的海洋药物资源,为京族医药的起源和发展提供了理论的基础,较其他民族传统医药也有着自己的特色。京族三岛地处亚热带地区,多为平原、丘陵和海湾滩涂地形,土壤地质大多为赤红壤和滨海盐土(砂质),造就了植物资源的多样性和古老性。

(一)药用资源品种

京族三岛药用植物是较少受关注的研究领域,其生长着近乎原始的红树林到陆地植被演替的海陆过渡带植被。

初步调查发现,京族三岛共有野生植物 632 种,其中有药用价值的植物 396种[1],民间用药 24 种。另据《广西民族药简编》记载京族药 27 种,如臭牡丹、鸡矢藤等[2],《广西壮药新资源》则收载京族药 30 种[3]。黄永光等在《京族医药》较为系统地总结了京医常用药物,常用药物包括海洋药物和植物类药物(附录四),软体动物类有沙虫、泥丁、海捞等,鱼类有石斑鱼、灰鱼、针鱼、门鳝、老虎鱼、流(刘)鱼、刀鱼、烫爬鲨、黄甫鱼、地宝鱼、苍鱼、黄丝腊鱼、牛鱼、狗仔鲨、跳泵鱼、海马、海礼、剥皮鱼、海鳅、银鱼、黄花画鱼、垃塔鱼、马鲛鱼、牛尾鱼、鲈鱼、巴碟鱼、金鼓钱鱼等,节肢动物类有对虾、香螺、青蟹、红螺、海螺、蛏子螺、大耗、黄鲞、螺杯、沙螺、车螺等。

(二)主要药用植物资源

1. 药用植物特点　以常绿季雨林地带性的中草药种类为主,为广西南药的主要引种区和分布区,具亚热带海岸地域型的中草药种类。其资源特点可归纳为:盛产广西主特产道地药材,如巴戟天、益智仁、高良姜、鸦胆子、木蝴蝶、钩藤、番荔枝、茯苓、金银花、萝芙木、麦冬、千斤拔、山药、一点红、栀子等;特有南方酸性土壤的药用植物,如岗松、桃金娘、栀子、铁芒萁、毛冬青等;海岸潮间带滩涂具有由多种盐生植物组成的红树林,其中的中药材有老鼠簕、海漆、榄李、海芒果、木榄等;广西开发的新药原料及疗效较好的民间药在示范区也有分布,如一点红、岗松、千里光、白花蛇舌草、玉叶金花、萝芙木、金银花、巴戟天、山药、冬青等;珍稀濒危常用中药物种有紫荆木、润楠、樟(香樟)、降香、巴戟天、天冬、射干、雷公藤、益智、钩藤等。

[1] 滕红丽,杨增艳,范航清,等.广西滨海生态过渡带的药用植物及其可持续利用研究[J].时珍国医国药,2008(7):1586-1587.

[2] 黄燮才,周珍诚,张骏.广西民族药简编[M].南宁:广西壮族自治区卫生局药品检验所,1980.

[3] 余丽莹,缪剑华.广西药用植物资源保护概况[J].第二届中医药现代化国际科技大会论文,2005.

2. 药用植物分类　按中药的分类方法,120科287属396种药用植物列为:解表药(11种);清热药(176种),其中清热泻火药5种、清热燥湿药13种、清热凉血药2种、清热解毒药156种;泻下药(2种);祛风湿药(66种);芳香化湿药(2种);利水渗湿药(13种);温里药(2种);理气药(7种);消食药(10种);驱虫药(1种);止血药(20种);活血祛瘀药(12种);化痰止咳药(17种);安神药(2种);平肝息风药(2种);补虚药(16种);收涩药(14种);外用药(23种)。这些植物的药用价值以清热解毒药、祛风湿药等见长,新的研究表明,生长在海岸带环境中的药用植物具有抗肿瘤、抗菌、抗病毒、促进免疫等药理活性,是新药研究开发的下一个热点。

3. 红树林药用资源　示范区沿海分布有12科16种真红树植物和半红树植物,即木榄、秋茄、老鼠簕、榄李、海漆、白骨壤、银叶树、海芒果、黄槿、杨叶肖槿、红海榄、桐花树、卤蕨、尖叶卤蕨、水黄皮、钝叶臭黄荆,其中前10种有药用价值。实验证明,红树植物中含有大量的与治疗人类重大疾病有关的活性先导化合物,其所具有的抗艾滋病病毒、抗肿瘤、抑菌和抗氧化等活性与其含有萜类、甾体、生物碱和多糖等化合物相关。目前研究主要集中在真红树植物爵床科(如老鼠簕和小花老鼠簕)、大戟科(如海漆)、红树科(如红树)的化学成分与药理研究,其中以药用植物老鼠簕和有毒植物海漆在国际上报道最多。在民间许多红树植物都长期作为药用,其治疗范围广泛,但目前对这类植物的药用价值研究仍属少见,对红树植物化学成分和药理作用研究在世界范围内缺少深入和系统地研究。因此,京药药用植物及红树植物药物的筛选和开发将是今后新药研究的重要研究方向之一。

五、京族药应用现状

京族以京族三岛为主要聚集地,隶属南亚热带海洋性季风气候区,全年气候温暖湿润,冬短夏长,植物繁密,多有烟瘴、蛇虫等侵袭,故当地居民多发皮肤病、风湿病、瘴疟和胃肠疾病等[1]。京族医药取材广泛,因地制宜,充分利用海岛和海洋物产,并在长期与疾病斗争过程中,总结出了具有地域特色的医疗方法。

(一) 药用植物的民间利用

京族人民有传统的药物利用经验,采用当地药源解决常见病、多发病及疑难杂症的历史由来已久,尤其擅长运用草药内服、外洗、外敷治疗皮肤病、痈疮肿毒、蛇伤、痢疾等疾患,并在肿瘤、病毒性疾病及慢性疾病的防治上积累了丰富的经验。京族人民大多是长期以下海捕捞作业为生活,经常遇到毒鱼刺伤和海蜇蜇伤情况等情

[1] 黄永光,徐奎,赵权,等.广西京族医药发展现状初探[J].中医药导报,2014,20(7):101-103.

况,对这类伤病的治疗方法较多,如被乌子婆鱼、老虎鱼等刺伤,可用八角油、正金油、风油精外涂患处,再用火烤效果更好;被海蜇蜇伤迅速用适量明矾,以冷开水拌匀后浸洗局部,可减轻局部症状,也可用明矾、刀枪木各适量,煲水外洗伤处。

京族人民还需根据海水潮流而工作,无法按时进餐,因此胃病在京族人民中较为常见,京医对治疗胃热痛、胃寒痛、胃气痛、胃酸过多和胃癌等疾病经验丰富。此外,京族还有利用海洋药物治疗疾病的经验,如八爪鱼(章鱼)用于治疗新产妇泌乳不足、泥丁(带血)煮粥或做汤用于补血、螺杯庵烧灰粉末敷患处用于治疗伤口不敛。这也是京族医药区别于其他民族医药的一大特色,从侧面凸显了京族是我国唯一一个海洋民族的特征。

(二)红树林药用植物的民间利用

京族人民具有利用红树药用植物的历史。在民间,用老鼠簕煎汤或炖肉服可治急慢性肝炎、肝脾肿大、神经痛、腰肌劳损等,外敷可治瘰疬,并有扩展用于皮肤性病的,因此采集老鼠簕对该地区有限的老鼠簕资源的保护造成了一定的压力;用木榄煎汤内服,可治腹泻、脾虚、肾虚;用秋茄的根煎汤内服,可治疗风湿性关节炎;白骨壤的叶捣烂外敷,可治脓肿;银叶树的树皮煎汤内服,可治疗血尿,其种仁可作为滋补品。目前红树林及京药药用植物的民间药物利用的调查十分困难。随着经济的发展,居民生活水平的提高及医疗条件的改善,过去采用红树林及京药药用植物治疗的疾病,现在大都改为采用西药或中成药。

(三)京族艾绒点灸技法

京族三岛艾绒资源丰富,对艾绒的应用也十分广泛[1]。艾绒点灸在京族被称为"烧艾火",根据不同地域和季节,艾叶的选择分为四月艾、五月艾、大风艾、小艾等,京族民间多用野生的五月艾,因五月时节,花未开,艾叶新鲜肥厚,具有清热解毒、滋阴补肾、活血化瘀的效果。京族人喜以五月优质陈艾作为施灸材料,常用外用点灸或捣绒作柱或制为艾条的方式调整脏腑功能,促进新陈代谢,提高免疫和防病能力。此外,五月艾与卜子叶、鸡爪枫等煲水熏洗全身可以防治感冒。现代医学研究发现,艾草中的挥发油具有极好的渗透性及滋润性,能促进血液循环、激活细胞表皮再生,可修养、滋润肌肤,起到了极好的养生驻颜作用[2]。此外,隔姜灸可用于治疗风寒感冒、怕冷、头晕、身痛、咳嗽、半身不遂、风湿病、脉管炎、瘰疬、阴疽及风寒湿

---

[1]　黄永光,赵权,黄振凤,等.京族特色医药——自制艾绒及民间点灸治病的应用[J].中国医药指南,2014,12(30):244-245.

[2]　黄永光.美丽的"京族三岛"独特的京族医药[EB/OL].(2015-08-11)[2022-11-09].http://www.piccc.com/piccc/html/zhuanti/minzuyiyao/2015/0811/51128.html.

引起的各种疾病;隔蒜灸用于治疗各种热型疮疖、深部脓肿、蛇头疔、疥、癣及其他皮肤病;合药灸(拌麝香、血竭)用于风寒风热感冒、半身不遂、神经痛、风湿病、关节炎、坐骨神经痛、牙痛、头身痛、跌打伤痛、妇科病、小儿癫痫、阴风及多种危病的治疗和抢救。

六、京族药发展存在的问题

京族药用资源丰富,形成了使用海洋药物治疗疾病的习惯,但是由于资金投入不足,人才技术缺乏,京族地区海洋药物开发利用严重不足,京族医药的海洋药物治疗还有待进一步挖掘整理。随着经济的发展和现代医疗卫生保健的传播,京族人民大都改为采用西药或中成药治疗疾病,民间积累的丰富宝贵的药物利用经验逐步被遗忘,抢救和整理工作亟需开展。

(一) 京医传承困难、受众减少

传统原生态民族民间医药人员基本已经消失,中医、草医、西医混用的京族村医和民间医生尚有 7 人,很多特殊的诊疗手段缺乏文字记载,只采用了传统民俗、师徒传授、医巫结合等民间方式传承,而京医也因为缺乏年轻人接班而面临消失的风险。京族医药大多就地取材,价格低廉,单纯靠行医并不能带来良好的经济收入,这导致普通年轻人不愿意学京医,就算是京医世家,也面临后继无人的境地[1]。

随着我国社会经济的快速发展,医疗水平不断提高,以及精准扶贫的不断深入和全民医保的铺开,京族聚居区也开始建立了基本医疗机构,京族群众也普遍被纳入到了新农合等医疗保障体系之中。在这种情况下,京族同胞对医药的认识也开始发生了变化。目前,人们对京族医药的需求相对降低,除了一些小病之外,京医并没有太多的施展空间,因此传统京族医药受冲击,生存空间逐渐缩小。

(二) 药用植物资源萎缩

京族药大多取自京族三岛及海洋物产,许多本是平常之物,并无太多珍稀药材,但是随着旅游开发的推进,京族三岛的生态随着生产生活模式的转变和大批游客的到来而不断改变。京族医药赖以存在的药用植物资源受到很大影响,而药用植物资源的保护并没有引起重视,也面临着较为严峻的问题。

京族药用植物是滨海生态过渡带结构复杂性和功能稳定性的重要组成部分,在

---

[1] 孔艳梅. 广西东兴京族民间医药资源调研结题[EB/OL]. (2015 - 09 - 03)[2022 - 11 - 09]. http://www.cntcm.com.cn/2015-09/03/content_6093.htm.

发展特有的民族中草药时必须兼顾生态效益和可持续发展。严峻的现实是该生态过渡带药用植物的价值迄今未引起社会的重视,大部分生境已被开辟为虾塘,植物种群规模日益缩小,部分物种正从该地区消失。随着近年来海洋的不断开发,海洋环境不断恶化,很多珍贵海洋药物的生长环境遭受破坏,其数量大量减少甚至濒临灭绝,传统民族药物日渐枯竭。

(三)缺乏资金支持京族医药传承

党和政府十分重视民族文化的传承和保护,京族哈节作为京族文化的重要代表,被列入了非遗名录,但是京族医药并没能被列入。现阶段,京族医药主要靠个别的京族医生行医来维持,缺乏多渠道的资金供给。事实上,随着医疗机构的建立和医疗保障体系的不断完善,京族医药逐渐失去了原有的受众而变得岌岌可危,京医也只剩下寥寥无几的老京医来维系,因此很难在现有模式下拓宽资金来源以促进京族医药的传承[1]。

(四)京族医药研究内容不够深入

目前,研究京族医药主要由研究机构和高校牵头进行,但目前研究团队较少,项目资金不足,调研工作开展困难。虽然京族医药研究团队长期从事医药工作,在该领域有一定研究深度,但缺少多学科人才进行交流,总体研究深度和广度有所不足,研究团队力量薄弱。

近年来,虽有不少专家学者在京族医药、医药文化、医药与养生文化等方面有了初步探索并取得了一定的成果,但是依然缺乏多方向性、深入研究。从现有的研究资料来看,详细记载及介绍京族医药的有关文献有古籍6部和手抄本12部,单方、验方秘方300多首,民间疗法16项及有关照片、录音、录像及海洋药物和常用草药等京族医药资料。这些资料以介绍诊疗手段和药物为主,对于京族医药的思维方式,哲学理论、文化精神等缺乏讨论,对于建立京族医药理论体系的目标来说,任重道远[2]。

七、京族医药可持续利用对策

在现代化医疗普及的前提下,过分强调京族医药的现实作用并不能促进京族医药的传承和发展,发挥京族医药文化更能被公众认可。随着海洋探索技术的进步,

[1] 黄兰,周松.刍议京族医药文化保护与传承[J].遗产与保护研究,2018,3(8):81-83.
[2] 韦丽珍,韦杏,粟铃红,等.广西京族医药研究及其文化传承和发展对策[J].亚太传统医药,2019,15(7):53-55.

各国对海洋动植物研究的需求增多,海洋资源的开发越来越受到重视,海洋药物的发展前景广阔。因此,结合京族医药文化特色,在此基础上充分发掘京族药药用植物在抗菌、抗病毒、抗肿瘤及促进免疫等方面的作用,培育优质药源,研发特色方药新品及保健品,打造生态过渡带保护和可持续发展的特色品牌。

(一) 挖掘、整理京族医药文化

保护与传承京族医药文化遗产,充分发挥京族医药优势,合理利用和开发京族医药习俗文化,提高京族文化软实力。通过对京族医药的挖掘、整理和研究,加强人们传承发展特殊海洋药物疗法、技法的意识,充分利用海洋药物资源,使京族医药能可持续地为京族人民健康服务,同时填补我国传统中医药文化中对于海洋药物认知的不足。

系统加强京族医药相关学科研究,尤其是对京医广泛使用的红树林植物的有效药用成分分析、对症分析、用药禁忌等相关研究。加强对京族医药研究的立项支持,确保研究经费,培养研究力量[1]。在已知资源的基础上,进一步开展民间药物利用调查,从传统应用的有效品种入手,利用现代化学、药理学、制剂工艺等科技手段,筛选研究对疑难病、多发病、常见病有作用的种类,如治疗重大慢性疾病、重大传染性疾病、恶性肿瘤新药等,促进京族医药的二次开发。

(二) 保护京族药药用资源

必须切实加强对生态过渡带药用植物生境的保护,维持药用植物繁衍的基本空间和适合的环境,保护物种的多样性和基因库。在保护好生境的基础上,深入研究京药药用植物与内陆药用植物的差异,培育海岸特有的优质药源,进行京药药材规范化种植、野生抚育、中间物标准化加工等,打造道地京药药材品牌。如发展南药品种巴戟天、益智仁、高良姜、鸦胆子、千斤拔、山药等,建立南药 GAP 生产基地。

(三) 京族医疗特色技法辅助现代医疗

京医用药方法多样,主要有艾绒点灸法、外敷、外洗法、焗身法、食疗法、液滴法、垫睡法、喷粉法、熷烤法、鼻饲法、浸酒法等,这些方法效果好,且具有操作简单、易行、患者易于接受等特点,深受当地居民的喜爱[2]。雷迈等对京族医疗特色技法联合超声波治疗偏瘫性肩痛的临床效果研究,结果显示,在常规偏瘫性肩痛的药物和

[1] 孔艳梅. 广西东兴京族民间医药资源调研结题[EB/OL]. (2015-09-03)[2022-11-09]. http://www.cntcm.com.cn/2015-09/03/content_6093.htm.

[2] 黄永光,赵权,黄振凤,等. 京族特色医药——自制艾绒及民间点灸治病的应用[J]. 中国医药指南, 2014,12(30):244-245.

康复训练基础上,应用京族医疗技法配合超声波治疗仪进行治疗的效果优于单一京族医疗特色技法进行治疗[1]。

[1]　雷迈,朱林平,杨清程,等.京族医疗特色技法联合超声波对偏瘫性肩痛的疗效观察[J].按摩与康复医学,2022,13(2):29-31.

附　录

附录一　2021—2022 年发表新分类群

一、新物种

角孢伞科

MOU GF, BAU T. Asproinocybaceae fam. nov. (Agaricales, Agaricomycetes) for Accommodating the Genera Asproinocybe and Tricholosporum, and Description of *Asproinocybe sinensis* and *Tricholosporum guangxiense* sp. nov. [J]. Journal of Fungi, 2021,7,1086. https://doi.org/10.3390/jof7121086.

中国角孢伞(广西雅长兰科国家级自然保护区)

MOU GF, BAU T. Asproinocybaceae fam. nov. (Agaricales, Agaricomycetes) for Accommodating the Genera Asproinocybe and Tricholosporum, and Description of *Asproinocybe sinensis* and *Tricholosporum guangxiense* sp. nov. [J]. Journal of Fungi, 2021,7,1086. https://doi.org/10.3390/jof7121086.

广西十字孢伞(广西弄岗国家级自然保护区)

MOU GF, BAU T. Asproinocybaceae fam. nov. (Agaricales, Agaricomycetes) for Accommodating the Genera Asproinocybe and Tricholosporum, and Description of *Asproinocybe sinensis* and *Tricholosporum guangxiense* sp. nov. [J]. Journal of Fungi, 2021,7,1086. https://doi.org/10.3390/jof7121086.

石山皂荚(柳江县)

LU ZC, HUANG ZP, YANG P, et al. *Gleditsia saxatilis* (Fabaceae), a new species from limestone area of Guangxi, China based on morphological and molecular evidence [J]. Phytotaxa, 2021,508(2):213-220.

柳江香草(柳江区)

LU ZC, YUAN Q, WEI SJ, et al. *Lysimachia liujiangensis* (Primulaceae), a new species from limestone area of central Guangxi, China [J]. Taiwania, 2021,

66(1):65-72.

白脉石山苣苔(靖西市)

NONG DX, HUANG BY, NONG SY, et al. *Petrocodon albinervius*, a new species of Gesneriaceae from limestone areas in southwestern Guangxi, China [J]. Taiwania, 2021,66(2):135-140.

红柄小花苣苔(桂林市雁山区)

SU YL, HUANG ZP, YANG P, et al. *Primulina rufipes*, a new species of Gesneriaceae from Guangxi, China [J]. Taiwania, 2021,66(4):1-8.

二、新记录

麻核藤属—麻核藤;胶核木属—胶核木;羽叶菊属—茄状羽叶菊。

黄宝优,谢月英,黄雪彦,等. 广西被子植物三新记录属[J]. 中国现代中药, 2021,23(6):973-975.

附录二　广西境内分布的国家重点保护药用植物名录

序号	中文名	拉丁名	科名	最新保护级别	特有类型	有分布记录的保护区数量	药用依据
1	昆明石杉	*Huperzia kunmingensis*	石杉科	二级			期刊报道
2	蛇足石杉	*Huperzia serrata*	石杉科	二级		8	《中国药用植物志》
3	华南马尾杉	*Phlegmariurus austrosinicus*	石杉科	二级		1	《中国现代瑶药》
4	龙骨马尾杉	*Phlegmariurus carinatus*	石杉科	二级		1	《中国药用植物志》
5	金丝条马尾杉	*Phlegmariurus fargesii*	石杉科	二级		2	《中国法定药用植物》
6	喜马拉雅马尾杉	*Phlegmariurus hamiltonii*	石杉科	二级		1	《中国药用植物志》
7	闽浙马尾杉	*Phlegmariurus mingcheensis*	石杉科	二级		1	《中国药用植物志》
8	有柄马尾杉	*Phlegmariurus petiolatus*	石杉科	二级			《世界药用植物速查辞典》

（续表）

序号	中文名	拉丁名	科名	最新保护级别	特有类型	有分布记录的保护区数量	药用依据
9	马尾杉	*Phlegmariurus phlegmaria*	石杉科	二级		1	《中国药用植物志》
10	粗糙马尾杉	*Phlegmariurus squarrosus*	石杉科	二级			《中国药用植物志》
11	七指蕨	*Helminthostachys zeylanica*	七指蕨科	二级		1	《广西中药资源名录》
12	福建观音座莲	*Angiopteris fokiensis*	观音座莲科	二级		7	《中国药用植物志》
13	阔叶原始观音座莲	*Angiopteris latipinna*	观音座莲科	二级		1	《中国药用植物志》
14	云南观音座莲	*Angiopteris yunnanensis*	观音座莲科	二级		1	《中国药用植物志》
15	金毛狗	*Cibotium barometz*	蚌壳蕨科	二级		10	《中国药典》(2020版)
16	中华桫椤	*Alsophila costularis*	桫椤科	二级		1	《世界药用植物速查辞典》
17	阴生桫椤	*Alsophila latebrosa*	桫椤科	二级			《广西中药资源名录》
18	桫椤	*Alsophila spinulosa*	桫椤科	二级		5	《中国法定药用植物》
19	大叶黑桫椤	*Gymnosphaera gigantea*	桫椤科	二级			《中国药用植物志》
20	黑桫椤	*Gymnosphaera podophylla*	桫椤科	二级			期刊报道
21	水蕨	*Ceratopteris thalictroides*	水蕨科	二级		2	《中国药用植物志》
22	苏铁蕨	*Brainea insignis*	乌毛蕨科	二级		2	《中国法定药用植物》
23	篦齿苏铁	*Cycas pectinata*	苏铁科	一级			《广西中药资源名录》
24	苏铁	*Cycas revoluta*	苏铁科	一级		2	《中国法定药用植物》

（续表）

序号	中文名	拉丁名	科名	最新保护级别	特有类型	有分布记录的保护区数量	药用依据
25	银杏	*Ginkgo biloba*	银杏科	一级	中国特有	5	《中国药典》(2020版)
26	黄枝油杉	*Keteleeria davidiana* var. *calcarea*	松科	二级			期刊报道
27	江南油杉	*Keteleeria fortunei* var. *cyclolepis*	松科	二级			《中国药用植物志》
28	华南五针松	*Pinus kwangtungensis*	松科	二级		7	《中国药用植物志》
29	金钱松	*Pseudolarix amabilis*	松科	二级	中国特有		《中国药典》(2020版)
30	黄杉	*Pseudotsuga sinensis*	松科	二级	中国特有	1	《药用植物辞典》
31	水松	*Glyptostrobus pensilis*	杉科	一级	中国特有		《中国药用植物志》
32	水杉	*Metasequoia glyptostroboides*	杉科	一级	中国特有	1	《中国药用植物志》
33	福建柏	*Fokienia hodginsii*	柏科	二级		9	《中国药用植物志》
34	罗汉松	*Podocarpus macrophyllus*	罗汉松科	二级		4	《中国药用植物志》
35	百日青	*Podocarpus neriifolius*	罗汉松科	二级		7	《中国药用植物志》
36	海南粗榧	*Cephalotaxus hainanensis*	三尖杉科	二级			《中国药用植物志》
37	篦子三尖杉	*Cephalotaxus oliveri*	三尖杉科	二级	中国特有		《中国药用植物志》
38	穗花杉	*Amentotaxus argotaenia*	红豆杉科	二级		7	《中国药用植物志》
39	云南穗花杉	*Amentotaxus yunnanensis*	红豆杉科	二级		1	《世界药用植物名录》(邱园)

(续表)

序号	中文名	拉丁名	科名	最新保护级别	特有类型	有分布记录的保护区数量	药用依据
40	白豆杉	*Pseudotaxus chienii*	红豆杉科	二级	中国特有	2	期刊报道
41	西藏红豆杉	*Taxus wallichiana*	红豆杉科	一级			《中国法定药用植物》
42	红豆杉	*Taxus wallichiana* var. *chinensis*	红豆杉科	一级		2	《中国药用植物志》
43	南方红豆杉	*Taxus wallichiana* var. *mairei*	红豆杉科	一级		8	《中国法定药用植物》
44	厚朴	*Houpoea officinalis*	木兰科	二级	中国特有	2	《中国药典》(2020版)
45	香港木兰	*Lirianthe championii*	木兰科	二级		2	《中国药用植物志》
46	鹅掌楸	*Liriodendron chinense*	木兰科	二级		6	《中国药用植物志》
47	香木莲	*Manglietia aromatica*	木兰科	二级		3	期刊报道
48	焕镛木	*Woonyoungia septentrionalis*	木兰科	一级	中国特有	1	期刊报道
49	地枫皮	*Illicium difengpi*	八角科	二级	中国特有	4	《中国药典》(2020版)
50	天竺桂	*Cinnamomum japonicum*	樟科	二级			《中国法定药用植物》
51	油樟	*Cinnamomum longepaniculatum*	樟科	二级	中国特有		《中国法定药用植物》
52	润楠	*Machilus nanmu*	樟科	二级	中国特有	2	《中国药用植物志》
53	闽楠	*Phoebe bournei*	樟科	二级	中国特有	6	《中国药用植物志》
54	楠木	*Phoebe zhennan*	樟科	二级	中国特有		《中国药用植物志》
55	黄连	*Coptis chinensis*	毛茛科	二级	中国特有		《中国药典》(2020版)

（续表）

序号	中文名	拉丁名	科名	最新保护级别	特有类型	有分布记录的保护区数量	药用依据
56	短萼黄连	*Coptis chinensis* var. *brevisepala*	毛茛科	二级		5	《中国法定药用植物》
57	芍药	*Paeonia lactiflora*	毛茛科	二级			《中国药典》（2020 版）
58	莲	*Nelumbo nucifera*	睡莲科	二级		1	《中国药典》（2020 版）
59	小八角莲	*Dysosma difformi*	小檗科	二级		2	《中国药用植物志》
60	贵州八角莲	*Dysosma majoensis*	小檗科	二级	中国特有	3	《广西中药资源名录》
61	六角莲	*Dysosma pleiantha*	小檗科	二级	中国特有	1	《中国法定药用植物》
62	八角莲	*Dysosma versipellis*	小檗科	二级	中国特有	9	《中国法定药用植物》
63	小叶十大功劳	*Mahonia microphylla*	小檗科	二级	中国特有		期刊报道
64	靖西十大功劳	*Mahonia subimbricata*	小檗科	二级	中国特有		《中国药用植物志》
65	桃儿七	*Sinopodophyllum hexandrum*	小檗科	二级			《中国药典》（2020 版）
66	古山龙	*Arcangelisia gusanlung*	防己科	二级	中国特有		《中国法定药用植物》
67	金耳环	*Asarum insigne*	马兜铃科	二级	中国特有	5	《中国法定药用植物》
68	马蹄香	*Saruma henryi*	马兜铃科	二级	中国特有	1	《中国药用植物志》
69	石生黄堇	*Corydalis saxicola*	紫堇科	二级	中国特有	2	《中国法定药用植物》
70	金荞麦	*Fagopyrum dibotrys*	蓼科	二级		3	《中国药典》（2020 版）
71	细果野菱	*Trapa incisa*	菱科	二级			《中国法定药用植物》

（续表）

序号	中文名	拉丁名	科名	最新保护级别	特有类型	有分布记录的保护区数量	药用依据
72	土沉香	*Aquilaria sinensis*	瑞香科	二级	中国特有		《中国药典》(2020版)
73	海南大风子	*Hydnocarpus hainanensis*	大风子科	二级		2	《中国法定药用植物》
74	显脉金花茶	*Camellia euphlebia*	山茶科	二级		3	《中国法定药用植物》
75	淡黄金花茶	*Camellia flavida*	山茶科	二级	中国特有	2	《广西壮药新资源》
76	秃房茶	*Camellia gymnogyna*	山茶科	二级	中国特有	2	《中国药用植物志》
77	凹脉金花茶	*Camellia impressinervis*	山茶科	二级	中国特有	2	《广西壮药新资源》
78	中越山茶	*Camellia indochinensis*	山茶科	二级		2	《广西壮药新资源》
79	小花金花茶	*Camellia micrantha*	山茶科	二级	中国特有		《壮药选编》
80	金花茶	*Camellia petelotii*	山茶科	二级			《中国法定药用植物》
81	茶	*Camellia sinensis*	山茶科	二级		11	《中国法定药用植物》
82	普洱茶	*Camellia sinensis* var. *assamica*	山茶科	二级			《中国法定药用植物》
83	白毛茶	*Camellia sinensis* var. *pubilimba*	山茶科	二级			《中国药用植物志》
84	软枣猕猴桃	*Actinidia arguta*	猕猴桃科	二级		4	《中国药用植物志》
85	中华猕猴桃	*Actinidia chinensis*	猕猴桃科	二级	中国特有	7	《中国法定药用植物》
86	金花猕猴桃	*Actinidia chrysantha*	猕猴桃科	二级	中国特有	4	《中国药用植物志》
87	条叶猕猴桃	*Actinidia fortunatii*	猕猴桃科	二级		7	《中国药用植物志》

（续表）

序号	中文名	拉丁名	科名	最新保护级别	特有类型	有分布记录的保护区数量	药用依据
88	大籽猕猴桃	*Actinidia macrosperma*	猕猴桃科	二级	中国特有		《中国法定药用植物》
89	合柱金莲木	*Sauvagesia rhodoleuca*	金莲木科	二级	中国特有	2	《中国药用植物志》
90	狭叶坡垒	*Hopea chinensis*	龙脑香科	二级			期刊报道
91	金丝李	*Garcinia paucinervis*	藤黄科	二级	中国特有	7	《中国药用植物志》
92	海南椴	*Diplodiscus trichospermus*	椴树科	二级	中国特有	4	《广西壮药新资源》
93	节花蚬木	*Excentrodendron tonkinense*	椴树科	二级		4	《中国药用植物志》
94	斜翼	*Plagiopteron suaveolens*	斜翼科	二级			《中国药用植物志》
95	东京桐	*Deutzianthus tonkinensis*	大戟科	二级			《广西壮药新资源》
96	樱桃李	*Prunus cerasifera*	蔷薇科	二级			《中国法定药用植物》
97	玫瑰	*Rosa rugosa*	蔷薇科	二级			《中国药典》(2020 版)
98	格木	*Erythrophleum fordii*	苏木科（云实科）	二级		1	《世界药用植物速查辞典》
99	绒毛皂荚	*Gleditsia japonica* var. *velutina*	苏木科（云实科）	一级			《中国药用植物志》
100	海南黄檀	*Dalbergia hainanensis*	蝶形花科	二级	中国特有	1	《中国药用植物志》
101	降香	*Dalbergia odorifera*	蝶形花科	二级	中国特有	1	《中国药典》(2020 版)
102	山豆根	*Euchresta japonica*	蝶形花科	二级			《中国药用植物志》
103	野大豆	*Glycine soja*	蝶形花科	二级		2	《中国法定药用植物》

（续表）

序号	中文名	拉丁名	科名	最新保护级别	特有类型	有分布记录的保护区数量	药用依据
104	甘草	*Glycyrrhiza uralensis*	蝶形花科	二级			《中国药典》(2020 版)
105	肥荚红豆	*Ormosia fordiana*	蝶形花科	二级		8	《中国药用植物志》
106	花榈木	*Ormosia henryi*	蝶形花科	二级		8	《中国药用植物志》
107	红豆树	*Ormosia hosiei*	蝶形花科	二级	中国特有	1	《中国药用植物志》
108	小叶红豆	*Ormosia microphylla*	蝶形花科	一级	中国特有	6	《广西壮药新资源》
109	海南红豆	*Ormosia pinnata*	蝶形花科	二级			《广西中药资源名录》
110	软荚红豆	*Ormosia semicastrata*	蝶形花科	二级	中国特有	2	期刊报道
111	木荚红豆	*Ormosia xylocarpa*	蝶形花科	二级	中国特有	6	《中国药用植物志》
112	越南槐	*Sophora tonkinensis*	蝶形花科	二级		3	《中国药典》(2020 版)
113	奶桑	*Morus macroura*	桑科	二级		2	《中国药用植物志》
114	长穗桑	*Morus wittiorum*	桑科	二级	中国特有	6	期刊报道
115	腋球苎麻	*Boehmeria glomerulifera*	荨麻科	二级			《世界药用植物名录》(邱园)
116	扣树	*Ilex kaushue*	冬青科	二级	中国特有	2	《中国法定药用植物》
117	宜昌橙	*Citrus cavaleriei*	芸香科	二级	中国特有	4	《中国法定药用植物》
118	金柑	*Citrus japonica*	芸香科	二级			《中国法定药用植物》
119	黄檗	*Phellodendron amurense*	芸香科	二级		3	《中国药典》(2020 版)

（续表）

序号	中文名	拉丁名	科名	最新保护级别	特有类型	有分布记录的保护区数量	药用依据
120	川黄檗	*Phellodendron chinense*	芸香科	二级	中国特有		《中国药典》（2020 版）
121	望谟崖摩	*Aglaia lawii*	楝科	二级		4	《世界药用植物速查辞典》
122	红椿	*Toona ciliata*	楝科	二级		8	《中国药用植物志》
123	龙眼	*Dimocarpus longan*	无患子科	二级		5	《中国药典》（2020 版）
124	伞花木	*Eurycorymbus cavaleriei*	无患子科	二级	中国特有	5	期刊报道
125	荔枝	*Litchi chinensis*	无患子科	二级		5	《中国药典》（2020 版）
126	伯乐树	*Bretschneidera sinensis*	伯乐树科	二级		8	《中国药用植物志》
127	林生杧果	*Mangifera sylvatica*	漆树科	二级		2	《中国药用植物志》
128	喙核桃	*Carya sinensis*	胡桃科	二级			《世界药用植物速查辞典》
129	竹节参	*Panax japonicus*	五加科	二级		3	《中国药典》（2020 版）
130	田七	*Panax notoginseng*	五加科	二级		2	《中国药典》（2020 版）
131	姜状三七	*Panax zingiberensis*	五加科	二级			《中国药用植物志》
132	珊瑚菜	*Glehnia littoralis*	伞形科	二级			《中国药典》（2020 版）
133	紫荆木	*Madhuca pasquieri*	山榄科	二级		3	《中国药用植物志》
134	绣球茜	*Dunnia sinensis*	茜草科	二级	中国特有		《中国药用植物志》
135	香果树	*Emmenopterys henryi*	茜草科	二级	中国特有	7	《中国药用植物志》

(续表)

序号	中文名	拉丁名	科名	最新保护级别	特有类型	有分布记录的保护区数量	药用依据
136	巴戟天	*Morinda officinalis*	茜草科	二级	中国特有	5	《中国药典》(2020 版)
137	海菜花	*Ottelia acuminata*	水鳖科	二级	中国特有		《中国药用植物志》
138	龙舌草	*Ottelia alismoides*	水鳖科	二级		1	《中国药用植物志》
139	茴香砂仁	*Etlingera yunnanensis*	姜科	二级	中国特有		《中国法定药用植物》
140	海南龙血树	*Dracaena cambodiana*	百合科	二级			《中国法定药用植物》
141	剑叶龙血树	*Dracaena cochinchinensis*	百合科	二级		4	《中国法定药用植物》
142	凌云重楼	*Paris cronquistii*	延龄草科	二级	中国特有	1	《中国药用植物志》
143	海南重楼	*Paris dumniana*	延龄草科	二级	中国特有		《广西中药资源名录》
144	球药隔重楼	*Paris fargesii*	延龄草科	二级		8	《中国法定药用植物》
145	七叶一枝花	*Paris polyphylla*	延龄草科	二级		11	《中国药典》(2020 版)
146	华重楼	*Paris polyphylla* var. *chinensis*	延龄草科	二级		3	《中国药典》(2020 版)
147	狭叶重楼	*Paris polyphylla* var. *stenophylla*	延龄草科	二级		1	《中国法定药用植物》
148	宽瓣重楼	*Paris polyphylla* var. *yunnanensis*	延龄草科	二级		2	《中国药典》(2020 版)
149	南重楼	*Paris vietnamensis*	延龄草科	二级			《药用植物辞典》
150	金线兰	*Anoectochilus roxburghii*	兰科	二级		8	《中国法定药用植物》

（续表）

序号	中文名	拉丁名	科名	最新保护级别	特有类型	有分布记录的保护区数量	药用依据
151	白及	*Bletilla striata*	兰科	二级		9	《中国药典》(2020 版)
152	杜鹃兰	*Cremastra appendiculata*	兰科	二级		5	《中国药典》(2020 版)
153	纹瓣兰	*Cymbidium aloifolium*	兰科	二级		3	《中国药用植物志》
154	建兰	*Cymbidium ensifolium*	兰科	二级		9	《中国法定药用植物》
155	蕙兰	*Cymbidium faberi*	兰科	二级		4	《中国药用植物志》
156	多花兰	*Cymbidium floribundum*	兰科	二级		9	《中国药用植物志》
157	春兰	*Cymbidium goeringii*	兰科	二级		6	《中国药用植物志》
158	虎头兰	*Cymbidium hookerianum*	兰科	二级		2	《中国药用植物志》
159	寒兰	*Cymbidium kanran*	兰科	二级		5	《中国药用植物志》
160	碧玉兰	*Cymbidium lowianum*	兰科	二级			《中国药用植物志》
161	墨兰	*Cymbidium sinense*	兰科	二级		2	《中国药用植物志》
162	钩状石斛	*Dendrobium aduncum*	兰科	二级		5	《中国法定药用植物》
163	矮石斛	*Dendrobium bellatulum*	兰科	二级			《中国药用植物志》
164	短棒石斛	*Dendrobium capillipes*	兰科	二级			《中国法定药用植物》
165	翅萼石斛	*Dendrobium cariniferum*	兰科	二级			《中国药用植物志》
166	铁皮石斛	*Dendrobium catenatum*	兰科	二级		2	《中国药典》(2020 版)

（续表）

序号	中文名	拉丁名	科名	最新保护级别	特有类型	有分布记录的保护区数量	药用依据
167	喉红石斛	*Dendrobium christyanum*	兰科	二级			《世界药用植物名录》（邱园）
168	束花石斛	*Dendrobium chrysanthum*	兰科	二级		4	《中国法定药用植物》
169	鼓槌石斛	*Dendrobium chrysotoxum*	兰科	二级		3	《中国药典》（2020 版）
170	玫瑰石斛	*Dendrobium crepidatum*	兰科	二级		1	《中国药用植物志》
171	密花石斛	*Dendrobium densiflorum*	兰科	二级		3	《中国法定药用植物》
172	齿瓣石斛	*Dendrobium devonianum*	兰科	二级		1	《中国法定药用植物》
173	串珠石斛	*Dendrobium falconeri*	兰科	二级		1	《广西中药资源名录》
174	流苏石斛	*Dendrobium fimbriatum*	兰科	二级		7	《中国药典》（2020 版）
175	曲轴石斛	*Dendrobium gibsonii*	兰科	二级		1	《中国药用植物志》
176	杯鞘石斛	*Dendrobium gratiosissimum*	兰科	二级			《中国法定药用植物》
177	细叶石斛	*Dendrobium hancockii*	兰科	二级		2	《中国法定药用植物》
178	疏花石斛	*Dendrobium henryi*	兰科	二级		3	《中国药用植物志》
179	重唇石斛	*Dendrobium hercoglossum*	兰科	二级		5	《中国法定药用植物》
180	尖刀唇石斛	*Dendrobium heterocarpum*	兰科	二级			《世界药用植物名录》（邱园）
181	霍山石斛	*Dendrobium huoshanense*	兰科	一级	中国特有		《中国药典》（2020 版）
182	聚石斛	*Dendrobium lindleyi*	兰科	二级		4	《广西中药资源名录》

（续表）

序号	中文名	拉丁名	科名	最新保护级别	特有类型	有分布记录的保护区数量	药用依据
183	喇叭唇石斛	*Dendrobium lituiflorum*	兰科	二级		1	《中国药用植物志》
184	美花石斛	*Dendrobium loddigesii*	兰科	二级		6	《中国法定药用植物》
185	罗河石斛	*Dendrobium lohohense*	兰科	二级	中国特有	2	《中国法定药用植物》
186	长距石斛	*Dendrobium longicornu*	兰科	二级			《广西中药资源名录》
187	细茎石斛	*Dendrobium moniliforme*	兰科	二级		9	《中国药用植物志》
188	勺唇石斛	*Dendrobium moschatum*	兰科	二级			《世界药用植物名录》（邱园）
189	石斛	*Dendrobium nobile*	兰科	二级		5	《中国药典》（2020 版）
190	紫瓣石斛	*Dendrobium parishii*	兰科	二级			《中国药用植物志》
191	报春石斛	*Dendrobium polyanthum*	兰科	二级			《世界药用植物名录》（邱园）
192	球花石斛	*Dendrobium thyrsiflorum*	兰科	二级			《中国法定药用植物》
193	翅梗石斛	*Dendrobium trigonopus*	兰科	二级			《中国药用植物志》
194	黑毛石斛	*Dendrobium williamsonii*	兰科	二级		6	《中国药用植物志》
195	血叶兰	*Ludisia discolor*	兰科	二级			《中国药用植物志》
196	小叶兜兰	*Paphiopedilum barbigerum*	兰科	一级		1	《世界药用植物速查辞典》
197	同色兜兰	*Paphiopedilum concolor*	兰科	一级		5	《中国药用植物志》

（续表）

序号	中文名	拉丁名	科名	最新保护级别	特有类型	有分布记录的保护区数量	药用依据
198	长瓣兜兰	*Paphiopedilum dianthum*	兰科	一级			《中国药用植物志》
199	硬叶兜兰	*Paphiopedilum micranthum*	兰科	二级		3	《中国药用植物志》
200	飘带兜兰	*Paphiopedilum parishii*	兰科	一级			《中国药用植物志》
201	华西蝴蝶兰	*Phalaenopsis wilsonii*	兰科	二级		2	《广西中药资源名录》
202	独蒜兰	*Pleione bulbocodioides*	兰科	二级	中国特有	3	《中国药典》(2020 版)
203	毛唇独蒜兰	*Pleione hookeriana*	兰科	二级		3	《中国药用植物志》
204	火焰兰	*Renanthera coccinea*	兰科	二级		1	《广西中药资源名录》
205	大花万代兰	*Vanda coerulea*	兰科	二级			《世界药用植物名录》(邱园)
206	稻	*Oryza sativa*	禾亚科	二级		3	《中国药典》(2020 版)
207	拟高粱	*Sorghum propinquum*	禾亚科	二级		1	《中国药用植物志》

▌附录三　广西进出口中药类产品的海关 HS 编码 ▌

商品编码	商品名称
0906	肉桂及肉桂花
0908	肉豆蔻、肉豆蔻衣及豆蔻
05080010	软体、甲壳或棘皮动物壳及墨鱼骨的粉末及废料
05080090	珊瑚及类似品；软体、甲壳或棘皮动物壳，墨鱼骨

（续表）

商品编码	商　品　名　称
05100090	未列名配药用腺体及其他动物产品
09071000	未磨的丁香（母丁香、公丁香及丁香梗）
09072000	已磨的丁香（母丁香、公丁香及丁香梗）
09096190	未磨的茴芹子、页蒿子或小茴香子、杜松果
09101100	未磨的姜
09101200	已磨的姜
09103000	姜黄
12075090	其他芥子
12112099	未列名人参
12119011	当归
12119012	田七（三七）
12119013	党参
12119014	黄连
12119015	菊花
12119017	贝母
12119018	川芎
12119019	半夏
12119021	白芍
12119022	天麻
12119023	黄芪
12119024	大黄、籽黄
12119025	白术
12119026	地黄
12119027	槐米
12119028	杜仲
12119029	茯苓

（续表）

商品编码	商 品 名 称
12119031	枸杞
12119032	大海子
12119035	青蒿
12119037	黄芩
12119039	未列名主要用作药料的植物及其某部分
12119050	主要用作香料的植物及其某部分
12119099	主要用作杀虫、杀菌等用途的植物及其某部分
12129911	苦杏仁
12129912	甜杏仁
12129994	莲子
12129996	甜叶菊叶
13019020	乳香、没药及血竭
13019090	未列名树胶、树脂
25309010	矿物性药材
35030090	鱼胶；其他动物胶
13019040	松脂
提取物	
13021940	银杏液汁及浸膏
13021990	其他植物液汁及浸膏
15153000	蓖麻油及其分离品
29389090	其他苷及其盐、醚、酯和其他衍生物
33012930	茴香油
33012940	桂油
33012999	未列名非柑橘属果实精油
33019010	提取的油树脂
38051000	脂松节油、木松节油和硫酸盐松节油

（续表）

商品编码	商品 名 称
13021910	生漆
33011990	其他柑橘属果实精油
33012500	其他薄荷油
33013090	其他香膏
中成药	
30046010	含有青蒿素及其衍生物的药品,已配定剂量或制成零售包装
30049051	中药酒
30049055	安宫牛黄丸
30049059	其他中式成药
30036010	含有青蒿素及其衍生物的药品,未配定剂量或制成零售包装
30049054	清凉油

附录四　京族医常用药物

表附 4-1　海洋动物类药物

类别	名称	性　味	功　效	民间应用
软体动物类	鲍螺	味咸,性平、微寒	平肝息风,明目通淋,止血制酸	血虚生风、头晕目眩;高血压
	公仔头	味咸,性温	祛风除湿,活血化瘀,滋补强壮	产后体虚;风湿腰痛
	海参	味甘、咸,性温	补肾,益气,补阴,通肠润燥	体虚、小便多;肠燥便秘;夜尿过多
	海龟	味甘、咸,性平	滋阴降火,补肾,健脾,止泻	肾虚腰痛;阴虚体弱、阳痿;肝硬化初期
	海捞	味咸,性平	清热解毒,消肿,降压,滑肠	胃痛;高血压、头晕目眩
	海蛇	味咸,性温	祛风除湿,壮筋骨,滋补强壮,行气化瘀,平肝息风	风湿性关节炎、半身不遂;四肢麻木、关节酸痛

（续表）

类别	名称	性味	功效	民间应用
	蠔蛎	蠔蛎	养血安神,清热除烦,软坚消肿	胃痛;盗汗;烦热口渴
	墨鱼	味咸、涩,性微温	活血化瘀,温经,收敛止血	胃酸过多;溃疡病、胃炎多引起的消化道出血;胃寒痛
	泥丁	味咸,性微寒	补肾生血,营养五脏	肾虚夜尿频多;贫血少气、营养不良
	牛耳螺	味甘、咸,性寒	清热解毒,平肝息风,滋阴补肾,镇惊	高血压;湿疹
	沙虫	味甘,性平、温	滋阴降火,清肺补虚,活血强身,补肾养颜,健脾益气	肾虚夜尿频多;痰多咳嗽
	苏钦螺	味甘、咸,性平	补血,温中,健胃,止血	胃酸过多;外伤出血;胃寒痛
	瓦楞子	味甘、咸,性平	消痰软坚,散结止痛	溃疡病,胃痛吐酸、呃逆嗳气,甚则吐血者;外伤出血
	五角星	味甘、咸,性平	清热解毒,软坚散结,和胃止痛	甲状腺肿大;胃溃疡和十二指肠溃疡
	鱿鱼	味咸、涩,性微温	通血脉,祛寒湿,止血,补虚	产后体虚;风湿腰痛
	鱼鳔	味甘,性平、温	补肾益精,滋补筋脉,养血止血,散瘀消肿	肾虚封藏不固、梦遗滑泄;肾虚遗精
	章鱼	味甘、咸,性寒	补气养血,通经下乳,解毒,生肌	产后乳汁缺少;痈疖肿毒初起
	珍珠	味甘、咸,性寒	平肝潜阳,定惊,止血,收敛生肌	皮肤溃疡;治失眠;治羊癫疯
鱼类	巴碟鱼	味甘、咸,性平	健脾,益气,补虚	脾虚、消化不良;小儿消化不良
	剥皮鱼	味甘,性平	健脾益气,解毒消炎	久病体虚
	苍鱼	味甘、咸,性平	补胃益气,养血柔筋,强筋健骨	消化不良;四肢麻木、筋骨酸痛
	刀鱼	味甘、咸,性平	滋补强壮,收敛止血,和中开胃	外伤出血;病后体虚;产后乳汁不足
	地宝鱼	味甘,性平	健脾益气,消炎解毒	脾胃不健、久病体虚;急性胃肠炎

（续表）

类别	名称	性　味	功　　效	民间应用
	狗仔鲨	味甘,性温	滋补强壮,健脾胃,明目,壮骨	夜盲症;脾胃虚弱、纳呆
	海礼	味甘,性温	清肺养阴,益胃生津,滋补强壮	久病体虚
	海马	味甘、咸,性温	补肾壮阳,消肿散结,舒筋活络,止血	创伤出血;肾虚引起的夜尿多;虚喘
	海鳅	味甘、咸,性温	补肾壮阳	肾虚早泄、阳痿不举
	黄甫鱼	味甘、咸,性平	清热解毒、软坚散结;益肝明目	无名肿毒;夜盲症
	黄花画鱼	味甘,性平	补脾胃,利水湿,清热解毒	病后体虚、食欲不振;乳汁不足
	黄丝腊鱼	味甘,性平	补气活血,健脾	久病体虚、贫血
	灰鱼	味甘、咸,性平	滋补强壮,补五脏,开胃	久病体虚、纳呆
	金鼓钱鱼	味甘、咸,性平	益胃生津	体虚、营养不良
	垃塔鱼	味甘,性平	补虚,健脾,益气	久病体虚、营养不良
	老虎鱼	味甘,性平	滋补肝肾,补虚截疟,清凉解毒	腰腿痛;小儿夜间尿床
	流(刘)鱼	味甘,性平	健脾,益气,养血	消化不良;脱发
	鲈鱼	味甘,性平	益脾胃,补肝肾	心悸、多梦、乏力;脾虚少食、气血双亏
	马鲛鱼	味甘、咸,性平	补气,补虚	体弱、营养不良
	门鳝	味甘、咸,性平	滋补肝肾,祛风明目,活血止痛,缓解关节肿痛	肾虚腰痛;消化不良、胃痛
	牛尾鱼	味甘,性温	利水消肿,祛湿止痛,软坚散结	风湿性关节炎;脾虚水肿
	牛鱼	味甘,性平	消食	消化不良
	石斑鱼	味甘,性平	养血安神,健脾补中,补益五脏	妇女产后体虚;脾胃虚弱、纳差、乏力
	烫爬鲨	味甘、咸,性平	滋补壮骨,养肝明目;健脾补中	手术后伤口愈合缓慢;夜盲症
	跳泵鱼	味甘、咸,性平	滋补强壮,补肾益精	脾胃虚弱、食差;神经衰弱、劳倦乏力

（续表）

类别	名称	性　味	功　效	民间应用
	银鱼	味甘、咸,性平	补虚益肺,健脾利水,健胃消食	消化不良;营养不良
	针鱼	味甘、咸,性平	滋阴补血,益气解毒	阴虚烦热、盗汗
节肢动物类	车螺	味咸,性平	清热利湿,软坚化痰,散结利水	肾结石;口渴、烦热
	蛏子螺	味甘、咸,性凉	散结,消痰,补虚,止血	地方性甲状腺肿;胃病
	大耗	味咸、涩,性微寒;味甘,性温	滋阴潜阳,镇静安神,涩精敛汗,软坚化痰	自汗、盗汗;高血压、高血脂;虚劳烦热
	对虾	味甘、咸,性温	补肾壮阳,健胃,镇痉	阳痿;脾胃虚弱、纳差、乏力
	海螺	味咸,性平;味甘,性平	祛燥湿,收敛,解毒,补肾壮腰,益胃	顽固性足癣;中耳炎;肾虚腰痛、四肢酸软
	红螺	味咸,性寒	清热利水,化痰软坚,制酸和胃	咳喘痰多;胃痛吐酸、纳呆
	黄鲨	味辛、咸,性平	清热解毒,消肿,明目,杀虫,止血	目赤肿痛;肠风下血;创伤出血不止
	螺杯	味咸,性平;味甘,性平	清热解毒,生肌收敛,滋阴补虚	顽固性足癣;头疮;阴虚潮热、体虚盗汗
	青蟹	味甘、咸,性温	清热解毒,利水消肿,滋补强身	疮毒疖肿;水肿、纳差;乳腺炎
	沙螺	味咸,性平	软坚散结,滋阴清热,制酸止痛	颈淋巴结核
	香螺	味咸,性凉	清热解毒,制酸止痛	胃酸过多;烫伤、疥癣、皮癣

表附 4-2　植物类药物

类别	名称	性　味	功　效	民间应用
解毒药	阿婆蔗	味苦、辛,性平	清热解毒,散结消肿	脚肿;肾炎水肿;咽喉肿痛
	白花蛇舌草	味苦、甘,性寒	解热毒,除湿毒,通经络	各种癌肿;黄疸型肝炎;咽痛、结膜炎
	抱石莲	味甘、苦,性寒	清热解毒,凉血祛瘀	带状疱疹;肝脾肿大;牙痛
	爆芽狼	味酸,性凉	通龙路,清热毒,除湿毒,消食积,止血	外伤出血;妇女崩漏

（续表）

类别	名称	性　味	功　效	民间应用
	潺藤	味甘、苦，性凉，有小毒	清热利湿，凉血解毒	感冒咳嗽；疮疖溃疡拔脓
	虫叶木	味甘、苦，性寒	祛风清热，养血通络，利水消肿	风热感冒、头晕；风湿热；风火赤眼
	淡竹叶	味甘、淡，性寒	清热毒，祛湿热，利尿，除烦	肝胃热痛；火上头
	邓卜子	味甘、酸，性寒	行气止痛，消毒解肿	感冒怕风；关节痛
	东风桔	味辛、苦，性微温	祛风解表，化痰止咳，理气止痛	风寒咳嗽；中耳炎；跌打骨折、风湿骨痛
	鹅不食草	味辛，性温	祛寒毒，祛风毒，消肿	跌打伤肿；百日咳；鼻塞
	光棍青	味苦、辛，性平，有毒	清热毒，利湿毒，消肿	跌打伤肿；痒疮
	鬼画符	味微苦涩，性凉	除湿毒，清热毒，祛风毒	清洗腐肉伤口；身痒；风湿痹痛
	过塘蛇	味苦、微甘，性寒	清热毒，利尿	带状疱疹；疱疹；淋证
	红蓖麻	味甘、辛，性平，有毒	清热毒，消肿拔毒，消食导滞，通络利窍	小儿消化不良；骨增生；痈疮
	鲎藤	味辛、苦，性微寒	祛风除湿，拔毒消肿，消痈散结	龟鱼中毒；生疮
	火炭母	味辛、苦，性凉，有毒	清热毒，除湿毒，止痛	消化不良；湿疹；痈疮
	鲫鱼胆	味淡，性凉	祛瘀解毒	身痒
	金刚藤	味甘、酸，性平	清热毒，祛风毒，除湿毒，消痈	风湿病；跌打肿痛
	菌痢	味甘、涩，性凉	清热毒，益血，止血	贫血；阳痿；淋证
	老虎耳	味辛，性寒，有毒	清热毒，除湿毒，调气机，散结消肿	感冒发热；蜂虫伤
	箣界木	味甘、淡、辛，性凉	清热毒，除湿毒，调气止痛，消肿	龟鱼中毒；宿汗感冒
	箣苋	味甘，性微寒	清热毒，除湿毒，止血，消痈	热泄；菌痢

(续表)

类别	名称	性味	功效	民间应用
	箣掌	味苦,性寒	除湿毒,清热毒,通气道,化瘀,止血	生毒疮;腮腺炎;烫伤
	了哥王	味苦、辛,性寒,有毒	祛风毒,清热毒,除湿毒,调火路	麻疹;疮疖
	路边红	味苦,性凉	除湿毒,清热毒,散瘀肿	热疮疖;感冒咳嗽;疳积
	落地生根	味酸,性寒	收敛拔毒,消肿止痛,清热解毒,生肌	痈疽、疔疮;伤口消炎拔毒;外伤出血
	马鞭草	味苦、辛,性微寒	清热毒,除湿毒,利尿	扁桃腺炎;急性肾炎;痢疾
	满天星	味淡、微辛,性凉	清热毒,除湿毒,止血	热性吐血;小便有血;咽痛
	茅根	味甘、辛,性温	祛风毒,清热消暑,止痛	胃痛;烦热、尿黄
	磨盘草	味甘、淡,性凉	祛风,清热,宣肺消肿	耳鸣、耳聋;神经衰弱;感冒、头晕
	抹(勿)药	味辛,性微温	除湿毒,祛风毒,调理脾胃	腹胀、呕吐;产妇洗澡药水;防婴儿感外邪、祛邪
	木芙蓉	味辛、微苦,性凉	清热毒,止血,消肿排脓	阑尾炎;疮疖拔毒
	蒲公英	味苦、甘,性寒	清热毒,除湿毒,消痈散结	阑尾炎;疔疮
	山红花	味甘、淡,性凉	除湿毒,清热毒,活血止痛	跌倒外伤;斑疹;风湿痹痛、腰肌劳损
	山竹子	味苦、涩,性寒	清热解毒,消炎止痛,收敛生肌	鱼刺卡喉;喉痛
	薯莨	味甘,性平	消肿解毒,强健筋骨	阴性毒疮;痈疽疮
	水翁	叶:味苦,性寒,有小毒	清热燥湿,解毒止痒	消暑化热;毒虫咬伤;治实证水肿
	酸味藤	味酸、涩,性凉	清热毒,调龙路、火路	咽喉炎;妇女阴部痒;跌打损伤
	蒜	味辛、甘,性温	祛寒毒,解毒杀虫	痈疮;口臭及防治多种疾病
	田鸡草	味苦,性寒	清热毒,祛风毒,除湿毒,消肿痛	疮疖;中耳炎

（续表）

类别	名称	性 味	功 效	民间应用
	相思藤	味甘,性平、凉	清热解毒,生津,润肺,利尿	妇女乳疮;暑天凉茶;支气管炎、感冒发热
	小肠风	味苦、涩,性凉	清热毒,除湿毒	慢性肠炎;神经痛及跌打疼痛;蛇虫咬伤
	鸦胆子	味苦,性寒,有毒	清热解毒,杀虫截疟,止痢,腐蚀赘疣	牙痛;外痔
	阳桃	味酸、涩,性平	清热毒,生津止渴,止痒,降脂	头屑多、头痒;高血脂、高血糖;饮酒过度
	叶下珠	味甘、苦,性凉	清热毒,利尿,明目消积	小儿疳积;感冒发热
	鱼鳞菜	味酸,性寒	除湿毒,清热毒	肚热泄泻;痢疾;带状疱疹
	鱼腥草	味辛,性微寒	清热毒,调水道,消痈排脓	肺热咳嗽;支气管炎;淋证
	指甲木	味苦,性凉	清热毒,除湿毒,活血化瘀	口腔炎;足癣
	竹篙草	味甘、淡,性寒	清热毒,调水道,消肿	白内障;高血压;高热惊厥
	紫苏	味辛,性温	祛寒毒,通气道,化痰,宽中,解鱼蟹毒	感冒咳嗽;鱼虾中毒
	走马胎	味甘,性微温	祛风活血,强壮筋骨,散瘀消肿	风湿骨痛、四肢麻木;产妇身体麻痹;痈疮肿毒
补虚药	黑呕草	味甘、酸,性凉	补阴虚,止血	生黑疮;牙龈出血;尿血
	龙眼	味甘,性温	补气血,安心神	身体虚弱;跌打外伤
	山姜	味甘,性平	补阴虚	宿寒感冒;胃气痛;病后体虚
	香附	味辛、甘、微苦,性平	调气机,解郁,调经止痛,安胎	月经不调、腹痛;痛经;恶心呕吐
通调药	车前子	味甘,性寒	利尿,清热毒,凉血	急性膀胱炎;淋证
	海金沙	味甘、淡,性寒	利尿,清热毒,除湿毒	尿路感染;出虚汗;尿路结石
	海桐皮	味苦、辛,性平	祛风毒、除湿毒,杀虫止痒	热性风湿;肝虚热;牙痛
	黑肉姜	味辛、苦,性温	活血化瘀,消积止痛	产后肚响;腹胀、腹泻
	家利木	味辛、苦,性凉	清热毒,祛风毒,杀虫止痒	身痒;阴道炎;痈疮
	天门冬	味甘、苦,性寒	宣肺,清热毒,补阴虚	胃热;肝湿热;咳嗽

（续表）

类别	名称	性 味	功 效	民间应用
	细叶榕	味苦,性平	通龙路,散风热,祛风毒,除湿毒,止痛	跌打休克;外伤;疝气
	鹰不扑	味苦、辛,性平	祛风毒、除湿毒	水火烫伤;风湿骨痛;水肿、前列腺炎、咽炎
止血药	番桃	味涩,性平	收敛止泻,止血	水泻;糖尿病;泄泻
	五月艾	味辛、苦,性温	散寒毒,除湿毒,止血,止痛,止痒	感冒伤风;黄水疮
止痛止痒药	蔓荆子	味辛、苦,性微寒	清热毒,祛风毒,止痛	高血压;高血脂;头痛
	乌药	味辛,性温	调气机,散寒毒,止痛	跌打、风湿骨痛;胃气痛;头痛
	紫萍	味辛,性平	散热透表,杀虫止痒	红疮;热疹;荨麻疹